U0214560

徐迪　周辉霞　高志刚　主编

实用
小儿外科
机器人
手术图谱

THE PRACTICAL ATLAS
OF ROBOTIC SURGERY
IN PEDIATRIC

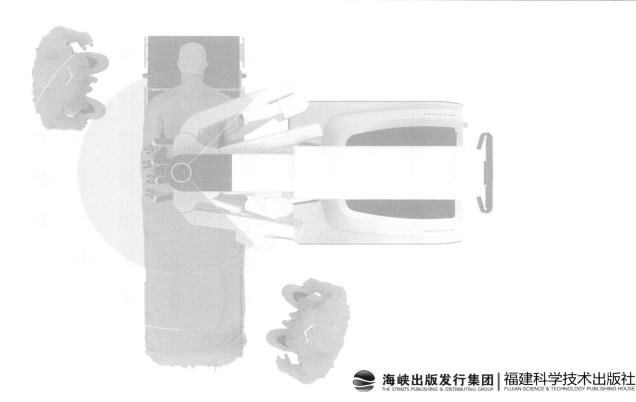

海峡出版发行集团
THE STRAITS PUBLISHING & DISTRIBUTING GROUP

福建科学技术出版社
FUJIAN SCIENCE & TECHNOLOGY PUBLISHING HOUSE

图书在版编目（CIP）数据

实用小儿外科机器人手术图谱 / 徐迪，周辉霞，
高志刚主编.—福州：福建科学技术出版社，2023.8
ISBN 978-7-5335-7000-2

Ⅰ.①实… Ⅱ.①徐… ②周… ③高… Ⅲ.①机器人
技术－应用－小儿疾病－外科手术－图谱 Ⅳ.①R726.1-39

中国国家版本馆CIP数据核字（2023）第056031号

书　　名　实用小儿外科机器人手术图谱
主　　编　徐迪　周辉霞　高志刚
出版发行　福建科学技术出版社
社　　址　福州市东水路76号（邮编350001）
网　　址　www.fjstp.com
经　　销　福建新华发行（集团）有限责任公司
印　　刷　福州德安彩色印刷有限公司
开　　本　889毫米×1194毫米　1/16
印　　张　14.25
字　　数　353千字
插　　页　4
版　　次　2023年8月第1版
印　　次　2023年8月第1次印刷
书　　号　ISBN 978-7-5335-7000-2
定　　价　188.00元
书中如有印装质量问题，可直接向本社调换

主编简介

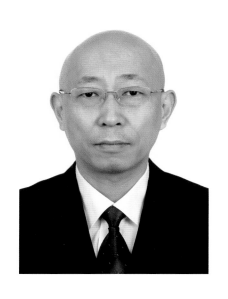

徐　迪

　　福建省立医院小儿外科主任，主任医师，教授，硕士生导师。中华医学会小儿外科学分会第十届委员会常务委员，福建省医学会小儿外科学分会第四届委员会主任委员，中华医学会小儿外科学分会第八、九届委员会委员，中国妇幼保健协会微创专业委员会常委，中国医师协会小儿外科医师分会委员，中华医学会小儿外科学分会小儿尿动力和盆底学组委员，中国研究型医院学会儿童肿瘤专业委员会委员。擅长新生儿外科、儿童泌尿、普外、儿童肿瘤外等疾病的诊治，尤其是小儿腹腔镜、达芬奇机器人等外科手术治疗。现任《中华小儿外科杂志》编委、《临床小儿外科杂志》编委。

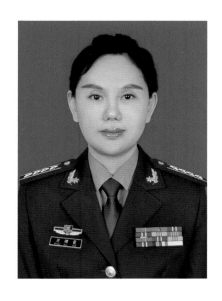

周辉霞

　　中国人民解放军总医院第七医学中心（原陆军总院）小儿泌尿外科主任，主任医师，教授，博士生导师。中华医学会泌尿外科学分会小儿学组组长，中国医师协会儿童重症医师分会结构畸形外科专委会主任委员，中国医师协会医学机器人医师分会常委，中华医学会北京医学会泌尿外科分会机器人学组副组长，中华医学会泌尿外科学分会机器人学组副秘书长。长期致力于小儿泌尿外科微创技术研发，建立了完整的小儿泌尿外科微创技术体系，获宋庆龄儿科医学奖 1 项，北京市科学技术二等奖、三等奖各 1 项，军队医疗成果二等奖一项，中国出生缺陷干预救助基金会科技成果奖 1 项；承担各级课题 10 余项，第一或通讯作者发表论著 70 余篇，其中 SCI 论著 18 篇。

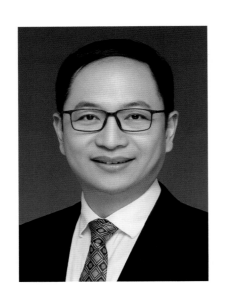

高志刚

　　浙江大学医学院附属儿童医院副院长，腔镜中心主任，主任医师，硕士生导师。中华医学会小儿外科学分会腔镜组副组长，中国医师协会儿童重症医师分会结构畸形外科专业委员会副主任委员，福棠儿童医学发展研究中心小儿微创外科专业委员会副主任委员，浙江省抗癌协会小儿肿瘤专业委员会副主任委员，浙江省医学会小儿外科学分会副主任委员，浙江省医师协会小儿外科医师分会常务委员，浙江省医院协会妇女儿童医院管理分会副主任委员，浙江省医学会器官移植学分会委员。主要从事小儿普外科医疗、教学、科研工作，擅长小儿微创肝胆，胃肠手术，积极开拓儿童肝移植事业，参与院际合作儿童肝移植 17 例；在国内较早开展达芬奇机器人手术，目前已经完成达芬奇手术 200 余台。主持包括浙江省重大科技项目等科研项目多项，第一作者或通讯作者在国内外期刊发表专业论文 40 余篇。《临床小儿外科杂志》编委，《中华小儿外科杂志》通讯编委，《广东医学》编委。

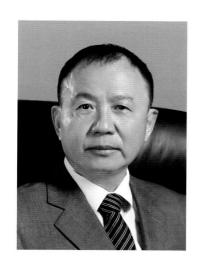

夏慧敏

　　广州市妇女儿童医疗中心党委书记，二级主任医师，教授，博士生导师，国务院政府特殊津贴获得者。广东省医学领军人才，中华医学会小儿外科学分会候任主任委员，小儿外科国家临床重点专科负责人，广东省结构性出生缺陷疾病研究重点实验室主任，广州医科大学儿科学院首任院长。专注小儿外科临床、结构性出生缺陷基础研究、临床研究及转化以及人才培养等方面工作三十余年。主持多项国家级省部级科研立项。近 5 年以第一作者或通讯作者在 *Nature Reviews Materials*、*Cell*、*Nature Medicine*、*Journal of Hepatology* 等 SCI 期刊发表论文 70 余篇。曾获宋庆龄儿科医学奖、全国妇幼健康科技奖、省部级医学科技奖 / 科技进步奖 3 项。《中华小儿外科杂志》及《临床小儿外科杂志》副主编。

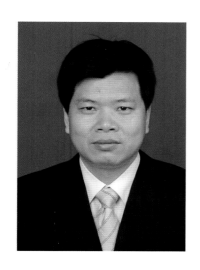

汤绍涛

　　华中科技大学同济医学院附属协和医院小儿外科主任，主任医师，二级教授，美国辛辛那提儿童医院客座教授。国家卫健委小儿内镜医师考评委员会副主席，中国医师协会医用机器人医师分会副会长，中华医学会小儿外科学分会委员外科内镜学组（肛肠学组）副组长，湖北省医学会及武汉医学会小儿外科学分会主任委员，国际小儿内镜外科组织（IPEG）会员。汤绍涛教授专注于先天性巨结肠症和胆管闭锁的临床和基础研究，实施各类腹腔镜和机器人手术达 8000 多例。牵头制定中国首部《腹腔镜先天性巨结肠症手术操作指南》，共同制定《胆道闭锁诊断行业标准》。主持国家自然科学基金项目 5 项，发现先天性巨结肠症新的易感基因 NRG3 等以及胆管闭锁血清诊断标记物 MMP7 蛋白。发表科研论文 140 余篇，其中 SCI 论文 96 篇。主编《小儿外科机器人手术学》、《腹腔镜先天性巨结肠症手术学》等专著。曾获得"国际内镜杰出成就奖"，以第一获奖人获 2017 年武汉市科技进步一等奖、2018 年湖北省科技进步一等奖、2020 年中华医学科技二等奖和 2022 年湖北省科技推广成果一等奖。

编委会

主　编

徐　迪（福建省立医院）　　　　　　　周辉霞（中国人民解放军总医院）

高志刚（浙江大学医学院附属儿童医院）

主　审

夏慧敏（广州市妇女儿童医疗中心）　　汤绍涛（华中科技大学同济医学院附属协和医院）

副主编

何少华（福建省立医院）　　　　　　　谭　征（浙江大学医学院附属儿童医院）

编　委

徐　迪（福建省立医院）　　　　　　　周辉霞（中国人民解放军总医院）

高志刚（浙江大学医学院附属儿童医院）　何少华（福建省立医院）

谭征（浙江大学医学院附属儿童医院）　　庄　曦（福建省立医院）

李立帜（福建省立医院）　　　　　　　高晓芸（福建省立医院）

陈锦云（福建省立医院）　　　　　　　康映泉（福建省立医院）

许辉煌（福建省立医院）　　　　　　　钟德文（福建省龙岩市第一医院）

吴晓丹（福建省立医院）　　　　　　　肖智祥（福建省立医院）

林　珊（福建省立医院）　　　　　　　陈江龙（福建省立医院）

蔡东汉（福建省立医院）　　　　　　　汤坤彬（福建省立医院）

李　鋆（福建省立医院）　　　　　　　贾金富（福建省立医院）

魏平珠（福建省立医院）　　　　　　　陈美云（福建省立医院）

王晓玲（福建省龙岩市第一医院）　　　何丽萍（福建省龙岩市第一医院）

卓瑞燕（福建省立医院）　　　　　　　林　娜（福建省立医院）

汤奕洁（福建省立医院）

FORWORDS

随着医学和科技的发展，机器人手术作为现阶段微创外科领域最先进的技术已经在外科领域中得到广泛应用和推广。福建省立医院小儿外科于 2020 年开展全省首台小儿外科达芬奇机器人手术，开启我院小儿外科机器人手术的新时代。首创"单孔加一"达芬奇机器人腹腔镜手术，填补了小儿外科领域经自然腔道机器人手术空白。将"骨骼化"手术首次应用于机器人小儿外科手术，让微创手术向更精准、更微创迈进。手术患儿年龄最小仅 30 天，体重最轻仅 5 千克，突破机器人手术的年龄和体重限制。

为了将微创做到极致，不断进行技术探讨和革新，攻破技术瓶颈，持续深化微创模式，徐迪教授带领的小儿外科团队总结近年来微创手术的临床实践经验，携手国内小儿外科同道共同编撰《实用小儿外科机器人手术图谱》。全书对小儿普外科、泌尿外科、肿瘤外科、胸外科以及机器人"单孔加一"技术进行分解、分析和分享，集合了相关手术录像、术中图片及文字讲解，为一线的医生提供丰富而翔实的经验与独特的技巧。

希望这本书能够让更多的同行阅读后有所增益、有所借鉴，并共同提高，最终让更多的小儿患者得到更好的治疗。

朱鹏立

福建省立医院党委书记
二级主任医师、教授、博士生导师
2023 年 2 月

CONTENTS

目 录

总 论

第一节 从儿童腔镜手术到儿童达芬奇机器人手术

■ 儿童机器人手术的发展历程

在达芬奇机器人应用于成人外科将近 10 年之后，小儿外科才将达芬奇机器人使用于小儿外科手术，首次应用达芬奇机器人的小儿外科手术，是德国医生 Meininger D D 等人对一名 10 岁的女性患儿进行 Nissen 胃底折叠术[1]。Gutt 等人首次对达芬奇机器人在小儿外科的手术应用进行了回顾分析（11 例胃底折叠术、2 例胆囊切除术和 1 例输卵管卵巢切除术），发现达芬奇机器人凭借其三维高清视野、灵活的器械臂和手术精度的特点，使得其在小儿外科的应用中具有安全性、可靠性[2]。Najmaldin 首次前瞻性分析了达芬奇机器人在 10 种小儿外科手术中的效果，分析的手术包括胃底切除术、胃底折叠术、胃造口术、Heller 肌切开术、胆囊切除术、脾切除术、部分肾输尿管切除术和经腹膜肾盂成形术等[3]。Najmaldin 的研究强调了达芬奇机器人在小儿外科手术中的巨大应用前景，并提出需要进一步细化系统的研究以确定达芬奇机器人在小儿外科手术中的效果以及局限性。Sinha 和 Cundy 等人先后对达芬奇机器人、腹腔镜以及开放手术进行了系统性的回顾，分别纳入了 31 项研究（566 名患者）与 137 项研究（1840 名患者）。这是对达芬奇机器人在小儿外科手术应用初始 10 年的系统性回顾研究，他们发现达芬奇机器人开始广泛应用于胃肠道、泌尿生殖器和胸腔手术，其中执行最多的手术是肾盂成形术和胃底折叠术。

达芬奇机器人在外科手术中的应用是在普通腔镜手术的基础上开展起来的，外科医师以腔镜手术技术作为基础，再进行达芬奇机器人手术训练。因此，达芬奇机器人腔镜手术效果观察的首先对比对象就是普通腔镜手术。大量的临床研究观察了达芬奇机器人辅助腔镜手术与普通腔镜手术在小儿外科手术中的效果对比，机器人辅助手术的并发症发生率较低[4,5]。Neheman 等人研究发现，达芬奇机器人辅助婴幼儿肾盂输尿管成形术较普通腔镜手术可明显缩短患儿住院的时间且可达到满意的手术效果，同时不增加手术并发症与手术时长[6]。Xie 等人则对比了达芬奇机器人辅助手术、普通腔镜手术与开放手术在儿童胆总管囊肿根治术中的应用效果，该研究共纳入 371 例患者，发现达芬奇机器人辅助手术在降低手术难度的同时可以达到与开放手术一致的手术效果[7]。Rita 等人对比了达芬奇机器人辅助手术与普通腔镜手术在儿童诊断血液系统疾病后进行脾切除手术的安全性，发现达芬奇机器人对于这类儿童的手术同样是安全有效的选择[8]。大量的对比研究展示了达芬奇机器人辅助腔镜手术的安全性和有效性，以及其操作灵活等独特的优势。

从普通腔镜技术到掌握达芬奇机器人辅助下的腔镜技术是需要一定的练习和学习积累。机器人辅助腹腔镜下胃底折叠术作为最早使用在小儿外科中的术式，研究发现该术式的学习曲线是较短的，Meehan 等人发现在完成 5 例该术式后，外科医生完成该手术的手术时间可显著下降[9]。Cundy 等人研究发现可以采用累计求和（cumulative summation, CUSUM）来评估外科医生掌握某种达芬奇辅助腔镜手术术式的学习曲线[10]。对于不同类型的手术，外科医生要达到学习曲线平台的平均时间所需要的手术例数是不一样的，就肾盂输尿管离断成形术而言，研究报道外科医生达到学习曲线平台的平均时间所需的手术例数大约为 40 例[11-12]。因此，研究建议外科医生应在充分掌握普通腔镜手术技术的基础上，进行达芬奇机器人系统辅助的腔镜手术练习[13]。

■ 儿童机器人的应用范围

目前，达芬奇机器人广泛应用于所有小儿腔镜领域手术，包括泌尿外科、普外科、胸外科、肿瘤外科以及耳鼻喉科等小儿亚专科手术。

泌尿外科是开展儿童达芬奇机器人手术最多的亚专科，其中开展最多的术式是肾盂输尿管成形术以及膀胱输尿管再植术[14-15]。除此之外，达芬奇机器人还广泛应用于重复肾切除、膀胱部分切除、膀胱颈重建、肾结石手术等[16]。

绝大部分儿童普外科腔镜手术都可以应用达芬奇机器人进行辅助开展，较为常见的手术有胆总管囊肿根治术、巨结肠根治术、阑尾膀胱造瘘术等。随着达芬奇机器人在小儿外科手术中应用范围的不断扩大，手术技术与设备也得到了不断地更新和改进，外科医师所崇尚的微创手术理念（Minimally invasive surgery, MIS）通过达芬奇机器人在腔镜微创的基础上得到了进一步的发扬。随着手术技术的醇熟，许多小儿外科医师开始将普通腔镜手术单孔技术结合到达芬奇机器人手术当中。本中心开展的单孔加一胆总管囊肿根治术，较好地避免了纯单孔技术带来的机械臂碰撞问题，同时为体外进行空肠 – 空肠的肠肠吻合提供了足够大的切口空间[17]。

在一系列研究证实了达芬奇机器人在肺叶切除术中的安全性后，达芬奇机器人辅助腔镜技术才开始应用于胸外科手术。相较于成人心胸外科的广泛应用，目前达芬奇机器人在小儿心胸外科开展的术式较为有限，主要有肺叶或肺段切除术、纵隔肿瘤切除术、食道裂孔疝修补联合抗反流术、动脉导管未闭结扎术、膈肌折叠术等。[4, 18]

■ 儿童机器人手术的意义与未来

达芬奇机器人以其特有的技术优势，被广泛应用于外科手术。达芬奇机器人手术器械通过灵活的设计，采用蛇腕设计模拟人类手腕活动的灵活性，使得其活动度达到 7 个自由度，比普通腔镜器械高了三个自由度，避免了普通腔镜器械僵直、无法弯曲等弊端。同时，机器人系统配备运动缩放功能，可按 5:1 缩小外科医生的运动比例，支持在狭小空间内进行精确运动[16, 19]。此外，达芬奇机器人操作者自控的三维视野可放大 10 ~ 15 倍，同时提供抖动过滤功能，提供了普通腔镜无法比拟的清晰视野[20-21]。然而最初的达芬奇机器人只提供 5mm 与 8mm 的器械，很大程度上限制了达芬奇机器人在小儿外科手术上的应用，特别是新生儿外科手术中的开展[22]。同时，较为昂贵的费用，使得某些具备指征使用达芬奇机器人进行手术的患者出现顾虑。但是有不少研究者认为，达芬奇机器人有助于术后快速恢复、缩短患者住院时间，所带来的经济益处同样不可被忽视[23-24]。

随着机器人平台的不断开发和批准，以及适应于小儿外科手术的机器人器械的不断改进，小儿外科各亚专业能开展的达芬奇机器人术式越来越多，使用达芬奇机器人进行手术的患儿年龄和体重也在不断突破极限。相信在不久的将来，随着各类机器人系统的不断普及，在不断降低费用的同时，机器人系统将为小儿外科手术带来更多新的理念和技术，为更多患儿带来福音。

（陈江龙）

参考文献

[1] MEININGER D D, BYHAHN C, HELLER K, et al. Totally endoscopic Nissen fundoplication with a robotic system in a child [J] . Surg Endosc, 2001, 15（11）：1360.

[2] GUTT C N, MAKKUS B, KIM Z G, et al. Early experiences of robotic surgery in children [J] . Surg Endosc, 2002, 16（7）：1083-1086.

[3] NAJMALDIN A, ANTAO B. Early experience of tele-robotic surgery in children [J] . Int J Med Robot, 2007, 3（3）：199-202.

[4] SINHA C K, HADDAD M. Robot-assisted surgery in children: current status [J] . J Robot Surg, 2008, 1（4）：243-246.

[5] THOMAS P C, KUNAL S, JAMES C, et al. The first decade of robotic surgery in children [J] . J Pediatr Surg, 2013, 48（4）：858-865.

[6] AMOS N, EYAL K, AMNON Z, et al. Comparison of Robotic Pyeloplasty and Standard Laparoscopic Pyeloplasty in Infants: A Bi-Institutional Study [J] . J Laparoendosc Adv Surg Tech A, 2018, 28（4）：467-470.

[7] XIE Xiaolong, LI Kewei, WANG Junxiang, et al. Comparison of pediatric choledochal cyst excisions with open procedures, laparoscopic procedures and robot-assisted procedures:a retrospective study [J] . Surg Endosc, 2020, 34（7）：3223-3231.

[8] SHELBY R, KULAYLAT A N, VILLELLA A, et al. A comparison of robotic-assisted splenectomy and laparoscopic splenectomy for children with hematologic disorders [J] . J Pediatr Surg, 2021, 56（5）：1047-1050.

[9] MEEHAN J J, MEEHAN T D, SANDLER A. Robotic fundoplication in children: resident teaching and a single institutional review of our first 50 patients [J] . J Pediatr Surg, 2007,

42（12）：2022 - 2025.

[10] CUNDY T P, ROWLAND S P, GATTAS N E, et al. The learning curve of robot–assisted laparoscopic fundoplication in children: a prospective evaluation and CUSUM analysis [J] . Int J Med Robot, 2015, 11（2）: 141–149.

[11] DOTHAN D, RAISIN G, JABER J, et al. Learning curve of robotic–assisted laparoscopic pyeloplasty（RALP）in children: how to reach a level of excellence? [J] . J Robot Surg, 2021, 15（1）: 93–97.

[12] JUNEJO N N, ALOTAIBI A, ALSHAHRANI S M, et al. The learning curve for robotic–assisted pyeloplasty in children: Our initial experience from a single center [J] . Urol Ann, 2020, 12（1）: 19–24.

[13] MACCRAITH E, FORDE J C, DAVIS N F. Robotic simulation training for urological trainees: a comprehensive review on cost, merits and challenges[J]. J Robot Surg, 2019, 13(3): 371–377.

[14] FERNANDEZ N, FARHAT W A. A comprehensive analysis of robot–assis uptake in the pediatric surgical discipline [J] . Front Surg, 2019, 6 : 1–8.

[15] CUNDY T P, HARLEY S J D, MARCUS H J, et al. Global trends in paediatric robotassisted urological surgery: a bibliometric and Progressive Scholarly Acceptance analysis [J] . J Robot Surg, 2018, 12（1）: 109–115.

[16] GARCIA I, ARMAS I, PIMPALWAR A. Current trends in pediatric robotic surgery [J] . Bangladesh J Endosurgery, 2014, 2 : 15–28.

[17] LIN S, CHEN J, TANG K, et al. Trans–umbilical Single–Site Plus One Robotic Assisted Surgery for Choledochal Cyst in Children, a Comparing to Laparoscope–Assisted Procedure[J]. Front Pediatr, 2022, 10 : 806919.

[18] TAN Z L, LIANG L, et al. Thoracoscopic lobectomy in infants and children [J] . Chin J Thorac Cardiovasc Surg, 2017, 33 : 490–492.

[19] SAXENA A K, HÖLLWARTH M E. Essentials of Pediatric Endoscopic Surgery [M] . Berlin: Springer, 2009.

[20] HOWE A, KOZEL Z, PALMER L. Robotic surgery in pediatric urology [J] . Asian J Urol, 2017, 4（1）: 55–67.

[21] NAVARRETE A M, GONZÁLEZ F G. Robot–assisted laparoscopic and thoracoscopic surgery: prospective series of 186 pediatric surgeries [J] . Front Pediatr, 2019, 7 : 1–9.

[22] NICHOLAS E B, OLIVER S S, TODD A P. Robotic Surgery may Not "Make the Cut" in Pediatrics [J] . Front Pediatr, 2015, 12 : 10.

[23] CHILDERS C P, MAGGARD–GIBBONS M. Estimation of the acquisition and operating costs for robotic surgery [J] . JAMA, 2018, 320（8）: 835–836.

[24] O'KELLY F, FARHAT W A, KOYLE M A. Cost, training and simulation models for robotic–assisted surgery in pediatric urology [J] . World J Urol, 2020, 38（8）: 1875–1882.

第二节 手术室机器人设备和护理管理

■ 设备简介

第四代达芬奇机器人系统（da Vinci Xi 系统）被广泛地应用于多学科领域的各类手术治疗当中，是 21 世纪微创手术的一个革命性标志。该系统由医生操控台、患者手术平台、影像处理平台三部分组成（图 1-2-1）。

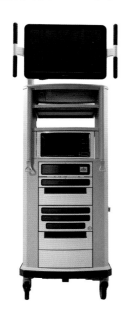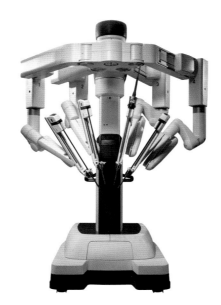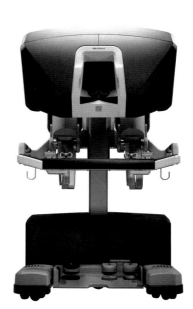

图 1-2-1 系统的主要组件

1. 医生操控台

手术医生使用医生操控台的两个手动控制器（图 1-2-2），通过食指（或中指）与拇指捏合或松开灵活地操控机器人器械和内镜。医生操控台放置于无菌区域以外，人员走动少，相对独立、外界干扰小的位置，并使主刀医生能够直接观察整个手术区域，方便与手术团队交流。

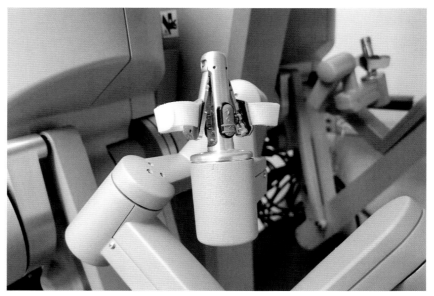

图 1-2-2 手动控制器

2. 患者手术平台

患者手术平台是达芬奇机器人手术的操作部分，它放置在患者身旁为器械和内镜提供支撑，并实现医生的操作。患者手术平台摆放在无菌区域内，靠近手术床，保证 4 个机械臂有足够的移动空间和长度；不影响助手和器械护士的站立；周围环境留白，以便于当出现紧急情况如术中需要中转时，患者手术平台能够快速、安全、便捷地撤离。

3. 影像处理平台

影像处理平台包含支持性电子设备，为手术团队提供图像信息。摆放在无菌区域外，满足助手医生和器械护士术中观察手术进展情况的需求，与医生操控台和患者手术平台系统线缆连接长度适宜。

达芬奇机器人手术系统拥有三维高清视野，可提供清晰放大 10 ~ 15 倍的三维视野，医生从控制台显示器中裸眼看到的三维画面，可以将有效手术视野范围变大，有助于完成更精细、精准的手术。其器械拥有 7 个自由度和 540° 旋转的关节，比人手更加的小巧灵活，方便主刀医生在狭窄的腔体内操作。其具有过滤直接操作时的手部颤动和降低意外运动的功能，使医生操作更加的稳定和安全。

■ 达芬奇机器人内镜和器械简介

1. 0° 和 30° 内镜

da Vinci Xi 系统的 8mm 内镜有 0° 和 30°，内镜由一体式的端头、轴、底座、外壳、电缆和连接器组成（图 1-2-3）。内镜外壳上有左 / 右眼切换和定位的按钮、拍照按钮、照明器开 / 关按钮。

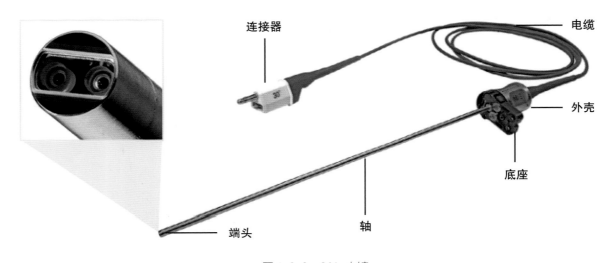

图 1-2-3 30° 内镜

2. 穿刺器套管

可重复使用的 8mm 穿刺器套管分 10cm（标准款）和 15cm（加长款）两种长度，目前常规使用标准款的 8mm 穿刺器套管，搭配 8mm 可重复使用钝型闭孔器或一次性使用无刃闭孔器进行穿刺孔的布置。

3. 器械

大多数机器人器械使用次数为 10 次，当器械一旦与医生操控台进入跟随模式即被使用，即扣除一次使用次数。目前，小儿外科机器人手术较常使用的器械包括单极手术弯剪、CAD 镊、马里兰（MAR）双极镊、Lager 持针钳等（图 1-2-4）。使用单极手术弯剪时必须始终配合端头盖（图 1-2-5），以便仅在单极手术弯剪的端头提供能量，防止烧灼损伤其他组织。

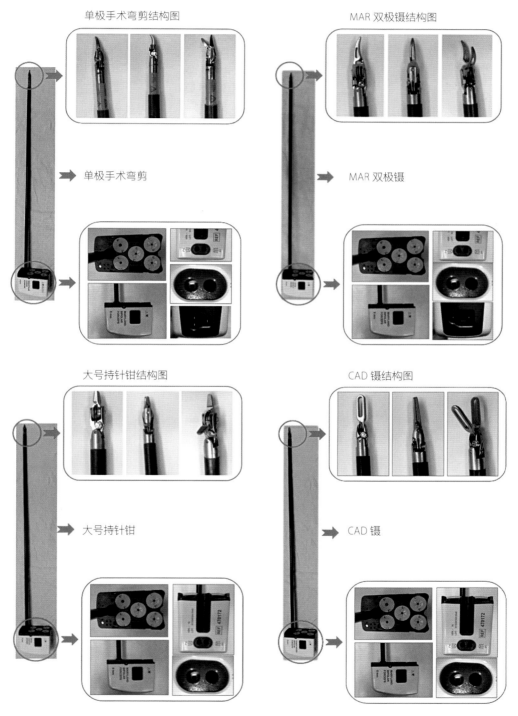

图 1-2-4 常用器械

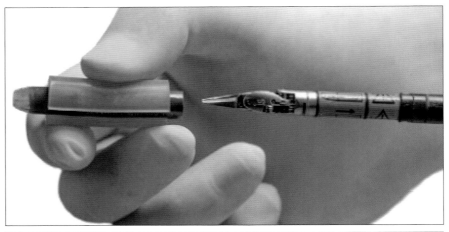

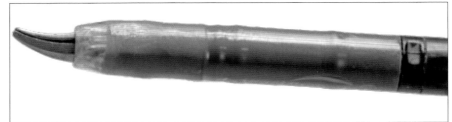

图 1-2-5　单极手术弯剪端头盖

■ 系统线缆的连接

　　影像处理平台发散出 2 条相同的系统线缆，长度为 20m。这两条系统线缆用于连接医生操控台和患者手术平台，使三部机器人设备联动起来，其使用的注意事项包括以下几点。

　　（1）系统线缆内部包括一条光纤核心部件，应小心避免弯折导致线缆损坏。线缆最小安全弯折半径为 1 in（1 in=2.54cm）。

　　（2）保证系统线缆连接时系统未通电，并于系统关机后拔除系统线缆。

　　（3）合理布置系统线缆，避开手术室通道即人员走动和器械车停放的地方。手术间环境允许的情况下建议将线缆靠墙布局，同时要兼顾线缆的位置应有利于患者手术平台在术前和术中的移动。

■ 铺设无菌罩

　　手术室护士需要为患者手术平台的 4 个机械臂铺设无菌罩以及铺设立柱无菌罩，以保证患者手术平台处于无菌区域内使用（图 1-2-6）。

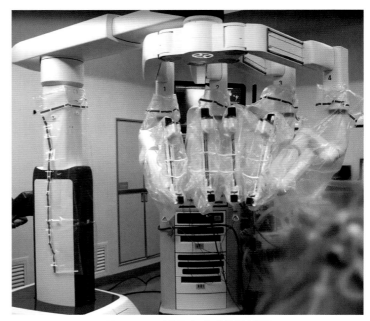

图 1-2-6　铺设完成后的机械臂

（一）机械臂无菌罩

机械臂无菌罩的铺设方法分为单人操作和双人配合。

1. 单人操作

（1）巡回护士协助展开机械臂，确保足够的空间，防止污染。

（2）器械护士部分展开无菌罩，手持无菌罩，套在机械臂上，双手稳定托架，用拇指将转接头按压到位，并将转头旋转。

（3）器械护士将双手放入无菌罩套袖内手图标处，顺势向上连接到机械臂上的磁性插口中（图1-2-7）。

（4）安装转接口和机械臂夹；将机器人的柔性带弯曲成"U"形，方便器械插入。

（5）铺设完成后，器械护士将机械臂推至激光线后方。

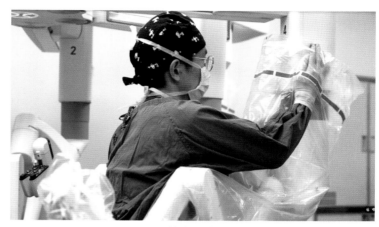

图1-2-7 单人操作铺设无菌罩

2. 双人配合

洗手护士将无菌罩套入机械臂，巡回护士双手同时提拉金属盘，向上顺势按入磁性插口中（图1-2-8），器械护士完善后续步骤（同单人操作部分）。

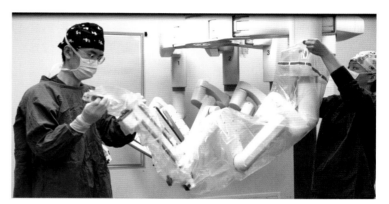

图1-2-8 双人配合铺设无菌罩

（二）立柱无菌罩

松开搭扣，打开柔性带使其成90°，手持无菌罩卡，罩卡上的金属磁盘连接到立柱上方的磁性插口，顺势将无菌罩向下延展覆盖立柱（图1-2-9）。

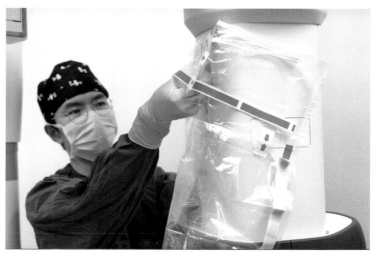

图1-2-9 铺设立柱无菌罩

■ 系统智能对接引导

在手术医生完成镜头通道和其他操作通道布置后，巡回护士进行系统"智能对接"。

（1）选择患者手术平台设备的触摸屏"设置向导"按钮选项上的解剖结构，并且确认患者手术平台机械臂位置选择。

（2）长按触摸屏中"Deploy for Docking"按钮，吊杆将升高并延长，且患者手术平台机械臂将根据之前选择的解剖位置和方法旋转定向。

（3）确保患者手术平台系统的上方或前方无障碍物，尤其须注意将无影灯移动至不影响手术、不被碰撞的位置。

（4）助手医师引导巡回护士手推动患者手术平台靠近手术床，直到绿色的定位激光线在初始内镜通道的 5cm 范围内。

（5）将机器人穿刺器与各个机械臂对接，完成内镜和各器械的安装。

■ 术中使用注意事项

手术室医护人员在使用达芬奇机器人手术系统时，应当遵照系统操作流程严格执行，以利于机器的正常运行和保障手术患者的安全。

（1）一旦机械臂与穿刺器连接上，禁止改变患者体位，除使用联动机器人手术床外。

（2）术中时刻关注机械臂与患者的安全距离，防止机械臂压迫躯体。此外，一旦出现机械臂互相碰撞的情况，应当及时提醒主刀医生进行调整。

（3）从安装内镜的机械臂开始，调整其他机械臂的最佳距离，即每臂之间维持约一拳的距离。

（4）机器人器械从患者身上移出时需要确保器械钳口张开且关节伸直；将器械插入患者体内时需要确保器械钳口闭合，关节伸直。

（5）当内镜从患者身上取出或等待使用时，将内镜置入温水中（水温不超过 49℃，时间不超过 5min），可减少术中起雾现象。

（6）为避免机器人设备的电源线被误拔而引起断电，应做好电源插头处的标记，线路走向尽量避开人员走动的区域。

■ 术后仪器设备整理

手术结束后应及时对仪器设备进行整理归位，一是保障机器人仪器设备处于正常备用状态，二是掌握正确的取消系统运作的方法对于维护仪器设备正常功能有着重要的帮助。

1. 取消系统对接

（1）主刀医生松开器械钳口，伸直关节，助手医生在直视下将器械从机械臂上取下。

（2）将内镜从机械臂中取出。

（3）将穿刺器套管与患者手术平台机械臂分离。

（4）抬起所有机械臂并适当压缩各个机械臂，使其安全地移开患者。

（5）巡回护士小心地拉回患者手术平台，使其离开手术床至安全的位置。

2. 揭除机械臂无菌罩和立柱无菌罩

（1）从每个机械臂前端开始，释放器械无菌转接口、套管支架无菌转接口、机械臂夹、机械臂背面磁铁。

（2）从每个机械臂后面开始将无菌罩顺势向内翻转，以便将污染面包裹在无菌罩内面。

（3）释放中心立柱无菌罩顶部的磁铁，以便取下立柱无菌罩。

（4）将取下的机械臂无菌罩和立柱无菌罩丢入医疗垃圾桶中。

3. 关闭系统

（1）长按患者手术平台触摸屏的"STERILE STOW"按钮，将患者手术平台收拢至初始状态。

（2）按下系统组件上的电源按钮，系统将在执行 10 s 的关机过程后电源关闭。

（3）断开系统电缆的连接，将系统电缆盘绕整齐后悬挂在影像处理平台的电缆挂钩上。

（4）患者手术平台继续保持电源插头以处于充电状态；医生操控台和影像处理平台拔除电源插头以断开电源。

4. 术后器械处理

（1）将单极手术剪上的一次性端头盖取下丢弃至医疗垃圾桶。

（2）将所有的一次性密封套管和其他一次性物品（如尖头穿刺锥）丢弃于医疗垃圾桶。

（3）遵照达芬奇机器的器械清洗流程意见处理每一把器械、内镜和可重复使用的金属穿刺器，并进行包装消毒灭菌。

■ 手术人员的准入

达芬奇机器人手术的开展不同于其他手术，因其精细复杂的机器结构和特殊的操作方法，所以对手术团队提出了更高的要求。手术团队包括手术医生、麻醉医生、手术室护士、工程师等，他们都必须是经过专业的培训并考核合格的人员才能进行达芬奇机器人手术系统的操作。

达芬奇机器人手术系统必须是由经验丰富的外科医生进行操控。外科医生要想获得达芬奇机器人的操作资格需要进行严格的培训，只有在培训合格后，才能操控达芬奇机器人系统。外科医生将带领团队进行手术，其本人不仅要掌握机器人的驾驶技术，还要熟悉系统的设置、基本操作和故障排除。巡回护士、洗手护士和外科技术人员对于操作机器人至关重要，他们应该成为系统启动、悬垂、对接、手术器械、故障排除等方面的专家。

■ 护理管理

婴幼儿无论是生理还是心理都不同于成人，均具有其本身的特殊性。比如婴幼儿体腔狭小、组织脆弱，在这样的生理条件下机器人手术布孔位置间距十分有限，机械臂之间的距离很近，容易造成术中机械臂之间的相互干扰和碰撞；婴幼儿皮肤娇嫩，容易造成皮肤压疮；婴幼儿体温调节中枢发育未完善，术中体温波动大；婴幼儿年龄小、沟通困难等因素给机器人手术护理带来了新的挑战。

（一）术前护理

1. 术前访视

针对患儿及家属对于疾病相关知识和机器人手术的知识缺乏了解这一问题，手术室应在术前一天安排机器人专科护士进行术前访视。术前访视前需仔细查阅患儿病历，了解各项检查结果，了解患儿的年龄、体重、营养状况、过敏史、手术史、既往病史等。术前访视注重与患儿家属的沟通，介绍机器人手术的优势、手术过程、术中体位摆放的方式等。访视的护士需向家属交代患儿入手术室的注意事项，如取下所有金属贵重物品、保护静脉通路通畅、手术标识清晰等。检查患儿全身皮肤情况，如果发现皮肤问题及时与家属和病区护士沟通，做好皮肤情况记录，评估压疮风险等级等。

2. 核对制度

入手术间前巡回护士应当结合病历、手术单、安全核查表与患儿家属进行患儿身份、手术部位的核对，并使用相关电子设备扫描手腕带，确保患者正确、手术部位正确，严格执行三方核查制度。术前抗生素核对制度：患儿术前抗生素使用剂量不同于成人，手术室护士应当严格按照医嘱正确使用术前抗生素。

3. 体位安全管理

关于机器人手术的患者体位安置，体位的选择应严格遵守《手术室护理实践指南》中体位摆放原则：必须确保患者舒适、安全，利于术野的暴露。根据不同手术需要摆放不同体位，同时根据需要选择机器人患者手术平台正确的插入位置。

摆放患儿体位时应注意：①患儿较小者建议四肢分开约束、固定，避免坠床；②注意机械臂与穿刺器连接后将不可以改变体位，除使用达芬奇机器人联动手术床外；③术中密切观察患儿各项生命体征，观察机器人机械臂的摆动位置，应防止机械臂压迫患儿躯体而造成损伤。

小儿机器人手术体位摆放方法有所不同，以下以机器人辅助腹腔镜下胆总管囊肿根治术和机器人辅助腹腔镜下肾盂输尿管离断成形术为例，描述下常见的手术体位。

（1）**机器人辅助腹腔镜下胆总管囊肿根治术**：体位为平卧位，将患儿右上腹垫高 5 ~ 8cm，便于术中术野的暴露，腰部避免悬空；双上肢为了避免受压和影响手术，可将患儿双上肢往头端两侧弯曲，呈"投降"状，同时注意避免患儿手臂过伸，以防损伤腋窝神经；肠肠吻合后，调节手术床呈头高脚低倾斜角度为 20° ~ 30°，左侧倾斜约 30°（注意机械臂连接后将不可改变体位）。

（2）**机器人辅助腹腔镜下肾盂输尿管离断成形术**：体位为平卧位，头部垫头垫；患侧腰部垫啫喱垫使腰部抬高约 10cm，避免腰部悬空；双上肢往头端两侧弯曲，呈"投降"状，并约束固定；身体躯干两侧分别使用条形软垫加固遮挡，避免患儿坠床；双下肢可分开约束或者使用约束带固定膝关节上 5cm 处；遥控手术床往患者健侧倾斜约 30°，头低脚高，倾斜角度为 20° ~ 30°。

4. 皮肤护理

由于小儿的皮肤角化层发育不全，极易引起皮肤压疮或感染的可能。术中压疮相关危险因素主要包括体温、低血压、手术类型、手术时间、手术体位、麻醉方式等，而达芬奇机器人手术压疮除了相关危险因素外，还有庞大的机械臂的垂直压力作用、术中无法变换体位等因素，这些因素都增加了术中发生急性压疮的可能。因此，应当细心地做好患儿皮肤的护理和保护。

（1）术前根据《手术患者压疮风险评估》认真评估患者全身皮肤情况，必要时填写《皮肤压疮高危预警表》。

（2）于患儿身体易受压部位如骶尾部、双侧肩胛骨、双足跟等部位涂抹相关药物，如赛肤润液体敷料，在皮肤表面形成一层脂质保护膜，缓解由于压力、摩擦力而引起的皮肤损伤。此外，也可以贴皮肤保护贴保护皮肤。

（3）保持床单平整、干燥；摆放体位时严格按照《手术室护理实践指南》中的指导原则使用各种保护垫保护骨隆突处，如骶尾部、双足跟、肩胛骨、枕部等。

（4）消毒皮肤的液体不应过湿，防止术中使用电刀时引起烧灼伤。

（二）术中护理

1. 器械护士配合

提早 15 ~ 20min 刷手上台，整理和清点无菌台上的所有器械和物品。正确安装机械臂的无菌保护罩和立柱无菌罩，为了避免被污染，患者手术平台未入位时可暂时使用手术无菌铺单覆盖。消毒铺巾后协助医生连接好各种管路（如内镜、气腹管、电极电剪线、吸引管等），辅助医生建立穿刺孔。辅助引导巡回护士移动患者手术平台至手术床旁，完成机器人机械臂的对接。术中准确无误地传递机器人器械，并做好器械的管理工作，防止污染。时刻关注影像处理平台显示屏和各机械臂上的信号灯，观察机器人机械臂是否碰撞。掌握常见的简单的机器人故障处理方法，出现问题能及时排除和解决。术中，器械护士应时刻关注机械臂摆动幅度，防止机械臂损伤到患儿。

2. 保温措施

巡回护士对手术间的温度进行"阶段式"调节，术前将手术间的环境温度调节至 24℃ ~ 25℃；术中手术台铺完无菌铺单后，患儿基本完成保温措施，可根据手术医生的要求酌情降低环境温度；术后再将手术间温度调至 24℃ ~ 25℃，减少患儿麻醉苏醒时间。建议术中使用鼻温探头连接监护仪全程实时动态地监测患儿核心体温的变化，及时有效地针对体温变化采取相应的措施，为患儿保驾护航。

3. 应急处理

当术中出现紧急情况如大出血、脏器损伤等，手术需要中转开腹的情况发生时，手术医生、麻醉医生、器械护士、巡回护士等要沉着应对，各司其职，密切配合。手术室作为组织科室，应不断优化和改进应急处理流程，定时组织机器人专科成员和各个达芬奇机器人手术外科团队进行术中应急演练，提高各组成员的应变能力，应急处理的具体流程如下。

（1）在配合进行机器人手术时，除了准备机器人特殊器械外，还应常规准备开腹的器械及抢救的物品（根据每个专科手术的特点进行准备）。小儿外科机器人手术常规准备小儿抢救车，以便抢救时能够及时取用。

（2）无菌器械台上常规准备一套主刀医生上台的手术衣和无菌手套，放置于妥当位置，并不被污染。

（3）预先评估手术的难易程度，对于大手术或有可能出现中转开腹的手术，巡回护士可于机器人手术平稳开始后，准备一套中转所需的一次性物品，以备中转时能够及时开包使用。

（4）汇报护士长：手术间人员不足时应寻求周边其他人帮助。

（5）正确掌握"人机撤离"的方法。即主刀医生做好器械准备（将器械钳口张开、伸直）后立即外科刷手上台；台上护士协助助手医生将器械拔除，机器臂与穿刺器分离，拔除穿刺器；巡回护士待机器臂与穿刺器全部分离后，将患者手术平台推离手术床，将器械臂收拢，确保不影响台上操作。

（6）待手术稳定后，及时处理机器人相关器械。

（三）术后护理

仪器设备整理、归位：机器人器械撤除之前应先保证器械伸直、钳口张开，在内镜直视下安全拔出。机械臂与穿刺器分离后，巡回护士安全地将患者手术平台撤离至手术床外。正确记录本台手术所使用的机器人器械名称及器械剩余次数，合理配置器械保证手术使用，并在当日手术全部结束后将所有仪器设备系统归位放置。

器械清点、清洗：手术结束后，巡回护士与器械护士共同清点、检查每把机器人器械的完整性，特别注意钳口处的细小螺丝和钢丝。器械护士做好器械清洗、打包、消毒、灭菌工作。

患儿术后安全管理：手术结束后及时为患儿保暖，促进患儿从麻醉中复苏。为避免患儿麻醉复苏时躁动，发生坠床、意外拔除输液管路或尿路、腹腔引流管等意外情况，应该做好患儿正确约束工作，且各种管路固定牢固。观察患儿全身皮肤情况，检查是否出现压疮并及时处理。

（陈美云）

第三节　从传统小儿手术到机器人小儿手术

微创外科手术（minimally invasive surgery，MIS）兴起于 20 世纪 80 年代，其中以胸腔镜和腹腔镜技术为代表的微创腔镜技术经过 30 年的发展，技术已相对成熟。其微创手术效果得到了患者和临床医生的一致肯定，故应用范围几乎涵盖了所有外科手术，并逐步取代传统开放手术。但随着广泛的临床应用，传统腔镜手术的局限性也日渐明显：手术视野为二维成像、器械存在杠杆作用、器械活动自由度低、手部颤抖和外科医生人体工程学差等。随着人工智能的不断发展，2000 年美国食品和药物管理局（United States Food and Drug Administration，FDA）批准一款新型的手术操作系统应用于临床，即达芬奇机器人手术系统（da Vinic surgery system，DVSS），由此以机器人手术（robot-assited surgery）为代表的人工智能手术系统掀起了一轮新的手术革新浪潮。

■ 达芬奇机器人概述

1. 机器人手术系统的构成与配置[1]

DVSS 由集成视频输出与模拟控制的医生控制平台，整合操作臂、摄像臂、EndoWrist 内腕的床旁器械平台，衔接高清立体目镜与双镜头内窥镜的三维成像系统构成。三维成像系统通过双镜头内窥镜采集患儿胸腔内视野，由医生控制平台的高清立体目镜，以三维图像形式将术中视野传输到术者双眼。术者通过医生控制平台的模拟控制完成虚拟操作，手部动作经过系统实时翻译与传输，最终由操作臂及 EndoWrist 内腕完成实际手术操作。手术台旁可按需配备医生助手或器械护士，负责协助手术或调整机械臂。医生助手不仅需要完成常规辅助操作，更需要在中转开胸等紧急操作时，具备独立应急能力。

2. 机器人手术与传统腔镜手术相比优势[2-4]

机器人手术与传统腔镜手术相比较有着无可比拟的优势，具体可概括为下述五点：①三维立体视野，普通腔镜为二维平面视野，机器人系统的三维立体视野更加清晰稳定，特别是目前市面上的 8mm 高清镜头，更利于精准定位；②器械上的改进，机器人手术器械与腹腔镜相比支点效应较小，拥有七自由度，而传统腔镜只有四个自由度。此外，机器人器械弯曲及旋转的程度远超过人手关节的极限，并且操控者手部和腕部的动作可被实时转化为精确的机械动作，与开刀的动作高度仿真重合；③手术操作更加稳定，传统腔镜手术外科医生的手部动作（包括失误和颤抖）会通过器械放大，而机器人系统具有动作校正和抖动过滤功能，可滤除颤抖使医师的操作稳定；④更好的人体工程学，传统腔镜手术中外科医生站在手术床旁完成手术，而机器人手术主刀医生坐在操作控制台，能实现远程控制，助手医生坐在手术床边配合操作，有利于缓解外科医生手术的疲劳感；⑤适合小儿手术，小儿体腔空间狭小，传统的手术操作受到空间限制，机器人辅助腔镜技术已经逐步改善了这个问题。机器人手术不仅能够在有限的空间内进行精细操作，而且减少了手术的副损伤，在提高疗效的同时可以最大限度地减少患儿痛苦，特别是进行患儿盆腔部位的手术。

3. 机器人系统存在的不足[5]

当前，虽然机器人手术比传统腔镜手术有着独特优势，但是机器人系统存在的不足也是不可忽视的，其不足包括以下几点：①需要更大的手术室和更高的手术费用，购买、定期保养和维修机器人系统的费用使得机器人手术整体费用较高，并且机器人设备庞大，常规手术室空间略显拥挤，最好配置专门的手术室；②器械功能不足，不配备吸引和灌洗功能，需要另外购置相关设备；③器械无压力、温度等反馈功能，但研究发现三维视觉反馈能补偿一部分反馈缺失，且这个技术正在研发中，有望投入临床使用；④需要进行手术前培训，机器人系统需要一个训练有素的工作人员团队，并且刚开始装机时间较长，但目前国内有资质的机器人系统培训中心较少，手术培训的机会有限；⑤器械故障风险，包括系统冗余、性能下降、故障容错、即时维护和系统警报。目前的机器人手术系统中内置了几种机械检查和平衡，旨在将机械故障的风险降至最低；⑥不适合腹部手术涉及超过两个象限，在这些情况下，设备需要重新对接和重新定位。

■ 机器人手术在小儿外科领域的历史发展及现状

从历史上来看，与机器人手术在成人外科中的应用发展相比，机器人手术作为一项新的外科技术在小儿外科领域中被认可和接受更加困难和缓慢。在实际应用中，狭小的空间和术中麻醉管理限制了该项技术的应用和发展。初始阶段，全世界只有很小一部分小儿外科医生认可并使用机器人系统进行手术，开展小儿外科机器人手术最早的是德国和美国。早在 2001 年，德国医生[6]就报道了机器人辅助胃底折叠术、腹腔入路输卵管囊肿切除、肾上腺良性肿瘤切除术，患者的平均年龄 12 岁。2004 年美国医生 Kant 等[7]人撰文指出，虽然机器人手术现在已经应用于心脏搭桥、前列腺切除以及各种胃肠道手术，但是最有前景的机器人手术是小儿外科机器人手术。在我国小儿外科机器人手术领域，湖南省儿童医院开展机器臂"伊索"较早[8]，但它只是机器人系统的一部分，香港大学玛丽医院开展较成熟[9]的机器人手术。二十年来，随着微创外科和快速康复理念的进一步深化，机器人手术系统迅速发展，并被应用于越来越多复杂的小儿微创外科手术中。

1. 机器人系统在小儿胸外科领域中的应用现状

关于小儿胸外科机器人手术国内外报道的病例数并不多，Cundy 等[10]人报道欧洲 10 年中多中心开展了近 2400 例小儿外科机器人手术，其中胸科手术仅 77 例。早期国内仅汤绍涛教授[11]和黄格元[9]教授团队报道过少数小儿胸科机器人手术。2022 年，浙江大学医学院附属儿童医院谭征教授团队[2]报道了 70 例达芬奇机器人小儿胸外科手术经验，这是目前国内小儿胸外科手术例数最多的报道，其中包括食道裂孔疝修补加抗反流术、膈疝修补、膈肌折叠术、先天性肺气道畸形肺叶、肺段切除术、先天性动脉导管未闭合结扎术等，这也是病种最全的报道。

机器人手术操作系统体积庞大，操作鞘需从患儿的肋间隙置入，目前上市的最新的达芬奇机器人操作系统 Xi，其操作鞘直径已设计缩小至 8mm，但对于 1 岁以下婴儿而言，其肋间隙宽度仍显不足。在手术过程中，Trocar 位置的选择要避免机械臂相互碰撞、减轻器械对患儿的压迫，并要尽可能拓宽术野，手术通常至少需要使用到 1 个镜头鞘、2 个操作鞘及 1 个助手辅助操作鞘。制造商建议鞘与鞘之间的距离为 8 cm，但这个距离在儿童手术中难以实现，且经验显示采用 3 ~ 4 cm 的间隔并不增加器械间的相互影响。关于空间限制，胸腔内重要器官较多且结构复杂，故机器人手术的操作空间狭窄，谭征教授团队报道的手术经验认为年龄 6 个月以上、体重大于 7.5kg 的患儿肋间隙及胸腔容积可满足机器人手术操作的空间要求，且麻醉风险相对降低。此外，一系列研究证明[12-14]机器人系统在复杂缝合与重建手术中具有更大优势，在婴儿胸腔内缝合打结的完成时间、操作力均小于传统胸腔镜手术，提高了手术效率及操作精度。由于缺乏经验，术者存在自感手术难度更大、耗时更长、并发症更多且效率更低的时期，这段时间被称为学习曲线，机器人辅助下胸外科手术在儿科领域学习曲线的例数范围为 15 ~ 30 例[15]，随后手术时间将显著下降并趋于稳定。手术团队的配合在儿童的机器人辅助下胸腔视导术 RATS，开展初期尤为重要，新技术的掌握需要外科医生麻醉、护理等人员全面培训和参与，且在中转开胸、大血管出血时极其考验助手医生的应急能力和团队的应急准备。

机器人在小儿胸外科手术的应用仍处于发展初期，但在严格挑选病例和把握好适应证的前提下，其应用是安全和有效的。并且随着手术经验的积累，机器人在小儿胸外科手术的应用范围可逐步拓宽。

2. 机器人系统在小儿泌尿外科领域中的应用现状

机器人系统因其放大的三维视野和灵活的操作手腕，在空间较小的盆腔手术中优势更加明显。机器人系统在成人泌尿外科手术中的应用以切除手术居多，但在小儿泌尿外科领域中则以重建手术为主。

肾盂输尿管离断成形术：机器人系统在小儿泌尿外科最早应用，也是最为常见的手术。在具备达芬奇机器人手术条件的医院，目前机器人辅助下的肾盂输尿管离断成形术已经基本取代了传统腹腔镜手术及开放手术。一系列机器人手术与传统腹腔镜手术对比的文献研究表明[16-18]，机器人手术具有操作时间短、术中出血少、术后恢复快、住院时间短、术后并发症少、术后肾脏形态和功能恢复好等优点。对于第一次肾盂输尿管离断成形手术失败的病例，大部分医生[19]支持第二次手术应用机器人系统进行，因为机器人系统可以改善了术野的清晰度，并能保护输尿管周围血供，故能取得更好的手术效果。

输尿管再植手术：输尿管远端病变包括输尿管膀胱反流和巨输尿管，而两种疾病的手术方式都是输尿管再植。目前，常用的机器人辅助下的输尿管再植手术方式是经膀胱外 Lich-Gregoir 术和膀胱外改良 Cohen 术。近十年来国外报道[20-21]的机器人手术成功率为 87.9% ~ 95%，这些报道多认为机器人手术疗效确切、并发症发生率低，与传统开放手术相近。在国内，2021 年李泽[22]等人报道的机器人在国内小儿外科领域应用现状中认为机器人在小儿尿路重建手术中具有腔镜无法比拟的灵活性，在输尿管再植手术中效果确切，且术后膀胱痉挛、血尿的发生率低。赵冬艳[23]等人将机器人辅助下的手术和腹腔镜输尿管再植术进行了对比，同样认为机器人手术治疗婴幼儿原发性梗阻性巨输尿管（primary obstructive megaureter, P O M）均安全、有效且恢复迅速。同时，机器人手术视野更加清晰，在输尿管远端分离时，可清晰观察到盆丛神经走向，减少或避免神经损伤，特别是双侧再植手术后，尿潴留发生率低，可见机器人手术是一种可行的手术选择[24]。

重复肾手术：重复肾可行无功能的上半肾及输尿管切除手术，对于有功能积水的上半肾可行保留上半肾的输尿管 - 输尿管吻合手术，上述式均可选择应用机器人系统完成。大部分研究表明[25-26]，机器人手术相比传统腔镜手术可视性强，输尿管吻合更精细。在上半肾切除手术中，能更充分地暴露肾的视野，有助于清晰分辨上下肾交界部位及供应上肾的血管，有效避免下肾集合系统及供应下肾的血管损伤，对周围组织损伤小，术区积液及吻合口瘘发生率低，术后无需放置引流管，并且患者术后恢复快、住院时间短、术后并发症少。

此外，还有报道较多的是机器人系统应用于膀胱扩大术、膀胱憩室切除术和前列囊切除术的报道，但病例数量较少。总体而言，机器人手术与传统手术相比，具有操作时间短、操作灵活、出血减少、住院时间短、麻醉药物的使用少等优势。随着机器人设备的不断优化、外科医生经验增加，这一切都将有助于进一步推进机器人辅助手术在小儿泌尿外科领域的应用。

3. 机器人系统在小儿普外科领域中的应用现状

机器人系统在小儿普外科领域的应用，以肝胆胰外科手术报道较多，例如先天性胆管扩张症、胆道闭锁、胰腺肿物等，下文我们将结合单孔机器人手术进行回顾。其次报道的是胃肠外科的手术，例如 soave 巨结肠根治术。另外还有一些关于腹腔肿物切除的报道，例如肠系膜淋巴管瘤切除、腹膜后淋巴管瘤切除、卵巢囊肿切除等。

胃肠外科手术中以机器人辅助下 soave 巨结肠根治术最具有代表性。经肛门巨结肠 Soave 根治术在 1964 年由 Soave F 研发[27]，随着近三十年来腹腔镜技术的发展，目前腹腔镜 Soave 术治疗先天性巨结肠（hirschsprung disease, HD）已被广泛应用，但是仍有一部分患儿术后出现严重影响生活质量的排便控制问题，如污便、大便失禁等。多项研究提示，手术解剖操作不够精细、较长时间的肛门操作以及对主肛门括约肌术中过度牵拉可能是术后控便功能不良的主要原因[28]。而导致手术操作时间长及操作不够精细，主要是由于小儿盆腔空间狭小且腹腔镜器械不够灵活，在盆腔深处内进行精细操作存在困难，易对周围神经血管造成损伤。随着科技的进步和手术设备的改进，达芬奇机器人系统开始进入外科医生视野。2011 年 Hebra[29]首次报道了达芬奇机器人辅助巨结肠拖出术，手术的疗效令人满意。随之，机器人辅助 Soave 根治术在儿科领域的应用陆续报道，并且临床应用年龄越来越小，近年来更倾向应用于新生儿和低体重出生儿中[30]。与传统腔镜手术相比，达芬奇机器人手术系统具备更清晰的三维视野影像系统和更稳定、更灵活的机械臂，尤其适合在狭小空间内进行精细的手术操作。机器人手术使直肠内解剖过程更稳定、更精准，手术过程中周围组织几乎不被侵扰，同时在盆腔内完全解剖直肠，经肛门括约肌牵拉的时间更短和程度更轻。因此，在巨结肠手术中更容易完成直肠解剖，比常规腹腔镜有更明显的优势。这也证实了美国医生 Kant A J 的预言，最有前景的机器人手术是小儿外科手术[31]。

4. 机器人系统在小儿实体肿瘤领域中的应用现状

神经母细胞瘤是小儿颅外最常见的恶性实体肿瘤，也是婴幼儿最常见的恶性肿瘤，具有高度异质性，有自发退化、成熟的亚型，也有侵袭性、恶性的亚型。外科手术治疗是低危神经母细胞瘤的主要治疗方式，也是中高危肿瘤多学科协同治疗模式（外科、放疗科、BMT 专科）中一个重要的组成部分。低危局部肿瘤具有良好的生物学特性，直接手术完整切除，可降低术后化疗等辅助治疗的强度。中高危及转移性肿瘤，先接受新辅助化疗后，早期切除体积较大的肿瘤是可行的，并且能减少肿瘤耐药性产生的可能。虽然手术仅仅是高危患者综合治疗中一方面，但美国儿童肿瘤协作组（Children's Oncology Group, COG）推荐尽可能切除原发性肿瘤和肿瘤转移灶。直接肿瘤切除并不适合所有神经母细胞瘤患儿，但在可行时机尽早切除肿瘤的原则是合理的。

外科手术治疗是小儿实体肿瘤多学科协同治疗的重要组成部分。随着儿童实体肿瘤的总治愈率不断提高，外科医生们不断探索新的手术方式，以降低手术相关的发病率和提高患儿生活质量，故 MIS 手术应运而生。MIS 手术可以有效减少术后疼痛，缩短住院时间、禁食时间，减少伤口相关并发症，使得病人更快接受术后相关辅助治疗。但是由于技术水平的限制，且操作难度较大，miss 手术一直较受争议。1992 年，Gagner M[32] 率先应用腹腔镜进行肾上腺嗜铬细胞瘤切除治疗皮质醇增多症（又称"库欣综合征"），并在 *N Engl J Med* 上发表。随后 90 年代中期开始有神经母细胞瘤应用腹腔镜及胸腔镜的 MIS 手术报道。20 世纪中期，随着腹腔镜设备的不断发展以及外科医师腹腔镜水平的提高，开始有一系列关于腹腔镜可安全、可靠地应用于神经母细胞瘤切除的报道。2014 年美国 Nabeel I Uwaydah[33] 等人（University of Oklahoma Health Sciences Center）在 *Journal of Robotic Surgery* 上首次进行了 1 例达芬奇机器人辅助腹腔镜下左侧肾上腺 IIb 期神经母细胞瘤切除术的个案报道。2017 年，国内华中科技大学同济医学院[34] 报道了 3 例达芬奇机器人辅助下肾上腺嗜铬细胞瘤切除术。2019 年，上海交通大学附属上海市儿童医院[35] 报道了 5 例达芬奇机器人辅助下肾上腺肿瘤切除术。

神经母细胞瘤很少侵犯血管中膜，大部分只侵犯血管外膜。"血管骨骼化"手术：即解剖分离受侵犯血管，将肿瘤、受累淋巴结及纤维结缔组织，连同受侵犯的血管外膜一并切除，范围自髂血管直至肝后下腔静脉及膈下腹主动脉，最终瘤床仅留"骨骼样"血管。"血管骨骼化"手术可以明显提高肿瘤的完整切除率，高危组肿瘤原发病灶的完整切除与局部疾病控制和整体存活率提高有明确相关性。目前，国内外对于肾上腺区神经母细胞瘤的机器人手术经验报道较多。神经母细胞瘤"血管骨骼化"手术难度较大，需要经验丰富的主刀医生和团队进行配合，故报道极少。仅有 2019 年北京军区总医院[36] 1 例达芬奇机器人辅助下 IV 期腹膜后神经母细胞瘤切除术的报道。福建省立医院徐迪主任 2020 年也完成了 1 例机器人辅助下腹膜后神经母细胞瘤"血管骨骼化"手术，但未进行相关报道。此外需要强调的是，机器人的高清解剖视野和灵活的机器手腕，将会是儿童实体肿瘤精准切除和完整切除的有力武器，在具有丰富"骨骼化"手术经验主刀医生和团队配合基础上，机器人辅助儿童实体肿瘤"血管骨骼化"切除术将是儿童实体肿瘤治疗的重要组成部分。

■ 达芬奇机器人团队设置及模拟培训

一个训练有素的团队是小儿机器人手术顺利开展的重要条件。这个团队包含有小儿外科医生、手术室护士、麻醉师以及机器人公司的技术工程师。外科医生坐在专门的机器人控制台，控制机器人的镜头臂、操作臂和其他设备。一名助手医生坐在病人床边，通过辅助操作孔使用腹腔镜工具提供抽吸、更换器械、调整机械臂和并置入缝线等操作。台上护士坐在病人的另一边，提供工具和缝线，并协助调整机械臂。麻醉台设置在病人的头侧，以利于麻醉师进行麻醉监护和监测病人心肺功能。技术工程师在术前进行机器设备检查，并随时处理术中遇到的电、机械故障。

为了达到最好的效果，达芬奇机器人的学习应该有精心规划的方案或者针对性的配套课程。机器人培训的核心目标：熟悉机器人系统的工作原理、功能和组成（各种配件和操作器械）；进行合理的手术室布置；学习科学的手术操作孔设计及机器人系统 docking；熟悉应用机器人系统进行体腔内的解剖分离、缝合和打结等操作。

由于机器人系统的操作手柄、各种脚踏板（包括操控观察镜及能量平台等）等工具与传统的微创手术工具的结构和设计相差甚远，因此，机器人手术前对外科医师进行模拟训练平台的学习、训练、评估，能增进外科医师对机器人手术中的操作手柄、各种脚踏板的功能和用途的了解和掌握。大型医学中心通过让外科医生接受机器人模拟器下的培训，如观察镜的聚焦和移动、手术分离、持针缝合、切换能量工具等，缩短了外科医生的学习时间，无论是虚拟的、混合的还是真实的训练，都可以让外科医生在无压力状态下排练、学习、提高或保持他们的技能 。机器人手术模拟训练平台的分类机器人手术模拟训练平台经过历代的发展，其学习的真实性和可转移性得到了提高和肯定。既往较常用的四种机器人手术模拟训练平台为 dV-Trainer、daVinci Skills Simulator、R obotic Surgery Simulator、R obotiX Mentor[37]，经过不断的技术改进，mimic-dVTrainer（MdVT）成为目前最通用的机器人手术模拟训练平台，其除了能够进行机器人手术基本操作技能的培训外，还可以通过软件导入不同术者的手术内容，让住培医师在虚拟现实（virtual reality, VR）环境下参与模拟的手术全过程。

对外科医生进行机器人培训有以下三个阶段：第一阶段是感性意识阶段，是对整个手术过程的熟悉理解，能够在脑海中模拟整个手术操作流程。第二阶段是指导学习阶段，外科医生尝试在指导老师的监督下完成手术的每一步操作。最后的阶段是自主阶段，在这一阶段，外科医生较熟悉机器人系统的操作，并在此基础上进一步精进和完善自身技术。

■ 达芬奇机器人手术设置

1. 机器人手术室布局

机器人手术设备较为庞大，需要相对宽敞的空间，最好设置专门的机器人手术室，现有的手术室对于达芬奇机器人手术系统相对显得狭窄（图 1-3-1）。

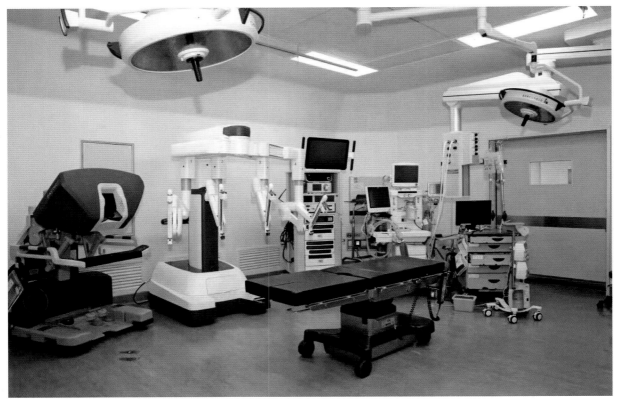

图 1-3-1　机器人手术室布局实景

达芬奇手术机器人是由美国直觉外科公司（Intuitive Surgical）研发制造，它并没有所谓的 AI 自主智能程序来自动完成手术操作，而是一种主仆式（master—slave）操控系统，该系统包括操控台、床旁机械臂系统、视频车三个部分。手术时主刀医生坐在操控台（surgeon console）中，双手各握一操纵摇杆，双脚控制多个功能踏板，双眼观察内置显示屏进行手术操作。

在患者手术床边，床旁机械臂系统（patient cart）将三条或四条机械臂通过直径 0.5 ~ 1.2 cm 的穿刺孔引入患者体内，其中一条为镜头臂，前端是双目摄像头，获取患者体内的立体影像。另外两条或三条为器械臂，前端可配置抓钳、剪刀、持针器、拉钩、吸引器等数十种手术器械，该器械尖端同步还原主刀医生摇杆的动作（进退、屈伸、旋转、开闭等）进行手术。视频车（vision cart）在一旁提供外置屏幕影像及各种手术辅助设备。上述三个系统通过数据线连接。目前由于网络通信不稳定以及延时高的缘故，达芬奇机器人并不支持远程异地遥控手术[38]。其中操作台安排在手术间能使主刀医生手术全景的角落，床旁机械臂系统放置在手术床一侧，视频车一般放在床旁机械臂系统同侧，高低左右方向可以调节。手术助手则坐在床旁机械臂系统对侧即手术床另一侧，利用腹腔镜器械进行辅助操作。

麻醉台一般设置于手术床头侧，利用无菌铺巾或者无菌手术薄膜悬吊隔离出一个麻醉空间，使得患者肩部以上的空间与无菌手术台隔离，患者的头部、呼吸辅助系统及管路暴露于麻醉医师视野中，有利于术中麻醉监护。器械护士操作台设置于手术床尾端，用于放置各种手术操作器械和设备，器械护士坐于手术助手同侧，根据需要协助助手医生调整机械臂及传递手术器械（图 1-3-2）。

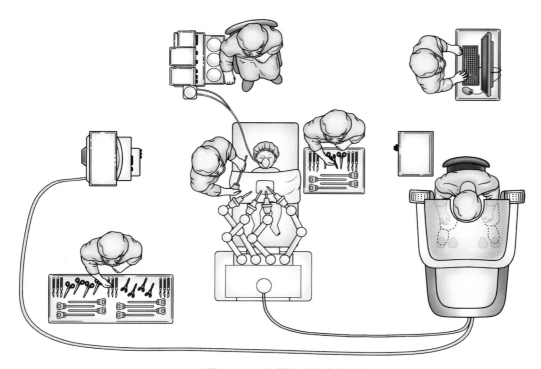

图 1-3-2　机器人手术室布局图

2. 术前准备及患儿体位摆放

2017 年美国麻醉医师协会更新术前准备指南，提出择期手术的术前没有必要严格禁水。术前 2h 可摄入少量清饮料，总量控制在 300mL 内[39]。小婴儿推荐术前 6h 内禁食婴儿配方奶，4h 内禁食母乳，术前 2h 内禁水，但术前 2h 前可摄入少量糖水，避免因饥饿而剧烈哭闹，加重肠胀气，影响手术操作空间。术前不常规进行洗肠等肠道准备，小婴儿可导致患者水和电解质紊乱、体液丢失、上呼吸道感染，甚至会增加术后吻合口瘘的发生概率。

术前留置导尿，适当留置胃管和肛管有利于胃肠减压、排气，增加手术操作空间。患儿一般取平卧位，双侧上肢呈"投降"位，不可过伸。双侧下肢稍张开，所有受力部位均用海绵衬垫，防止压疮，并且用绷带固定防止患儿跌落。配置暖风机，保持患儿体温，同时应注意热源不可直接接触皮肤，防止手术烫伤。术中根据需要，由台下护士协助调节手术床的倾斜度及调整头高低体位等（图1-3-3）。

气腹选择：气腹不选小儿模式，小儿模式超过一定压力会自动排气，造成术中突然压力降低，增加手术风险。选择正常模式，设置压力为 8 ~ 10mmHg，流量 4mL/min。

电切凝功率：切凝都设置 10 ~ 25W，即可满足手术需求，小婴儿组织脆弱，小功率可减轻电切凝损伤。

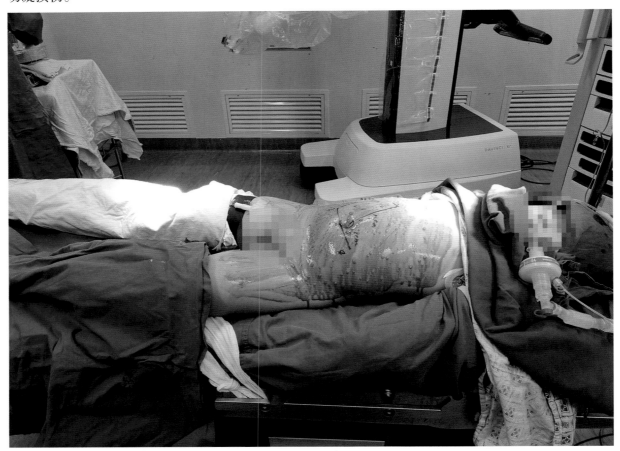

图 1-3-3　机器人手术患者体位图

3. 多孔机器人手术布孔设计

多孔机器人手术布孔设计以左侧肾积水手术为例，其各个孔的布局如下（图 1-3-4，图 1-3-5）。

（1）病灶位置与脐部中心点连线延长线与健侧脐周交点处为镜鞘位置 C 点，病灶与镜鞘距离约 10cm，沿脐部周缘取弧形切口约 1cm，置入 8mm 镜头（30° 朝上）。建立气腹，维持气腹压力 8 ~ 12mmHg。

（2）过 C 点，作病灶与镜鞘连线的垂直线，在垂直线的两端分别是另外两个操作孔，左侧距离 C 点 5 ~ 6cm 处为 2 号操作鞘置入点，右侧距离 C 点 5 ~ 6cm 处为 4 号操作鞘置入点。

（3）垂直于操作鞘所在直线作垂直线，垂直距离操作鞘所在直线约 4cm，可根据手术需要灵活选择置于上腹部或下腹部，取 A 点作为辅助操作鞘置入点。

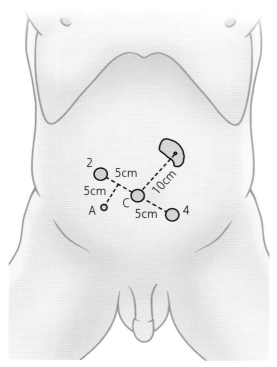

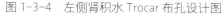

图 1-3-4　左侧肾积水 Trocar 布孔设计图

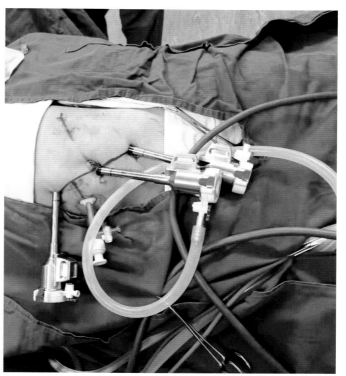

图 1-3-5　左侧肾积水 Trocar 置入图

■ 总结与展望

　　从传统腹腔镜手术到机器人手术的成功过渡需要一些步骤，这包括建立一个专门的机器人手术团队，该团队必须对机器人系统有充分的了解，能够及时处理术中出现的各种突发状况。该团队中的主刀医生和助手医生必须有足够的时间投入于机器人系统的训练中，以熟悉和熟练掌握各项机器人操作技能，并且能够仔细评估患者的各项情况以挑选适合机器人手术的病人，从一开始就应该避免病例选择不当造成的术中操作困难。进行首台达芬奇机器人临床手术时，要预留有足够的手术时间，避免出现手术时间不足而匆忙粗糙操作的情况发生，并且要有熟悉机器人操作的医生在旁协助与指导。当手术结束后，机器人手术团队应该针对本次手术过程及出现的问题进行充分的探讨，这样一方面可以培养团队协作的热情，另一方面可以发现问题，制定解决问题的方案和检查清单。通过这些简单而关键的步骤，可以相对轻松地完成传统腹腔镜向新技术的过渡。任何医院想要建立一个合格的机器人手术团队需要牢记两点：每一个进步都需要团队的批判性分析和质量审查。只有在掌握了上一个步骤之后，才能进入下一个步骤。

（林　珊）

参考文献

［1］　陈天，陈诚豪，曾骐. 达芬奇机器人手术系统在儿童胸外科的应用［J］. 中华小儿外科杂志，

2022, 43（1）: 83−87.

[2] 谭征, 俞建根, 梁靓, 等 . 达芬奇机器人辅助腔镜技术在小儿胸科手术中的应用 [J] . 中华小儿外科杂志, 2022, 43（3）: 206−209.

[3] PANAIT L, SHETTY S, SHEWOKIS P A, et al. Dolaparoscopic skills transfer to robotic surgery? [J] . J Surg Res. 2014, 187（1）: 53−58.

[4] CHAUSSY Y, BECMEUR F, LARDY H, et al. Robotassistedsurgery: current status evaluation in abdominaland urological pediatric surgery [J] . LaparoendoscAdv Surg Tech A, 2013, 23（6）: 530−538.

[5] HASSAN S O, DUDHIA J, SYED L H, et al. Conventional laparoscopicvs robotic training: which is better for naiveusers? A randomized prospective crossover study [J] . Surg Educ, 2015, 72（4）: 592−599.

[6] GUTT C N, MARKUS B, KIM Z G, et al. Early experiences of robotic surgery in children [J] . Surg Endosc, 2002, 16（7）: 1083−1086.

[7] KANT A J, KLEIN M D, LANGENBURG S E. Robotics in pediatricsurgery : perspectives for imaging [J] . Pediatr Radiol, 2004, 34（6）: 454−461.

[8] 尹强, 周小渔, 肖雅玲 . 机器人辅助手术系统在小儿普外手术中初步应用探讨 [J] . 中国内镜杂志, 2008, 14（2）: 183−184.

[9] 黄格元, 蓝传亮, 刘雪来, 等 . 达芬奇机器人在小儿外科手术中的应用（附 20 例报告）[J] . 中国微创外科杂志, 2013, 13（1）: 4−8.

[10] CUNDY T P, SHETTY K, CLARK J, et al. The first decade of robotic surgery in children [J] . J Pediatr Surg, 2013, 48（4）: 858−865.

[11] 李帅, 汤绍涛, 曹国庆, 等 . da Vinci 机器人辅助胸腔镜下小儿肺叶切除术的初步经验 [J] . 临床小儿外科杂志, 2020, 19（7）: 619−621, 647.

[12] DENNING N L, KALLIS M P, PRINCE J M. Pediatric robotic surgery [J] . Surg Clin North Am, 2020, 100（2）: 431−443.

[13] NAVARRETE A M, GARIBAY G F. Robot−assistedlaparoscopic and thoracoscopic surgery: prospective series of186 pediatric surgeries [J] . Front Pediatr, 2019, 7 : 200.

[14] TAKAZAWA S, ISHIMARU T, HARADA K, et al. Evaluation ofsurgical devices using an artificial pediatric thoracic model: a comparison between robot−assisted thoracoscopic suturing versus conventional video−assisted thoracoscopic suturing [J] . Laparoendosc Adv Surg Tech A, 2018, 28（5）: 622−627.

[15] BACH C, MIERNI K A, SCHÖNTHALER M. Training in robotics: thelearning curve and contemporary concepts in training [J] . Arab J Urol, 2014, 12（1）: 58−61.

[16] ESPOSITO C, MASIERI L, CASTAGNETTI M, et al. Robot−assisted vslaparoscopic pyeloplastyin children with uretero pelvic junction obstruction（UPJO）: technical considerations and results [J] . J Pediatr Urol, 2019, 15（6）: 667, e1−667, e8.

[17] BARBOSA J A, KOWAL A, ONAL B, et al. Comparative evaluation ofthe resolution of hydronephrosis in children who underwent open and robotic−assisted laparoscopic pyeloplasty

　　　　　　［J］. J Pediatr Urol, 2013, 9（2）: 199−205.

［18］ DAVIS T D, BURNS A S, CORBETT S T, et al. Reoperative roboticpyeloplasty in children
　　　　［J］. J Pediatr Urol, 2016, 12（6）: 394, e1−394, e7.

［19］ MINNILLO B J, CRUZ J A, SAYAO R H, et al. Long−term experience and outcomesof
　　　　robotic assisted laparoscopic pyeloplasty in childrenand young adults［J］. J Urol, 2011, 185（4）:
　　　　1455 − 1460.

［20］ CASALE P, PATEL R P, KOLON T F. Nerve sparing robotic extravesical ureteralreimplantation
　　　　［J］. J Urol, 2008, 179（5）: 1987 − 1990.

［21］ BOYSEN W R, AKHAVAN A, KO J, et al. Prospective multicenter study on robot−
　　　　assisted laparoscopic extravesical ureteral reimplantation（RALUR−EV）: outcomes and
　　　　complications［J］. J Pediatr Urol, 2018, 14（3）: 262, e1−262, e6.

［22］ 李泽，宋宏程. 机器人辅助手术在小儿泌尿外科的应用［J］. 中华小儿外科杂志, 2021, 42
　　　　（8）: 764−769.

［23］ 赵冬艳，唐达星，陶畅，等. 机器人辅助腹腔镜与传统腹腔镜输尿管再植术应用对比［J］.
　　　　中华小儿外科杂志, 2022, 43（1）: 20−24.

［24］ LEISSNER J, ALLHOFF E P, WOLFF W, et al. The pelvic plexus and antireflux surgery:
　　　　topographical findings and clinical consequences［J］. J Urol, 2001, 165（5）: 1652−1655.

［25］ BOWEN D K, CASEY J T, CHENG E Y, et al. Robotic−assistedlaparoscopic transplant−to−
　　　　native ureteroureterostomy in a pediatric patient［J］. J Pediatr Urol, 2014, 10（6）: 1284, el−
　　　　1284, e2.

［26］ MASON M D, ANTHONY HERNDON C D, SMITH−HARRISON L I, et al. Robotic−
　　　　assisted partial nephrectomy in duplicated collecting systems in the pediatric population:
　　　　techniques and outcomes［J］. J Pediatr Urol, 2014, 10（2）: 374−379.

［27］ SOAVE F. A new surgical technique for treatment ofHirschsprung's disease［J］. Surgery, 1964,
　　　　56: 1007−1014.

［28］ BJORNLAND K, PAKARINEN M P, STENSTROM P, et al. Anordic multicenter survey
　　　　of long−term bowel functionafter transanal endorectal pull−through in 200 patientswith
　　　　rectosigmoid Hirschsprung disease［J］. J Pediatr Surg, 2017, 52（9）: 1458−1464.

［29］ HEBRA A, SMITH V A, LESHER A P. Robotic swensonpullthrough for Hirschsprung's
　　　　disease in infants［J］. Am Surg, 2011, 77（7）: 937−941.

［30］ TOMUSCHAT C, ZIMMER J, PURI P. Laparoscopic−assistedpull−through operation for
　　　　Hirschsprung's disease: asystematic review and eta−analysis［J］. Pediatr SurgInt, 2016, 32（8）:
　　　　751−757.

［31］ KANT A J, KLEIN M D, LANGENBURG S E. Robotics inpediatic surgery: perspectives for
　　　　imaging［J］. Pediatr Radiol, 2004, 34（6）: 454−461.

［32］ GAGNER M, LACROIX A, BOLTÉE. Laparoscopic adrenalectomy in Cushing's syndrome
　　　　and pheochromocytoma［J］. N Engl J Med, 1992, 327（14）: 1033.

［33］ UWAYDAH N I, JONES A, ELKAISSI M, et al. Pediatric robot−assisted laparoscopic radical adrenalectomy and lymph-node dissection for neuroblastoma in a 15-month-old [J]. J Robot Surg, 2014, 8（3）: 289-93.

[34] 朱天琦, 刘率斌, 张文, 等. 达芬奇机器人手术系统在小儿肾上腺肿瘤切除手术中的应用 [J]. 中华小儿外科杂志, 2017, 3 8（10）: 775-777.

[35] 陈艳, 杨刚刚, 黄轶晨, 等. 机器人辅助腹腔镜下儿童肾上腺肿瘤切除术的初步探讨 [J]. 中华小儿外科杂志, 2019, 40（2）: 137-142.

[36] CHEN D X, HOU Y H, JIANG Y N, et al. Removal of pediatric stage IV neuroblastoma by robot-assisted laparoscopy: A case report and literature review [J]. World J Clin Cases, 2019, 7（12）: 1499-1507.

[37] WANGRS, AMBANI S N. Robotic Surgery Training: Current Trends and Future Directions [J]. Urol ClinNorth Am, 2021, 48（1）: 137 - 146.

[38] 李天宇, 陈阳, 邓尔勒, 等. 机器人手术模拟训练平台在泌尿外科住院医师微创技术培训中的应用 [J]. 微创医学, 2022, 17（03）: 363-365.

[39] Anon Practice Guidelines for Preoperative Fasting and the Use of Pharmacologic Agents to Reduce the Risk of Pulmonary Aspiration: Application to Healthy Patients Undergoing Elective Procedures: An Updated Report by the American Society of Anesthesiologists Task Force on Preoperative Fasting and the Use of Pharmacologic Agents to Reduce the Risk of Pulmonary Aspiration [J]. Anesthesiology. 2017, 126（3）: 376-393.

第四节　单孔加一小儿机器人手术

■ 单孔机器人手术的发展现状

20 世纪末随着腹腔镜应用的普及，外科医生们在腹腔镜微创基础上进行了一系列改良，力求使患者伤口更佳美观、患者能够更早恢复。21 世纪中期经脐部单孔腹腔镜技术（laparoendoscopic single-site surgery，LESS）应运而生，LESS 将散在腹壁的 3 ~ 4 个腹腔镜伤口，集中于脐周，伤口隐匿，美容效果更加显著。但是较传统腹腔镜手术而言，技术难度较高，直线型的腹腔镜器械置于单孔中筷子效应明显，使得腹腔内牵拉缝合更加困难。而达芬奇机器人可 720° 旋转的灵活机械手腕，刚好能够克服腹腔镜器械在 LESS 手术中的不足。于是将 LESS 和达芬奇机器人相结合的单孔达芬奇机器人技术，成了近年来微创外科技术发展的新趋势。2019 年开始有单孔达芬奇技术的相关报道[1-3]。目前，单孔机器人技术有两种，一种是使用达芬奇机器人 Xi 系统（da Vinci Si® surgical system，Xi）加单孔多通道操作平台，另一种是直接使用单孔达芬奇机器人 SP 系统（da Vinci SP Robotic Surgical Platform，SP）。目前国际及国内对于儿童单孔机器人技术应用及报道较多的是泌尿系统手术，如肾盂输尿管离断成形术、重复肾肾部分切除术、多囊性发育不良肾切除术等，其他系统的手术报道极少。

■ 单孔加一小儿机器人手术发展过程

"单部位"手术：2005 年随着腹腔镜时代来临，福建省立医院小儿外科于福建省率先开展小儿腹腔镜手术，但分散于腹壁的多个切口术后瘢痕明显，难以掩藏手术痕迹，在其后的患儿随访中，患儿多有自卑且有不愿意配合检查表现。在缺乏单孔设备的年代，福建省立医院小儿外科经过技术改良，2016 年开创了"单部位"腹腔镜手术（图 1-4-1）。将 3 个腹腔镜手术切口，完全隐匿于脐轮的生理凹陷中，术后腹壁无手术瘢痕，只有"深邃而性感"的脐轮（图 1-4-2）。

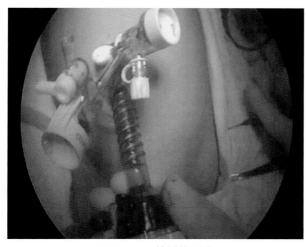

图 1-4-1　单部位手术

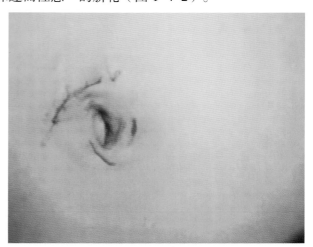

图 1-4-2　单部位手术后伤口愈合情况

单孔手术（图1-4-3，图1-4-4）：在丰富单部位腹腔镜手术的经验上，随着单孔设备的研发，2018年福建省立医院小儿外科再次于福建省率先开展单孔腹腔镜手术，并且将手术范围进一步扩大，实现了单孔对小儿外科所有手术的覆盖，特别是技术难度较高的尿路重建手术及胆管重建手术中。

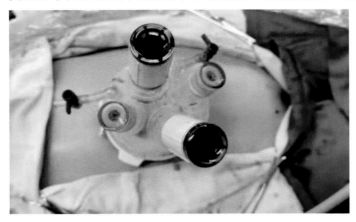
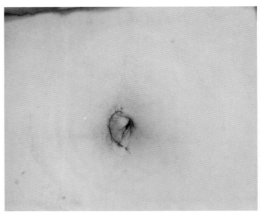

图1-4-3　单孔手术　　　　　　　　　　　　　图1-4-4　单孔手术后伤口愈合情况

单孔机器人手术（图1-4-5，图1-4-6）：机器人技术是当前世界外科领域最前沿技术，而单孔达芬奇技术需要一定的单孔手术经验基础，并且技术难度较高、学习曲线较长。国际观念认为机器人SP手术设备庞大，不适合体腔狭小的儿童。但机器人高清的放大视野和模拟人手腕的灵活性，正是极致微创的必要条件。面对新时代的机遇和挑战，经过反复探讨和上机模拟，徐迪教授团队创新性地提出了"减臂减距离，单孔加一"的机器人操作技术，完美地将单孔和机器人的优势融合。2020年在全世界外科领域首创"单孔加一"微创技术，减低了单孔机器人手术的难度，并且拓宽了小儿单孔机器人手术的应用范围，可以广泛用于小儿胆管、尿路重建和小儿实体肿瘤切除等高难度手术中。2021年，相关研究成果得到国内及国际小儿外科领域的一致认可[4-5]。

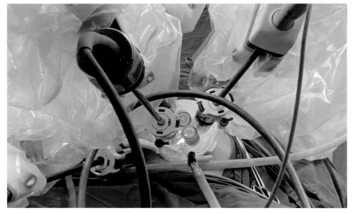
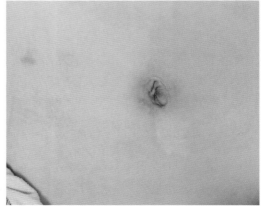

图1-4-5　单孔机器人手术　　　　　　　　　　图1-4-6　单孔机器人手术后伤口愈合情况

■ 单孔加一小儿机器人手术操作技巧示例

单孔加一小儿机器人手术的操作技巧以单孔加一机器人辅助腹腔镜下胆总管囊肿根治术为例，其操作技巧如下。

（1）一次性单孔多通道穿刺器C点：绕脐左侧缘取3.5cm弧形切口，置入一次性单孔多通道穿刺器。用于置入3号（即C孔）机械臂相连接的8.0mm镜鞘（30°朝上）、2号机械臂相连接

的操作鞘及助手辅助操作通道

（2）4 号操作鞘：4 号操作鞘置入点为左侧或右侧中腹部距离 C 点 6cm 处。

（3）布孔方式有图 1-4-7、图 1-4-8 两种，推荐图 1-4-7 布孔方式，将镜头臂和右手操作的 2 号臂置于单孔操作器中，左手操作 4 号臂置于右中腹部。操作时右手臂和镜头臂移动方向基本一致，不会引起机械臂碰撞，同时左手操作臂不受限制，方便大幅度牵引提拉。

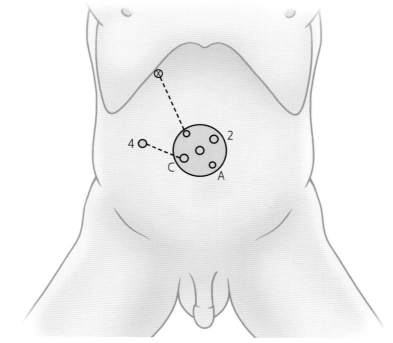

图 1-4-7　单孔加一辅助腹腔镜下胆总管囊肿根治术 Trocar 布孔设计方式一

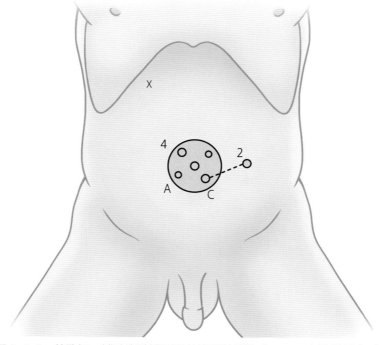

图 1-4-8　单孔加一辅助腹腔镜下胆总管囊肿根治术 Trocar 布孔设计方式二

（4）空间狭小是机器人手术在小婴儿中应用的最大限制。机器人使用说明中推荐各鞘之间距离应超过 5cm，以避免机械臂碰撞。单孔加一设计，安装机械臂后，各操纵鞘之间距离尽量拉大，使用期间未发现机械臂碰撞图 1-4-9、图 1-4-10。

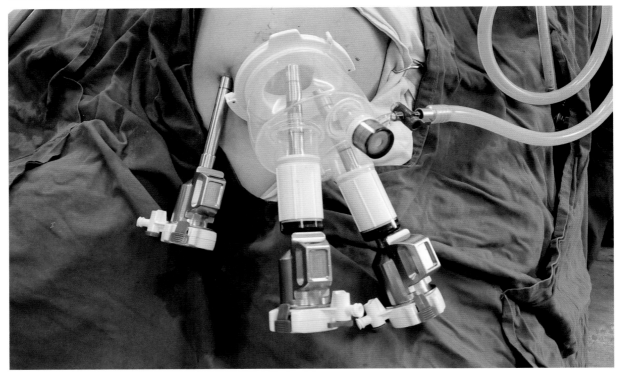

图 1-4-9　单孔加一辅助腹腔镜下胆总管囊肿根治术 Trocar 置入图一

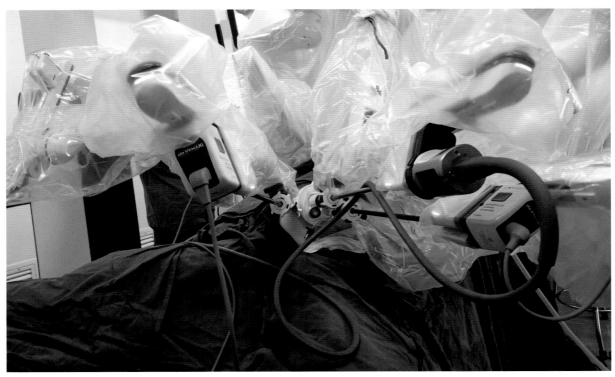

图 1-4-10　单孔加一辅助腹腔镜下胆总管囊肿根治术 Trocar 置入图二

（5）操作鞘套管远端有"两细一粗"的标记横线，粗黑线一般需要置入腹壁，但小婴儿插入过深会减少操作空间从而影响手术操作。故操作鞘置入约2cm即可，黑线留在外面（图1-4-11）。必要时可利用橡皮引流管捆绑固定，防止操作时操作鞘脱落。

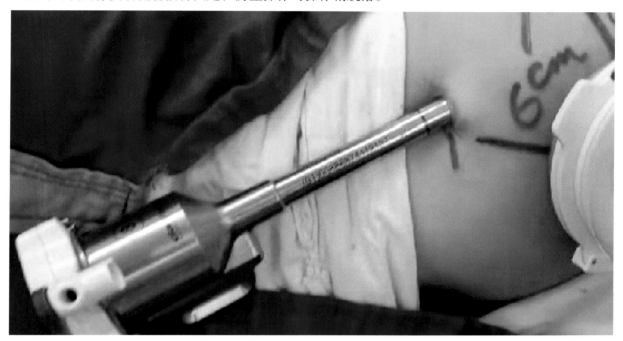

图 1-4-11　Trocar 置入深度

（6）单孔单一机器人手术docking技巧：若直接将镜头臂安装至C通道，再安装2号及4号操作器械。通常由于单孔视野限制，4号臂位置寻找较困难，安装置入深度不准确。可先将镜头臂安装至2号通道内，直视下观察4号机械臂置入位置及深度，然后再安装镜头臂及2号臂操作器械（图1-4-12）。

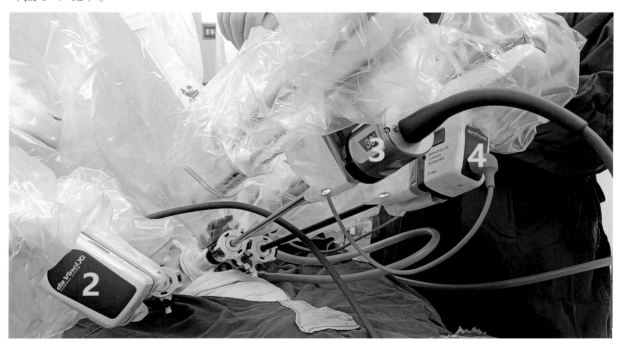

图 1-4-12　机械臂安装图

（7）机器人 docking 后，体位及操作鞘无法再改变，故在手术前可利用单孔通道应用腹腔镜器械，配合体位调整，进行局部悬吊，先完成手术区域的暴露。同时利用单孔的大通道，预先置入 3 ~ 4 条湿纱条，一可利用湿纱条局部挡开肠管，协助术野暴露，二可为术中擦示术野中出血做准备。

（8）可充分利用单孔通道，适当改变手术顺序，如胆总管囊肿手术可利用单孔操作平台，体外预先完成肠肠吻合，再进行机器人 docking 完成腹腔内手术。

（9）手术中序贯悬吊牵引。用 4-0 微乔缝线，经腹壁穿入缝挂局部组织，再经腹壁穿出固定，进行序贯缝线悬吊。可帮助术中充分暴露手术视野，扩展手术操作空间，局部组织的相对固定便于手术游离、吻合等操作，可降低手术难度（图 1-4-13）。

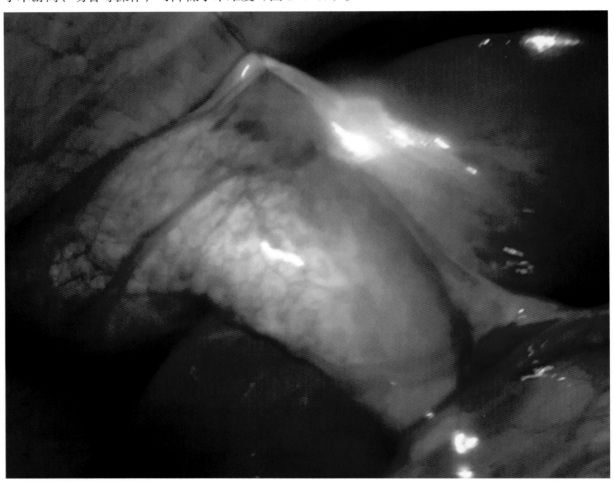

图 1-4-13　序贯悬吊牵引

■ 总结

　　小儿不是成人的等比例缩影，身体器官脆弱，任何创伤在生长发育过程中都会被逐渐放大，治疗儿童的各种疾患，不仅仅是要治好孩子身上的疾病，更要最大限度地提高他们日后的生活质量。微创外科凭借其创伤小且愈后几乎不留瘢痕的优势，不会给孩子留下心理阴影，无疑是小儿外科领域发展的大趋势。

参考文献

［1］ KAOUK J H, BERTOLO R. Single-site robotic platform in clinical practice: first cases in the USA ［J］. Minerva Urol Nefrol, 2019, 71（3）: 294-298.

［2］ KAOUK J, GARISTO J, BERTOLO R. Robotic Urologic Surgical Interventions Performed with the Single Port Dedicated Platform: First Clinical Investigation［J］. Eur Urol, 2019, 75（4）: 684-691.

［3］ KAOUK J, AMINSHARIFI A, SAWCZYN G, et al. Single-Port Robotic Urological Surgery Using Purpose-Built Single-Port Surgical System: Single-Institutional Experience With the First 100 Cases ［J］. Urology, 2020, 140: 77-84.

［4］ 林珊，何少华，徐迪，等. 经脐单孔加一达芬奇机器人在儿童先天性胆总管囊肿手术中应用观察［J］. 中华医学杂志，2021, 101（44）: 3655-3659.

［5］ LIN S, CHEN J, TANG K, et al. Trans-umbilical Single-Site Plus One Robotic Assisted Surgery for Choledochal Cyst in Children, a Comparing to Laparoscope-Assisted Procedure ［J］. Front Pediatr, 2022, 10: 806919.

第五节 达芬奇机器人手术的并发症

从 2001 年至今，达芬奇机器人应用于小儿外科领域已有 20 年的时间。特别是近十年来，机器人已广泛应用于小儿外科各领域，如泌尿外科、心胸外科、普外科等。应用机器人手术的患者年龄段从青少年扩展到小婴儿，甚至是新生儿。目前的文献将机器人手术与传统胸、腹腔镜的成功率、手术参数进行对比的研究较多，而结果证实了机器人手术的优势，如缩短术后疼痛时间、减少术后镇痛药物使用、缩短住院时间、手术创伤小、瘢痕小、美容效果好、伤口感染风险低等。但是机器人手术也存在一系列特定术后并发症，虽然这些并发症一般不会显著影响预后。此外，机器人手术其他的并发症与传统开放手术和腹腔镜手术相似。目前，关于术后并发症综合对比的研究较少，大部分是单一系统疾病或者单中心的研究。一项关于 2393 例机器人小儿外科手术的多中心回顾性分析发现，机器人手术中转开放手术的发生率约为 2.5%[1]，传统腹腔镜和胸腔镜手术的中转开放率为 2.3% ~ 7.4%[2-3]。值得强调的是，通过加强培训和谨慎操作，大部分并发症是可以避免的。在本节里，我们讨论常见的小儿机器人手术术后并发症及相关的处理措施。

■ 术前准备阶段

（一）患者因素

患者的挑选是十分重要的，医生对手术适应证的把握也将影响到对患者的选择。此外，术前需要的询问患者既往手术史、既往用药史、伴随疾病及危险因素。在术前知情同意环节值得注意的是告知患儿家属即将使用的手术技术、手术时长，以及可能出现中转开放手术的情况、潜在的手术并发症等。

（二）体位相关风险

病人体位、外科医生操作位置、手术室护理团队及设备的摆放取决于所要做的手术，包括经口、经胸腔内、经腹腔或经腹膜外。一项历时 14 年的 FDA 数据研究发现，4.1% 的医源性损伤是由不恰当的病人体位摆放引起的[4]。儿童的身体组织娇嫩，特别要注意受压部位需要衬垫，以防止压疮产生。同时体位摆放不可过伸，防止长时间手术引起患儿肢体神经牵拉导致相关损伤，如臂丛神经损伤。此外，新生儿及婴幼儿应该注意保温保暖，注意配置暖风机及保温箱，因为较短时间的手术也可能引起冻疮的产生。

胃肠道胀气是机器人手术的另外一个危险因素，将导致中转开放手术、并发症以及手术的失败。特别是对于小婴儿，8 ~ 12mm 的机械臂对于小儿体腔已经很庞大，如果肠管胀气明显，会使得操作空间更加狭小，所以应尽量减少使用面罩给氧以及使用一氧化二氮和会引起肠道扩张的药物。

（三）麻醉相关风险

小儿机器人手术一般采用的是气管插管麻醉，以实现控制性机械通气和全身肌肉完全松弛。在机器人手术期间，不完全的麻醉导致病人身体的移动是非常危险的。因为机器人的机械臂是穿入病人体腔内的，而外科医生是远程操作，助手和麻醉师一定程度上也无法直接控制病人。严重瘫痪的病人不可能做到完全通气，无法建立一个安全、有效和成功的操作空间。

（四）机器人安装风险

通过机器人安装过程反复的训练，医生能够熟悉硬件设备和机器人手臂的移动方式，而这可以极大程度地减少总体手术麻醉时间、术中医源性损伤和手术并发症。合理的 docking 使得机器手臂功能更加灵活，可以减少或防止机械臂碰撞，提高外科医生、助手及麻醉师对于手术的接洽性。随着外科医生安装经验的不断提升，一般 5 ～ 10min 可以完成机器人的 docking 操作[5-6]。Docking 技巧熟练的外科医生，通常解体机器人的速度也很迅速，这些技巧在特殊情况下是至关重要的，比如出现体腔内大出血需要迅速中转开放手术时。

■ 机器人手术并发症

（一）Clavien-Dindo（CD）手术并发症分级系统

准确解释和记录手术结果的数据能够帮助临床医生了解术后并发症。最精确和简洁且得到广泛认可的分级系统，可以促进医院间、国内甚至是国际医疗系统的合作。从 1992 年开始在成人外科术后并发症严重程度分级中使用的 Clavien-Dindo（CD）系统是目前国际上最常用的标准[7]。在 2004 年经过进一步修订后，CD 系统增加了额外的分级和严重危险生命需要进重症外科治疗的并发症的分级权重[8]。目前这个系统已经广泛应用于各外科专业，小儿外科当前尚无专门的并发症分级工具，而多项研究表明 CD 系统在小儿外科领域，同样是准确有效的分级工具[9-10]（表 1-5-1）。

表 1-5-1 Clavien-Dindo（CD）手术并发症分级系统

Clavien-Dindo（CD）分级	定义
Ⅰ级	任何正常手术后并不需要的治疗，但不包括外科手术、内镜治疗和放射治疗。使用的药物治疗包括止吐药、退热药、镇痛药、利尿剂和补充电解质，各种理疗和床边发现的伤口感染的治疗
Ⅱ级	除了Ⅰ级中使用的药物外，需要其他药物治疗的并发症，包括输血和全肠外营养（total parenteral nutrition,TPN）
Ⅲ级	需要外科手术、内镜治疗和放射治疗的并发症
Ⅲa级	不需要全身麻醉进行的治疗
Ⅲb级	需要全身麻醉进行的治疗
Ⅳ级	严重威胁生命的并发症，包括中枢神经系统并发症，需要重症外科治疗
Ⅳa级	单个器官功能衰竭，包括血液透析
Ⅳb级	多个器官功能衰竭
Ⅴ级	患者死亡

（二）建立气腹相关并发症

机器人手术建立 CO_2 气腹，需要将气体注入体腔中以增大手术视野，使得外科手术可以经小切口进行。但同时 CO_2 介导的腹内压升高（intra-abdominal pressure, IAP）会引起一系列邻近器官的病理生理变化，而了解这些改变以及麻醉过程中如何处理这些变化，可以降低并发症的发生率。

1. 呼吸系统改变

患儿腹内压升高引起膈肌抬高，导致肺部功能余气量下降，进而肺部顺应性降低，通气血流比例（V/Q）失调，生理性无效腔增加。腹内压 < 10mmHg 时，CO_2 通过腹膜吸收迅速，当更高的腹内压高于静脉压时，CO_2 吸收反而减少。如果保持气流恒定，约 40min 呼吸末 CO_2 浓度达到高峰。在健康患儿中，这些变化可以全被正常平衡，则影响不会太大。但对于小婴儿和呼吸系统有疾病的患儿而言，他们对于长时间高腹内压耐受力较差，术前有计划地控制手术时间和尽量降低腹内压对其有利。虽然罕见，但意外的静脉破裂可导致 CO_2 栓子产生，而栓子可通过肺内分流或未闭的卵圆孔进入动脉循环，并可能导致明显的血流动力学损害[11-13]。

2. 心血管系统改变

心血管系统改变与气腹建立所致的腹内压升高、CO_2 吸收增加、血容量改变、通气改变相关，也与外科手术以及麻醉机制等相关，但是其中影响最大的是腹内压改变和患者的体位。当腹内压 <15mmHg 时，内脏静脉床受压，进而静脉回心血量增加，心排血量增加。心排血量的进一步增加可能是由于心脏充盈压力增加所致，与机械因素和交感神经介导的外周血管收缩有关。当腹内压水平 > 15mm Hg，下腔静脉和周围的侧支血管被压缩，静脉回流减少，这可能导致心排血量减少和低血压。建议儿童患者气腹部采用中低腹内压（ < 12mmHg），因为它限制了内脏血流的改变。一般来说，当腹内压 < 12mmHg 时，器官功能影响将是最小的和短暂的。

缓慢型心律失常包括严重的心动过缓、房室分离、结性节律和心脏停搏，原因可能是由于气腹针或者 port 置入时引起的迷走神经刺激或者气腹导致的腹膜牵拉有关。这种现象在青少年重较为多见，在小儿及学龄期儿童较少见。头低位或头高位诱导气腹比平卧位更容易影响血流动力学改变的严重程度。心功能正常患儿对前后负荷改变调节能力较强，仅引起轻度可以治疗的系统性高血压，有先天性心脏疾病、贫血和低血容量的患儿应该特别警惕容量负荷、体位和充气压力变化。手术中由于腹膜牵拉引起血管迷走神经刺激，反 Trendelenburg 体位继发静脉回流减少，而下腔静脉受压、高充气压力、低血容量、高碳酸血症和静脉气体栓塞可使得健康儿童出现心衰[14-17]。

3. 大脑内血流变化

当出现高碳酸血症、全身血管阻力增加、头朝下体位和腹内压升高时，患儿常会出现颅内压（intracranial pressure, ICP）升高伴脑灌注压降低。对于早产儿来说，这也是一个特别值得关注的问题，因为他们的 ICP 有显著变化，可能有脑室内出血的风险[18]。

4. 肾脏功能的变化

升高的腹腔内压力直接压迫肾实质和血管，导致肾血管阻力增加，通过肾静脉的血流减少。这种压迫也刺激抗利尿激素的表达增加，从而激活肾素 – 血管紧张素系统，引起患儿术中和术后数小时内持续性少尿。虽然这种现象通常是短暂的，并且在给予足够的液体负荷时可以被调节，但肾功能受损的患者在术前或者术后，应该给予更大量的液体负荷[19]。

5. 免疫系统变化

免疫系统的变化主要是手术创伤引起的单核细胞和巨噬细胞功能轻度抑制，由于腔镜手术较开放手术而言，组织分离少，手术创伤小，故整体免疫功能影响不大。

6. 穿刺相关损伤

CO_2 气栓：气腹针穿刺充气过程中，进针的位置错误可能导致 CO_2 进入血管内、皮下或腹膜前空间以及网膜、肠系膜、腹部和盆腔器官或腹膜后。气腹针直接穿入血管内会导致灾难性 CO_2 静脉栓塞，由于 CO_2 比空气或一氧化二氮更容易溶于血液，与空气或一氧化二氮栓塞相比，CO_2 栓塞通常可以形成更大的体积栓塞。

气胸：当气体通过撕裂的脏层胸膜、食管周围剥离时壁层胸膜的破裂、横膈膜的先天性缺陷等进入胸腔时，患者就会发生气胸。

心包积气：当气体被挤压入下腔静脉，并通过下腔静脉进入纵隔和心包时，或者当 CO_2 通过膈膜部分的缺陷时，患者就会发生心包积气。

血管穿刺损伤：气腹针或者 port 穿刺时损伤大血管，如腹主动脉、髂总动脉、下腔静脉、胆囊动脉或者肝动脉等将会导致致命性的大出血，需要紧急中转开放手术以止血。

内脏穿刺损伤：胃肠道损伤可累及小肠、结肠、十二指肠和胃，肝脏、脾脏和结肠肠系膜撕裂伤也曾有报道。穿刺前进行胃减压以尽量减少胃损伤。虽然膀胱和输尿管的损伤是罕见的，但若术前留置导尿以排空膀胱则更加安全。

（三）手术过程相关并发症

1. 缺乏触觉反馈

与传统手术和腹腔镜手术相比，缺乏触觉反馈是达芬奇机器人自研发以来的主要缺陷，到目前为止，此项缺陷依然没有改善。缺乏触觉反馈将会影响机器人手术过程，过大的力量会引起周围组织损伤、缝线断裂及缝合松紧度控制欠佳等问题。但是一系列研究表明，经验丰富的机器人手术医生能够通过经验相关感知觉和手术技巧弥补一定程度地触觉反馈缺失[20]。近年来，各种弥补触觉缺失的系统工具如人机协调空间感知觉系统等正在陆续研发中，将会成为未来机器人制造、改良的热点[21]。

2. 电烧灼损伤

手术过程中必须遵守安全电烧灼手术的基本原则。电切或电凝过程中，操作器械上所有导电的位置都要在视野范围内，这样可以最大程度地减少意外电烧灼损伤。

3. 牵拉和抓持组织损伤

牵拉和抓持组织将会造成微观和宏观水平的损伤，这些损伤与术后的全身炎症反应综合征（systemic in flammatory response syndrome, SIRS）、败血症、器官功能障碍等相关。所以对于器械的选择，特别是抓持器械的选择，要尽量选择能够减轻损伤、缩短手术时间的器械，这样可以减轻组织损伤。

4. 机器人系统错误

总体的器械失败率为 0.4% ~ 10.9%[22-23]。一个 10000 例机器人手术的研究报告发现，约有76% 的机器人系统错误是由于硬件、软件和混合异常。最常见的系统异常包括器械碎片掉入患者身体中（14.7%，1 例死亡）、电外科学并发症（10.5%）、机器人器械异常移动（10.1%，2 例死亡）、软件异常（7.4%）[4]。解决的方案包括 4 大类：①延迟系统重启；②更换器械和设备转换；③如果术前就检测出系统异常则可选择推迟手术或更改手术方式（需要与患者和家属共同协商决定）；④软件的异常和影响系统的异常一般可以通过系统重启解决。

5. 中转开放手术

手术错误和医源性损伤：导致术中疏忽和接触相关损伤的潜在因素，包括外科医生和机器人团队的学习曲线过长、病人选择不合适、不合理的器械使用和麻醉技术欠佳。

固有的技术困难：复杂的手术、腹腔内粘连、异常的解剖和患者肥胖。

机器人系统的异常：软件和硬件功能异常，病人体腔和器械尺寸的不匹配，特别是小婴儿和新生儿。

（四）术后并发症

（1）术后出血和肠道损伤：这些损伤跟传统开放手术和腹腔镜手术相似，早期出现出血和穿孔的原因主要在于外科操作的疏忽。出血和内脏穿孔后，患儿可能会出现低血压、心动过速、贫血或腹腔内感染（腹膜炎和全身脓毒症）等表现，这些并发症如果严重甚至会引起死亡，所以术后严密监测患儿情况和早期处理可疑损伤再怎么强调也不过分。升高的气腹压力会减慢内脏小穿孔的出血速度，掩盖症状，导致术中无法发现异常。因此机器人手术结束后，降低气腹压力进行全术野区域检查是安全且很有帮助的。晚期出现的以上症状，多是由于缝合钳夹不当，或者过分的组织游离引起局部组织缺血所致，这些病人在被检出异常后都能得到理想的处理。但是值得注意的是残留 CO_2 气腹和外科肺气肿可能会持续好几天，在这段时间 X 线片会有假阳性的表现。二次手术处理这些并发症的方式，可以采用机器人手术、腹腔镜手术或者开放手术，主要根据患儿的一般情况和外科医生的专业判断。

（2）术后肠梗阻：在常规的机器人腹部手术后，几乎所有的儿童都表现出轻度到中度的肠梗阻。肠管扩张的程度有时会令人担忧，但很少会引起疼痛或苦恼。肠梗阻在胃肠道手术和Ⅲ类污染手术中，肠梗阻时间会延长。绝大多数的儿童在最基础的治疗（如果有的话）下，一般 12 ～ 36h 内会自发缓解。治疗包括小于 24h 的禁食，常规手术很少需要胃肠减压和血液检测。但是出现以下情况肠梗阻时应该考虑患儿可能出现了腹腔出血和内脏穿孔，如肠梗阻伴生命体征异常（意外心动过速、发热或低血压）、肠梗阻伴显著的腹痛、严重并且不断恶化的肠梗阻、对于超过 36h 的基础治疗无反应。

（3）伤口感染：机器人手术与所有儿科微创手术一样，术后伤口感染很罕见。胃肠手术的发病率要高得多，如果怀疑有污染，可以预防性使用抗生素。

（4）port 切口疝：国外研究发现切口疝的总体发病率为 0.5% ～ 3.2%[24-25]。但目前国内使用的是达芬奇机器人 Xi 系统，主要的镜头臂和操作臂直径为 8mm，虽然没有报道统计过切口疝的发病率，但是在实际的临床工作中观察发现，切口疝的发生概率较大。切口疝发生的主要原因包括没有逐层关闭切口，特别是腹膜层；气腹中的气体没有排尽，导致术后腹腔内压力升高。出现切口疝的患儿一般需要再次手术治疗进行修补，但是手术时机和方式因人而异。预防的方式主要是逐层关闭切口，小婴儿和新生儿 ≥ 5mmport 切口需要关闭，大的儿童 ≥ 8mm 的 port 切口要关闭。排气时，先退出操作鞘，最后退出镜头鞘，有利于气腹排尽，降低术后腹腔压力。

（5）每个系统疾病的机器人手术特异性的并发症：该部分将在各论章节中进行介绍。

■ 总结

儿童机器人手术术中及术后并发症的发生率并不高，但是可以通过以下途径进一步降低其发生率：①外科医生和机器人充分地进行团队训练；②选择条件适合的病人；③选择性能好的机械设备；④适宜的麻醉技术（充分放松肌肉和避免机械或药理学引起的胃肠道气胀）；⑤开放手术的方式置入镜头 port；⑥直视下置入操作 port；⑦直视下置入、移动或移除所有操作器械和所有锋利物品或者针线。

（林　珊）

参考文献

[1]　CUNDY T P, SHETTY K, CLARK J, Chang TP, et al. The first decade of robotic surgery in children [J]. J Pediatr Surg, 2013, 48（4）: 858−865.

[2]　ADIKIBI B T, MACKINLAY G A, CLARK M C, et al. The risks of minimal access surgery in children: an aid to consent [J]. J Pediatr Surg, 2012, 47（3）: 601−605.

[3]　TE VELDE E A, BAX N M, TYTGAT S H, et al. Minimally invasive pediatric surgery: increasing implementation in daily practice and resident's training[J]. Surg Endosc, 2008, 22(1): 163−166.

[4]　ALEMZADEH H, RAMAN J, LEVESON N, et al. Adverse events in robotic surgery: a retrospective study of 14 years of FDA data [J]. PLoS One, 2016, 11（4）: e0151470.

[5]　IRANMANESH P, MOREL P, WAGNER O J, et al. Set−up and docking of the da Vinci surgical system: prospective analysis of initial experience [J]. Int J Med Robot, 2010, 6（1）: 57−60.

[6]　IRANMANESH P, MOREL P, BUCHS N C, et al. Docking of the da Vinci Si Surgical System® with single−site technology [J]. Int J Med Robot, 2013, 9（1）: 12−16.

[7]　CLAVIEN P A, SANABRIA J R, STRASBERG S M. Proposed classification of complications of surgery with examples of utility in cholecystectomy [J]. Surgery, 1992, 111（15）: 518−526.

[8]　DINDO D, DEMARTINES N, CLAVIEN P−A. Classification of surgical complications [J]. Ann Surg, 2004, 240: 205−213.

[9]　THOMPSON H, JONES C, PARDY C, et al. Application of the Clavien−Dindo classification to a pediatric surgical network [J]. J Pediatr Surg, 2020, 55（2）: 312−315.

[10]　USER İ R, ARDıÇLı B, ÇIFTÇI A Ö, et al. Early postoperative complications in pediatric abdominal solid tumor surgery according to Clavian−Dindo classification [J]. Pediatr Surg Int, 2022, 38（9）: 1303−1310.

[11]　NEIRA V M, KOVESI T, GUERRA L, et al. The impact of pneumoperitoneum and Trendelenburg positioning on respiratory system mechanics during laparoscopic pelvic surgery in children: a prospective observational study [J]. Can J Anesth, 2015, 62: 798−806

[12] BANNISTER C F, BROSIUS K K, WULKAN M. The effect of insufflation pressure on pulmonary mechanics in infants during laparoscopic surgical procedures [J]. Paediatr Anaesth, 2003, 13（9）: 785−789.

[13] KALFA N, ALLAL H, RAUX O, et al. Tolerance of laparoscopy and thoracoscopy inneonates [J]. Pediatrics, 2005, 116（6）: e785−e791.

[14] SFEZ M, GUERARD A, DESRUELLE P. Cardiorespiratory changes during laparoscopic fundoplication in children [J]. Paediatr Anesth, 1995, 5（2）: 89−95.

[15] SOLIS−HERRUZO J A, MORENO D, GONZALEZ A, et al. Effect of intrathoracic pressure on plasma arginine vasopressin levels [J]. Gastroenterology, 1991, 101（3）: 607−617.

[16] ODEBERG S, LJUNGQVIST O, SEVENBERG T, et al. Haemodynamic effects of pneumoperitoneum and the influence of posture during anaesthesia for laparoscopic surgery [J]. Acta Anaesthesiol Scand, 1994, 38（3）: 276−283.

[17] YONG J, HIBBERT P, RUNCIMAN W B, et al. Bradycardia as an early warning sign for cardiac arrest during routine laparoscopic surgery [J]. Int J Qual Healthcare, 2015, 27（6）: 472−477.

[18] DE WAAL E E, DE VRIES J W, KRUITWAGEN C L, et al. The effects of lowpressure carbon dioxide pneumoperitoneum on cerebral oxygenation and cerebral blood volume in children [J]. Anesth Analg, 2002, 94（3）: 500−505.

[19] GÓMEZ DAMMEIER BH, KARANIK E, GLÜER S, et al.Anuria during pneumoperitoneum in infants and children: a prospective study [J]. J Pediatr Surg, 2005, 40（9）: 1454−1458.

[20] CUNDY T P, GATTAS N E, YANG G Z, et al. Experience related factors compensate for haptic loss in robot−assisted laparoscopic surgery [J]. J Endourol, 2014, 28（5）: 532−538.

[21] JUO Y Y, PENSA J, SANAIHA Y, et al. Reducing retraction forces with tactile feedback during robotic total mesorectal excision in a porcine model [J]. J Robot Surg, 2022, 16（5）: 1083−1090.

[22] NAYYAR R, GUPTA N P. Critical appraisal of technical problems with robotic urological surgery [J]. BJU Int, 2010, 105（12）: 1710−1713.

[23] ZORN K C, GOFRIT O N, ORVIETO M A, et al. Da Vinci robot error and failure rates: single institution experience on a single three−arm robot unit of more than 700 consecutive robot−assisted laparoscopic radical prostatectomies [J]. J Endourol, 2007, 21（11）: 1341−1344.

[24] TAPSCOTT A, KIM S S, WHITE S, et al. Port−site complications after pediatric urologic robotic surgery [J]. J Robot Surg, 2009, 3（3）: 187.

[25] COST N G, LEE J, SNODGRASS W T, et al. Hernia after pediatric urological laparoscopy[J]. J Urol, 2010, 183（3）: 1163−1167.

第六节 小儿外科腔镜手术和机器人手术的麻醉

视频辅助手术诞生于 21 世纪初，并从 20 世纪 60 年代开始广泛传播，以响应运用微创方法进行手术的需求。接下来的几年里，由于技术先进的设备不断增加，其临床适应证不断扩大，因此视频辅助手术逐渐在儿科婴幼儿中使用。

从麻醉医生的角度，必须考虑到视频辅助手术所涉及的大量生理改变，主要为心肺动力学相关的改变，由于患者的健康状况不同、手术体位不同和腹腔内充气的情况，麻醉医生了解腹腔镜手术中所有生理、病理变化至关重要，这是为了通过监测生命体征来预防生理病理变化，为患儿提供最好的麻醉护理和保障患儿安全。

■ 腹腔镜手术

1. 优点

腹腔镜手术被认为是一种安全且耐受性良好的手术方法，广泛应用于大多数儿科手术患者，与开放手术相比，它有许多优点：①更小的手术切口，更好的美容效果，因此腹腔镜手术有着更高的患者接受度；②减少术后疼痛，减少患者对镇痛药物的需求；③手术视野放大，改善了一些困难区域（如骨盆、膈下间隙和胸尖）的可视化；④术后呼吸系统并发症减少；⑤伤口并发症少，粘连更少；⑥术后肠梗阻时间短；⑦更少的体液流失；⑧术后患者能更早地进行早期活动；⑨手术后患者恢复速度更快；⑩住院时间短。

2. 缺点

住院时间减少时，其他手术时间的增加与外科医生进行手术的经验成反比。腹腔镜手术在婴儿中的应用尤其困难，因为手术范围较小：自由度有限的仪器、二维视觉、辅助依赖的不稳定摄像机平台和自然震颤的放大。此外，外科手术设备的成本也很高。

■ 机器人手术

1. 优点

机器人辅助手术是微创外科手术的进步。目前有两种外科机器人系统，分别是宙斯机器人手术系统和达芬奇机器人手术系统，它们与腹腔镜技术相比具有进一步的优势。

（1）高质量的视觉。

（2）改进了手术视野：得益于与开放手术相似的三维立体视野，使胸/腹腔结构之间的定位更加自然。

（3）机器人手术系统将外科医生控制台上的手术视野放大为自然视觉（达芬奇机器人手术系统）的 10 倍，以便可以更好地看到难以到达的区域。

（4）具有 7 个自由度的仪器，可以模仿人类的灵巧性并加以改进，增强了对精细动作的控制。

（5）改善了外科医生的人体工程学位置。

（6）该系统内置了一个安全功能：一个穿过观察者平面的红外传感器；控制台不会移动任何手术机械臂，除非外科医生处于观察手术野的位置。

2. 缺点

与腹腔镜相比，机器人手术技术的最大缺点之一是手术时间较长，主要有两个原因：首先，机器人机械臂定位所需的时间较长；其次，机器人手术操作时间较长，特别是在学习的早期阶段。机器人手术系统的一个缺点是缺少触觉反馈，其虽然有一些力的反馈感，但它不能给外科医生提供触觉反馈（感知组织密度或弹性变化的能力）。最后需要考虑的是，一些设备需要大量宝贵的手术室空间，因为机器人本身的尺寸很大且需要考虑机械臂的位置，以避免与它自己的机械臂、助手和/或病人发生碰撞。此外，成本也可能是另一个问题。仪器选择的相对有限和设备端口位置的大小（两者之间应该有 46cm 的最小距离）使其在儿童中使用受限。

■ 适应证

大多数的视频辅助手术与开放手术相似，改变的只是进入手术区的方法，现在有很多使用腹腔镜方法进行的手术。

（1）消化系统：①胃底折叠术；②胃造口术；③胆囊切除术；④阑尾切除术；⑤先天性巨结肠的治疗；⑥肠穿孔的治疗。

（2）泌尿生殖道：①精索静脉曲张的治疗；②肾切除术；③睾丸切除术；④输尿管碎石切除术。

（3）腹部：①脾切除术；②肾上腺切除术；③探查式腹腔镜检查。

（4）胸部：①肺叶切除术；②纵隔肿块活检；③食管手术。

机器人手术在微创外科手术中有着独特的优势，特别是在小儿泌尿外科手术中，因为小儿腹腔小，手术范围有限。

■ 禁忌证

接受视像辅助手术的儿童的身体状况必须能够承受与此方法相关的心肺变化，在此列出与儿童临床情况相关的一系列禁忌证：①未经治疗的严重的先天性心脏病；②心功能受损（EF <60%）；③肺动脉高压；④肺部疾病，如急性和慢性支气管；⑤凝血功能紊乱。

还有一系列与感染、解剖或全身问题相关的手术禁忌证，当存在这些问题的情况时，最好选择开放手术的方式。

■ 腹腔镜手术和机器人手术对小儿生理的影响

正如前文所述，麻醉医生了解腹腔镜手术中所有生理、病理变化是至关重要的，以便通过检测生命体征来预防生理病理变化，为患儿提供最好的麻醉护理和保障患儿安全。

1. 气腹

腹腔镜手术通过充气膨胀腹膜空间在腹膜腔内形成一个工作区，但这可导致腹内压升高，腹内压的大小取决于腹腔的顺应性和充气量。

在过去的几年里，人们对许多气体进行了测试，认为二氧化碳（carbon dioxide，CO_2）为形成气腹的首选气体。CO_2 在血液中极易溶解（最大限度地降低了空气栓塞的风险），无色，容易通过肺循环排出，无毒，不易燃（不干扰电烧灼），成本低。但同时 CO_2 可引起腹膜刺激（伴有继发性疼痛）并且易扩散，因此在腹腔镜手术期间，麻醉医生除了需关注腹内压升高引起的压力效应以及与患者手术体位相关的影响之外，还考虑与吸收 CO_2 有关的药理学影响。

2. CO_2 的药理作用

CO_2 易通过腹膜扩散，并通过门静脉和全身静脉循环进入肺部。据估计，在腹腔镜手术期间，CO_2 的负荷从 7% 增加至 30%。肾脏代偿确实是高效的，但需要数小时才能激活，因此身体无法应对迅速增加的 CO_2，CO_2 主要在肺泡血、肌肉和骨头这三个部位累积，进而会迅速导致患者患高碳酸血症。高碳酸血症主要影响中枢神经系统和心血管系统，导致血管舒张，可引起颅内压升高（脑血流量增加）及心排血量增加（儿茶酚胺分泌增加）。相反，当二氧化碳浓度达到极限时，会导致心脏衰竭。

3. 对心血管系统的影响

气腹的血流动力学效应是以下几个因素共同作用的结果：高碳酸血症、腹内压升高、患者血容量变化及手术体位。

在气腹形成的早期阶段，当腹内压 < 7 mmHg（右心房压）时，由于挤压内脏循环中的静脉血管，心排血量增加，静脉回流增加。当腹内压 >15mmHg 时，对下腔静脉的压迫会降低前负荷，因此心输出量降低。平均动脉压保持在正常范围时，高碳酸血症可诱导儿茶酚胺和血管活性激素（血管加压素）释放，血管阻力增加。此外还需考虑到手术体位的影响，头低脚高位促进静脉回流，头高脚低位心输出量减少，低血容量会加重气腹的影响，而高血容量可预防气腹的影响。最近的研究一致认为，头高脚低位当腹内压达到 12 mmHg 时，血流动力学没有显著变化。在新生儿和年龄 4 个月以下的儿童中，若腹内压大于 15 mmHg 可能会由于左心室收缩力和顺应性下降而严重损害心排血量，因此该年龄段推荐的腹内压不超过 6mmHg。

比较 Mattioli & Co 与 Meininger & Co 的研究，我们可以发现，全静脉麻醉比吸入麻醉相比，血流动力学更加稳定。

4. 对呼吸系统的影响

在腹腔镜手术过程中，腹内压升高可导致横膈膜向头部位移，若头低位时腹部脏器向头侧移动，横膈膜则进一步向头部位移。这可能导致肺容积、静态顺应性和功能残气量急剧降低，当低于闭合容积，易导致气道关闭、肺不张，以及气道压力峰值、平台压、胸膜腔内压以及无效腔与潮气量比增高。无效腔增加是由于心排血量的减少，肺灌注良好区域减少，以及肺顺应性的降低，导致气体流重新分配到未灌注区域。这些变化的直接后果是肺通气／灌注比改变，导致缺氧和／或左右肺内分流的打开。这些影响在儿童中更为明显，特别在新生儿和婴儿中这些影响最大，因为在小儿中氧气消耗更大，但呼吸储备显著减少。头低脚高位加剧了这些情况，而头高脚低位则缓解了这些情况。

在腹腔镜手术过程中，确定呼吸影响的一个基本因素是二氧化碳部分吸收。它取决于吸附剂表面的程度和 CO_2 灌注，尤其取决于 CO_2 的扩散能力，其扩散能力的增加与充气压力和使用时间成正比。由此可见，在通气功能正常的情况下，若长时间的腹腔镜检查，单靠通气已不足以排出，在肌肉和骨骼中积累的多余二氧化碳，只有在术后逐步消除才有可能。

应特别注意 4 岁以下的儿童，由于吸收膜和毛细血管之间的距离较近及高吸收表面，因此和成年人相比小儿吸收 CO_2 的速度更快，体内的 CO_2 增加更多。

5. 对肾功能的影响

当腹内压水平 >15 mmHg 时，患者每小时均会发生利尿收缩，导致肾血流量和肾小球滤过分数降低，并伴随着尿液中 n- 乙酰氨基葡萄糖酶增加，而该酶被用作近端小管损伤的诊断标志。这些影响可归因于多种原因：心排血量减少、肾实质和肾血管受压、温度、二氧化碳充气、抗利尿激素和血浆肾素活性增加。这些变化已被证明都是短暂的，在手术结束后的几个小时内恢复正常。

6. 对其他器官的影响

气腹降低门静脉血流量、肝静脉血流量、肝总血流量和通过肝脏微循环的血流量，而肝动脉血流量无变化。

■ 麻醉

小儿外科腔镜手术和机器人手术的麻醉是在普通儿外科手术麻醉管理的基础上，结合腹腔镜手术和机器人手术对小儿生理的影响，具有自己的麻醉管理特点。

1. 麻醉前准备

腹腔镜手术和普通儿外科手术的麻醉前准备没有区别。因此，患儿应该继续药物治疗，就像其他外科手术一样。

数以百万计的儿童接受全身麻醉但却也经历着围术期焦虑，焦虑严重可导致镇痛需求增加及心理或行为障碍，作为麻醉医生需努力减少患儿焦虑的痛苦，并防止其造成长期的严重后果。因此麻醉医生具有有效地控制、预测和评估术前焦虑的能力是很重要的，而改良耶鲁围术期焦虑量表（modified Yale preoperative anxiety scale, mYPAS）对围术期焦虑具有良好的观察者信度和效度（表 1-6-1）。麻醉医生可以使用许多工具来防止或减少住院给患儿带来的负面心理影响。

表 1-6-1　mYPAS 评估表

类别	得分
活动	1 分：环顾四周，好奇地玩耍 / 阅读，在房间里四处寻找玩具 / 父母；
	2 分：不探索 / 玩，可能会低头 / 坐立不安 / 吮大拇指，可以挨着父母坐，玩耍时有一种狂躁的特质；
	3 分：以不集中注意力的方式 / 疯狂的 / 扭动的动作从玩具到父母身边，可能会推开口罩 / 依附父母；
	4 分：积极尝试用四肢逃跑，不玩玩具，不顾一切地依附父母
发声	1 分：阅读、提问 / 回答问题、大笑、含糊不清地说（视年龄而定）；
	2 分：回答问题，但只是耳语 / 点头；
	3 分：安静，对大人没有反应；
	4 分：呜咽，呻吟，无声的哭泣；
	5 分：哭泣或尖叫；

续表

类别	得分
	6分：持续大声哭泣或尖叫；
情感表达	1分：开心的/微笑的或玩得很满意；
	2分：中性，没有面部表情；
	3分：担心、害怕或泪流满面；
	4分：心烦意乱，极度不安；
唤醒状态	1分：警觉起来，环顾四周，注意到麻醉医生在做什么；
	2分：退缩，静静地坐着，可能表情跟成年人相似；
	3分：保持警惕，迅速环顾四周。眼睛宽，身体紧张；
	4分：惊慌失措，可能是在哭，把别人推开

对许多儿童来说，预用药在促进诱导过程中仍起着重要作用。麻醉前用药的目的在于镇静与消除不安，还可使麻醉诱导进行顺利、减轻情绪障碍、抑制口腔和呼吸道分泌物、抑制异常反射、减轻疼痛、预防吸入性肺炎等。以下是小儿麻醉前用药的常用途径及其各自的优缺点（表1-6-2）。

表1-6-2　小儿麻醉前用药的常用途径及其各自的优缺点

药物类别	药物名称	给药途径	用药剂量	优点	缺点
苯二氮䓬类	咪达唑仑	口服 口腔 鼻内 直肠	0.5mg/kg 0.2～0.3mg/kg 0.3mg/kg 0.3～0.5mg/kg	快速发作/偏移时间失忆	鼻内燃烧/苦味；增强阿片类药物介导的呼吸抑制；矛盾的去抑制作用；无镇痛作用；呃逆
阿片类	吗啡	口服	0.2mg/kg	镇痛	呼吸抑制；术后恶心呕吐（postoperative nausea and vomiting, PONV）
	芬太尼	透黏膜	15～20μg/kg		
$α^2$ 受体激动剂	可乐定	鼻内 口服	2μg/kg 2～4μg/kg	保留气道反射；无呼吸抑制；无味；减少PONV；镇静作用更类似于睡眠；无去抑制作用；减少颤抖；镇痛；止涎	心血管抑制-低血压/心动过缓；起效的开始和持续时间延长
	右美托咪定	鼻内	1～2μg/kg		
NDMA受体拮抗剂	氯胺酮	口服 肌肉注射	3～8mg/kg 4～5mg/kg	镇痛；保留气道反射；无呼吸抑制	唾液分泌过度；幻觉；PONV

麻醉前访视除了解患儿心理状况外，还应从家长处了解现病史、既往史，以及有无变态反应史、出血倾向、肾上腺皮质激素应用史以及麻醉手术史。此外，还需要了解家族中有无遗传性缺陷病或麻醉后长期呼吸抑制，体格检查时注意牙齿有无松动、扁桃体有无肿大、心肺功能情况以及有无发热、贫血、脱水等情况。美国麻醉医师协会（American Society of Anesthesiologists,ASA）将患儿风险分为6级（表1-6-3），多项研究认为这一评分可以预测手术和麻醉的风险。

表 1-6-3　ASA 风险等级

风险等级	定义
1 级	无生理或功能限制的患儿
2 级	不严重损害功能的轻度全身性疾病,如良好控制的哮喘、Ⅱ型糖尿病、小型限制性室间隔缺损
3 级	合并其他严重影响功能的疾病,如显著降低峰流量的哮喘、难以控制的癫痫、合并充血症状并降低运动能力的大型室间隔缺损
4 级	合并威胁生命的疾病,如休克、心源性或低血压性休克、呼吸衰竭、合并意识改变的颅脑损伤
5 级	无论手术与否,均难以挽救生命的患儿
6 级	器官将用于移植的脑死亡患儿

2. 手术体位

由于各种原因,病人在手术台的正确位置是至关重要的。正确合适的体位使外科医生能够最佳地暴露患者的手术区域,并在插入套管针和手术器械时将造成内部器官损伤的风险降至最低。胸部及腹膜后器官的介入和手术需要侧卧位,上腹部手术采用仰卧头高脚低位,盆腔手术通常采用截石位和头低脚高位。

当病人摆好体位时,我们要考虑到在操作过程中手术台是可以修改的:一般情况下,从仰卧位开始建立气腹,然后外科医生决定给手术台如何倾向,所以麻醉医师需要注意头低脚高位或头高脚底位后的血流动力学和呼吸变化。许多腹腔镜外科手术需要病人极端的体位,利用重力效应使器官从手术视野移开。由于极端的体位通常会增加患者从手术台上滑落的风险,因此必须使用约束装置。

3. 监护

选择何种术中监护取决于患儿的术前临床状况和必须采用的手术类型。对于小手术,需要进行 ASA I/II 风险标准监测:心电图、无创血压、脉搏血氧仪、二氧化碳测定仪、吸气气道峰值压力、鼻咽温度、吸气含氧分数和利尿量。一般来说,在对成人进行的腹腔镜手术中,呼气末二氧化碳监测(end-tidal carbon dioxide concentration in the expired air, $ETCO_2$)得到的浓度被认为是根据二氧化碳吸收水平改变分钟通气参数的基本参考值。

在患有导致通气/灌注比改变的疾病的儿童及婴儿中(功能剩余容量减少,肺泡无效腔增加),当腹内压过高或心输出量减少时,无效腔会增加。此时,不认为 $ETCO_2$ 是一个可靠的指标,因为它远低于动脉血二氧化碳分压(arterial carbon dioxide partial pressure, $PaCO_2$)的真实值。因此,对于长时间干预的手术或大手术来说,患者易出现很大的血流动力学改变,所以需要有创动脉血压监测,同时也可进行连续的血气调控。

4. 麻醉方法

小儿腹腔镜手术的麻醉方法首选是气管插管全麻。

吸入或静脉诱导后,第一步是找到一个合适的静脉通道,最好是在上肢,因为腹内压升高会延迟下肢静脉循环给药的效果。可以通过吸入或静脉注射来麻醉诱导和维持,通常选择后者,因为该过程血流动力学更稳定。

必须提供足够的镇痛来阻断手术区域的疼痛刺激。由于瑞芬太尼独特的药代动力学特性,所以首选的阿片类药物是瑞芬太尼。瑞芬太尼的代谢不依赖肝肾功能，半衰期短，即使长时间手术也不会在体内积累。不建议使用氧化亚氮，因为它会导致肠袢扩张，在插入手术器械时有肠穿孔的风险，并且由于它的高扩散性，在使用电手术器械时可能导致燃烧。这种风险更多的是理论上的，而不是实际的。

在腹腔镜手术中充分的通气是必要的，以便通过修改通气参数排出气腹过程中吸收的 CO_2。重要的是，防止空气泄漏，由于在气腹期间吸气峰值压力的增加，患者不可能达到足够的潮气量。由于气腹时膈肌向头侧位移，建立气腹后必须重新检查气管导管的位置（尤其是婴儿）。在手术极短和没有心肺问题的情况下，也可以考虑使用喉罩。在紧急情况和高腹部的手术，建议放置鼻胃管，以避免因腹部压力升高而出现反流的风险，并允许更好的手术视野。对于长时间的手术，可以考虑使用肌肉松弛剂，以降低恒流容积下的峰值吸气压力。

在手术过程中，应调整通气参数（主要调整呼吸频率），以维持身体内正常碳酸氢根离子。据估计，要达到这一目标，通气量应比生理值增加 30%。建议使用保护性潮气量，保持峰值吸气压力 <20 cmH_2O，施加 3 ~ 5cmH_2O 的呼气末压力（end expiratory pressure，PEEP）。当 PPEP 低于 5cmH_2O 时，可在没有明显的血流动力学改变情况下，具有氧合的优势；当 PEEP 为 5 cmH_2O 时，可以观察到动脉氧合增加，这是由于功能残气量和潮气量的增加，导致部分塌陷肺泡的扩张和稳定，进而肺顺应性和通气 / 灌注比改善所致。

在腹腔镜手术过程中，PEEP 为 5 cmH_2O 的压力控制通气患者的平均气道压力和动态顺应性显著高于 PEEP 为 5 cmH_2O 的容量控制通气患者。由于其他通气参数和氧饱和度没有差异，压力控制通气和容量控制通气均可安全用于接受腹腔镜手术的儿童。

另一个非常重要的方面是控制体温，因为进入腹膜的冷气体会降低了核心温度，因此医生必须注意和使用加热的液体，暴露区域覆盖热垫和吸入气体加热 / 湿化。

5. 术后管理

对于术后疼痛控制，可以使用局部麻醉药浸润手术切口，同时使用对乙酰氨基酚非甾体抗炎药和阿片类药物。

一个有用的技巧是确保外科医生尽可能排出患者腹腔中的二氧化碳，以避免由于碳酸的形成而产生的刺激作用：残留在腹膜中的二氧化碳以及疼痛，可能损害膈肌的通气机制（由于儿童主要是依靠膈肌呼吸），并引起恶心和呕吐。一般来说，年轻的患者在神经肌肉阻滞解除后，可在手术室安全拔管，但是如果患者出现通气障碍，则需要术后更长时间的观察。事实上，正是在这个阶段排出了在手术中骨骼和肌肉中积累的二氧化碳，在呼吸障碍的情况下，必须考虑到病人需要更长的时间才能恢复正常血碳酸值。

6. 并发症

对于麻醉医生来说，认识到这种手术可能导致的早期并发症至关重要。

最常见的并发症与二氧化碳的弥散性有关：皮下气肿、纵隔气肿和气胸。皮下气肿扩展范围越大，$PaCO_2$ 值越高，pH 值越低。其他并发症包括插入套管针引起血管或内脏损伤。一般血管病变累及主动脉分叉或髂血管，并伴随出血性休克发生。一个非常罕见但很严重的并发症是空气栓塞，气泡通过开放的小血管进入血流，并通过下腔静脉到达右心室，而这可能导致右心力衰竭，表现为 $ETCO_2$ 突然和显著的减少。

■ 特点

1. 腹腔镜手术

学龄前儿童和新生儿前腹壁与腹部器官之间的距离较短，外科医生插入套管针时应小心避免腹部器官穿孔。存在一个有限的腹部空间力量，以比例气体体积非常缓慢地建立气腹：建议腹内压不超过 10 ~ 12 mmHg。儿童腹壁薄不允许钻孔和腹腔镜工具贴合紧密，这可能导致气体逐渐排出，腹内压逐渐下降，皮下气肿发展的风险增加。手术结束时，拔出套管针之前，腹内压应降低到 5mmHg，以排除可能存在的出血。

2. 机器人手术

达芬奇机器人手术系统由三个不同的组件组成：一个控制台，外科医生坐在这里可以远程实时查看和控制机器人、电灼器、超声波仪器，并在需要时在机械臂之间交替使用；一种计算机/可视化塔，它包含视频设备，在二维显示器上记录和显示手术部位的图像（而外科医生看到的是三维图像），以方便手术室团队的其他成员；机器人本身由三个或四个手臂组成（中心的手臂握住立体相机，而左右手臂通过可互换的仪器进行操作）。大多数情况下，手术由两名外科医生完成。主刀的外科医生在控制台的旁边，另一个熟练的助手在桌子旁边放置套管针，并将其与机械臂连接起来，更换机器人仪器和操作其他的内窥镜仪器。宙斯机器人手术系统和达芬奇机器人手术系统非常相似，但它使用声控摄像头，机械臂安装在手术台上，只允许 5 个自由度运动，而达芬奇机器人手术系统却允许 7 个自由度运动。

在机器人手术过程中，需要提前准备以确保患者的安全。虽然机器人技术为儿科外科医生提供了明显的优势，但儿科麻醉医生仍需要面对许多困难[20]。首先，麻醉医生与患者接触受到严重限制，因此，麻醉医生和外科医生之间的准备、团队合作和开放沟通是必不可少的。首先，使用达芬奇机器人手术系统的机器人手术，在机器人对接后，不允许改变患者体位。其次，麻醉医生需要意识到机器人设备可能会干扰病人的接触和相应的准备。在气道紧急或心搏骤停的情况下，复苏患者需要脱离机器人器械，然后将推车从手术台推后。手术室团队必须做好事先准备和在紧急情况下的组织，因为将机器人从操作现场移除以接近患者需要相当多的时间。因此，麻醉医生必须密切关注患者在手术台上的初始位置（在悬垂和对接机器人之前，必须确保患者的位置正确，压力点充分填充，以避免对组织和神经的影响），生命体征监测的设置，并提供所有静脉导管的延伸管，允许在机器人存在的情况下可到达患者。总之，只有在病人处于最佳的手术位置后，机器人才可进行对接。

最后，我们必须考虑到，在外科医生习惯机器人技术之前，CO_2 腹膜充气的手术时间延长，加重手术对心肺生理功能的影响：肺容量减少，通气障碍，二氧化碳吸收增加（伴有酸中毒和空气栓塞的风险），静脉回流减少，而这可能导致下肢水肿和心脏指数下降 50%。

（吴晓丹）

泌尿外科

第一节 小儿机器人辅助腹腔镜肾盂成形术

■ 概述

肾盂输尿管连接部梗阻（ureteropelvic junction obstruction, UPJO）是由各种原因引起肾盂与输尿管连接处狭窄，尿液引流不畅导致患者出现各种症状、体征以及肾脏功能改变的先天性输尿管异常疾病，其发病率为 1/800 ~ 1/600[1]。目前，该疾病的治疗方法较多，外科手术的目的主要是切除病变部位、解除梗阻、缓解症状、保护肾功能[2-3]。

随着机器人手术系统的开发与应用，微创手术进入了一个新的时期。机器人手术系统具有三维视野、放大的手术区域、灵巧的机械臂、相对少的出血量、手震颤的过滤及减少外科医生疲劳等优点。借助机器人手术下腹腔镜放大的三维视野和相对容易缝合的优势，更多的小儿泌尿外科手术能够用机器人开展[4-5]。2002 年，Gettman[6] 等人首次报道成功应用达芬奇机器人手术系统进行小儿机器人辅助腹腔镜肾盂成形术的案例，报道中共治疗 9 例儿童患者。经过 15 年余的发展，国内外陆续有小儿机器人辅助腹腔镜肾盂成形术的总结报道，小儿机器人辅助腹腔镜肾盂成形术已逐渐成为治疗 UPJO 的手段之一[4-5,7-10]。

■ 手术适应证和禁忌证

小儿机器人辅助腹腔镜肾盂成形术的手术适应证和禁忌证同小儿腹腔镜肾盂成形术，具体见表 2-1-1。

表 2-1-1　小儿机器人辅助腹腔镜肾盂成形术的手术适应证和禁忌证

手术适应证		手术禁忌证
已经被临床应用认可的适应证[2,11,12]	可作为临床探索性手术适应证	
1）超声检查提示肾盂前后径（anteroposterior diameter of renal pelvis, APD）大于 30 mm； 2）APD 大于 20 mm 伴有肾盏扩张； 3）随访过程中肾功能进行性下降（下降值大于 10%）； 4）随访过程中肾积水进行性扩大（扩大值大于 10 mm）； 5）有症状的肾积水，表现出反复的泌尿系感染的症状，如发热、腰痛、血尿等； 6）利尿性肾核素扫描提示梗阻存在且 $T_{1/2}$ > 20 min	1）新生儿重度肾积水：肾功能严重损害，手术医生技术能力、麻醉、监护和管理条件都具备者可以行手术治疗，解除梗阻、缓解症状、保护肾功能[13-25]； 2）手术后复发性肾积水：初次行内镜、开放、腹腔镜或机器人辅助腹腔镜手术后再次梗阻，医生能力具备者，可在腔镜下再行手术治疗[26-28]	1）心、肝、肺等脏器功能异常； 2）患者营养状况差、不能耐受麻醉手术； 3）不能耐受气腹； 4）合并有后尿道瓣膜等尿路畸形引起的肾积水，首先考虑处理原发病。

■ 术前准备

（1）**术前评估**：术前对患儿全身状况进行全面评估，了解心、肺、肝、肾等重要脏器功能的情况，明确有无合并其他脏器相关畸形及手术禁忌证。

（2）**完善常规影像学检查**：通过肾脏二维超声检查（以下简称"B超"）和磁共振尿路成像（magnetic vesonance urograpny, MRU）了解肾积水程度、明确梗阻部位；利尿性肾动态显像（ECT）评估双肾的分肾功能；排泄性膀胱尿道造影排除膀胱输尿管反流情况。

（3）**改善营养状态**：纠正贫血、低蛋白血症和水电解质酸碱代谢失衡，改善患儿营养状态。

（4）**抗生素的使用**：术前尿常规感染者需行尿培养以及药敏试验，并使用敏感的抗生素。术前 1 天嘱患者无渣流质饮食，术前一晚及手术当天回流洗肠。术前留置尿管或胃管（根据术中情况）。术前 30min 预防性应用抗生素。

（5）**做好中转开腹准备**：所有腹腔镜肾盂成形术术前都需做好中转开腹准备，术前向患者及家属说明中转开腹的可能性。

■ 体位

气管插管，复合静脉全麻，常规监测呼气末 CO_2 浓度。患儿取健侧卧位（以左侧为患侧为例），患者右侧垫高 45°～60°，用胶布或绷带固定，尽可能靠近手术床边缘。受力部位用棉垫衬垫，必要时采用温毯及暖风机进行保温。CO_2 气腹压力建议维持在 8~10 mm Hg，新生儿建议气腹压力在 6~8 mmHg（1 mmHg = 0.133 kPa），应避免较大幅度的气腹压变化（图 2-1-1）。

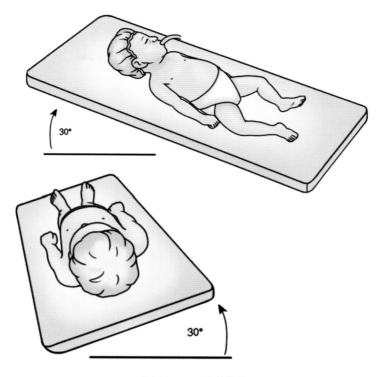

图 2-1-1　手术体位

■ 手术器械

（1）达芬奇机器人手术设备：由医生操控台、视频影像系统、床旁机械臂系统3部分组成。

（2）机器人手术专用工作通道（内镜摄像头操作通道的直径为8.5mm或12mm，机械臂操作通道的直径为5mm或8mm）、30°或0°镜头、无菌机械臂袖套套装、单极手术弯剪、冷弯剪、单极电钩、单极电铲、马里兰双极钳、有孔双极钳、狄贝基抓钳、专业抓钳、持针器。术者可结合自身技术与患儿条件选择合适器械。

■ 手术布局及 Trocar 布局

目前，各个医学中心手术室设计均采用一体化手术室布局，其可在有限的手术室空间中，合理地调整电源、气源、各种信息借口与各类医疗设备的空间布局，以减少设备布局对层流的干扰，确保手术环境的安全性。而达芬奇机器人手术系统由于组成部分多，设备仪器多，需要与一体化手术室进行无缝对接，需要完成机器人系统与一体化手术室设备整合，空间整合，信息整合，图文数据传输整合，将机器人系统操作的视频信号，接入到一体化手术室的控制系统中，以实现示教、远程沟通等功能。

（1）机器人系统空间要求

达芬奇手术机器人系统主要适用于胸外科、腹部外科、泌尿外科和妇科手术，根据各手术外科的特点，位于无菌区内的床旁机械臂系统需要灵活改变停放位置，再加上达芬奇手术系统本身体积庞大（高1.8m，重567kg），这就要求手术室必须有足够的活动空间，对手术室的平面尺寸也有一定的要求。而无菌区外的医生控制系统一般需固定在手术室内靠墙之处，使主刀医生能够直接看到患者和助手，便于交流。此外，为保证手术机器人系统各组成部分能够在日常手术期间流畅工作，还要求手术床、手术无影灯、麻醉吊塔、麻醉药品柜、无菌物品柜等的空间摆放必须充分具备协调性；同时，由于床旁机械臂系统需能够灵活移动，手术室内四周尽可能配备足够的电源插座。

（2）移动设备位置布局

根据床头位以及医生站位来确定麻醉吊塔、外科吊塔、手术无影灯、吊臂显示器、远程转播显示器、全景摄像机等的安装位置。安装吊塔吊臂对手术室的高度有严格要求（高度 ≥ 3 m），虽对于面积没有严格要求，但因设备比较多，加上达芬奇手术机器人系统自身体积比较庞大，床旁机械臂系统如果要灵活移动，最好所占面积在 50 m² 以上，长宽最佳比例为 1 ∶ 1。

吊臂显示器安装点的选择应根据医生的习惯而定。一般而言，妇科、直肠手术应在手术床床尾设置显示器；胸腔镜手术应在手术床床头两侧各设置一个显示器；泌尿、胃肠、肝胆手术也需要在相应的位置设置显示器，以满足手术需求。此外，每个吊臂显示器都会有限位，旋转到一定程度时就无法推动，要注意把此位置调至较少用的方向，以便于手术。

医生控制系统一般固定于手术室内的靠墙之处，能够使主刀医生直接看到患者和助手，便于交流；床旁机械臂系统应位于无菌区内的患者切口对侧；立体成像系统台车的位置对医生控制系统和机械臂系统的依赖较小，在预留足够空间的前提下可根据实际手术位置灵活摆放，最佳位置为床旁机器手臂系统同侧下方手术床床尾，使摄像电缆能够自由移动

（3）信号接口位置布局

位于无菌区外的立体成像系统负责采集并存储摄像头传来的视频信号，通过对视频信号进行处理和融合，将普通平面图像转换成三维图像，并将其传输至操作台，供医生使用。本院将达芬奇手术机器人系统接入到一体化手术室控制系统中，使系统的视频图像以及手术室间的音视频图像能够通过远程医疗视频系统进行实时转播，完成示教、视频存储、远程沟通等功能。达芬奇手术机器人系统的视频图像信号可以通过立体成像系统或医生控制系统传出，因此需在医生控制系统靠墙之处以及外科吊塔处布置信号接口。

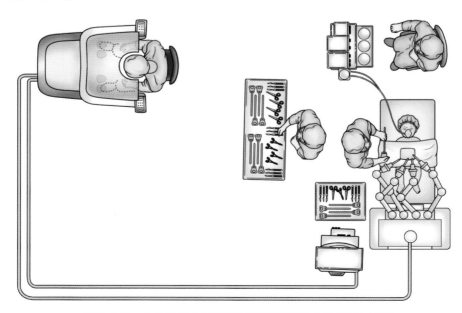

图 2-1-2　小儿机器人辅助腹腔镜肾盂成形术手术室布局图

　　经脐（或脐周）置入直径为 8.5 mm（> 10 岁或体型较大者可采用 12 mm）的镜头（30° 朝上），建立气腹，维持气腹压力在 8 ~ 14 mmHg，直视下于耻骨联合上缘与腹横纹交叉处置入一直径为 8 mm 或 5 mm 操作鞘（1 号器械臂），健侧腹横纹线上距 1 号臂 3 cm 处置入一直径为 5 mm 或 3 mm 辅助孔（依术者操作习惯而定）操作通道（术中缝针进出均经辅助通道完成，缝针均掰成雪橇状，即针尖稍微有点弧度，除针尖外其余部分基本是直的，这样既方便缝合又能顺利地从辅助通道进出），术中根据具体情况及助手与主刀操作习惯选择适当型号及位置增加相应的辅助操作通道。剑突下置入一直径为 5 mm 或 8 mm 操作通道（2 号器械臂），两机器臂间距离不小于 6 cm（两器械臂操作孔与镜头孔的距离基本保持相等）[44]。各操作通道均用 2-0 慕丝线缝合固定，操作鞘置入腹腔长度以操作鞘末端粗黑标记线刚好进入腹腔为准。将各操作鞘与机器臂对接，气腹管进气更换至辅助孔，腹腔镜镜头 30° 朝下（图 2-1-2）。

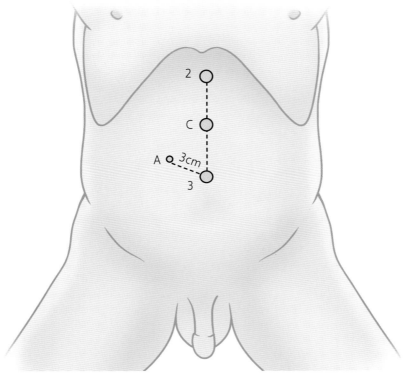

图 2-1-3　机器人辅助腹腔镜肾盂成形术 Trocar 布孔设计图

■ 手术步骤

1. 手术入路

　　根据肾脏周边解剖结构特点，手术采用经结肠旁途径或经肠系膜途径。右侧手术采用经结肠旁途径，左侧手术若扩张的肾盂中线超出左侧降结肠，可采用经肠系膜途径，反之则行结肠旁途径[37]。

2. 腹腔镜下确定病变部位

　　电剪切开结肠外侧侧腹膜，将结肠推向内侧（结肠旁途径）。或沿肠系膜下静脉下缘、降结肠内侧缘、精索静脉外侧缘、结肠左动脉上缘无血管区打开肠系膜窗口（左侧肠系膜途径），游离并暴露肾盂及输尿管上段，明确狭梗阻部位及原因。

3. 小儿机器人辅助腹腔镜肾盂成形术操作

（1）弧形裁减扩张的肾盂（图2-1-4），肾盂要游离得比较充分，可以减少吻合口的张力，上段输尿管的游离尽可能少，尽量减少达芬奇机器人系统器械对输尿管直接钳夹，保护好输尿管血供。

（2）经腹壁穿入一牵引线将肾盂上极悬吊牵引；切除狭窄段输尿管，于输尿管外侧壁纵行剖开约2.0 cm，直至正常输尿管（图2-1-5）。

（3）用6-0或5-0可吸收线将肾盂最低点与输尿管劈开最低处行点对点定位缝合（图2-1-6），连续或间断缝合吻合口后壁（图2-1-7）。第一针缝合至关重要，如将肾盂输尿管完全离断后再吻合，容易发生输尿管的扭曲，因此，术中要准确地判断肾脏轴的方向，在肾盂最低点的肾盂瓣下角与纵行劈开的输尿管外侧壁进行吻合。持针器宜选用非自动归位型持针器，方便调整持针角度，后壁采用连续缝合。每两针锁边一次，防止收线过紧导致吻合口狭窄或收线过松导致吻合口漏尿。

（4）在输尿管后壁吻合完成后，经吻合口顺行置入双J管（图2-1-8）（根据患儿年龄、身高选择不同型号），裁剪狭窄段输尿管组织，连续缝合吻合口前壁及多余的肾盂瓣开口（图2-1-9）。最后，用5-0可吸收线缝合肠系膜孔（图2-1-10）。

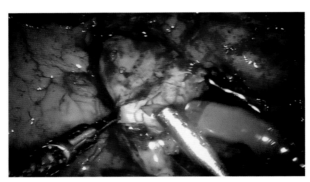

图2-1-4　切开肾盂

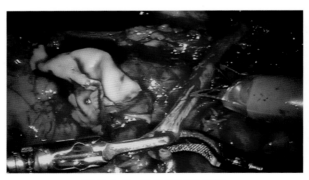

图2-1-5　纵行劈开输尿管

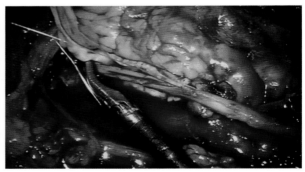

图2-1-6　肾盂输尿管最低点吻合

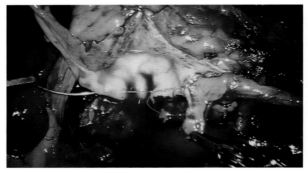

图2-1-7　连续吻合输尿管后壁

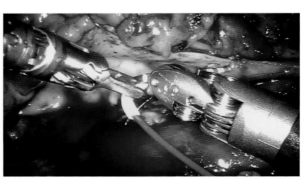

图2-1-8　顺行置入双J管

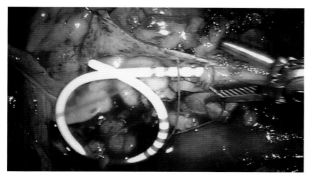

图 2-1-9　吻合输尿管前壁

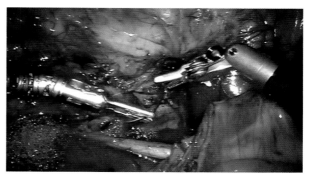

图 2-1-10　关闭肠系膜

■ 手术相关原则

1. 手术操作原则

（1）宽敞通畅、无张力吻合：彻底切除输尿管病变组织（如息肉、狭窄、肌纤维病变等），输尿管纵行劈距离开应越过狭窄段大于 2.0 cm，警惕长段与多处狭窄。术前结合静脉肾盂造影（intravenous pyelography, IVP）、MRU 等影像学资料，术中仔细探查，避免遗留病变组织。同时也要避免过多裁剪，确保吻合口宽敞、通畅、无张力[3, 29, 38]。

（2）适当裁剪扩张的肾盂：UPJO 引起的肾盂积水扩张，部分病变组织（蠕动功能不好）上移，若不将该病变组织裁剪彻底，术后因蠕动不好该肾盂内仍有较大空腔，而这可能会引起尿液蓄积形成反复的泌尿系感染，致肾瘢痕化，对患者肾功能及预后造成影响。建议距肾实质 2.0 cm 处，斜向裁剪肾盂，这可以保持缝合后肾盂成漏斗状，有利于尿液排出至输尿管[3]。

（3）无扭转、无低位吻合：准确判断输尿管外侧壁、肾盂最低点以确保吻合口无扭转、无低位吻合是肾盂成形术成功的关键[3]。

（4）不漏水、血供良好吻合：吻合口缝合严密不漏水、拥有良好的血供可减少术后渗出促进吻合口愈合，也可降低术后吻合口炎性瘢痕增生导致吻合口狭窄的风险。娴熟的手术技巧、缝合方法的选择及避免缝合时操作器械对吻合口组织的钳夹损伤，能很好地保护吻合口血供[39]。

2. 中转手术原则

在小儿机器人辅助腹腔镜肾盂成形术的手术过程中，出现以下情况应该及时中转腹腔镜肾盂成形术或开腹。

（1）术中发现肾盂与周围组织粘连严重，解剖结构不清楚，机器人辅助腹腔镜下分离与切除困难。

（2）术中发现结石，机器人辅助腹腔镜下难以彻底清除。

（3）术中出血，机器人辅助腹腔镜下不能有效控制。

（4）术中损伤十二指肠或结肠，机器人辅助腹腔镜下难以确切修复。

（5）术中发现病变节段长、吻合口张力高，难以确切吻合，机器人辅助腹腔镜经验少者尤其需要注意。

■ 术后管理

（1）**监测生命征**：术毕麻醉清醒后回病房监护，密切观察生命体征。

（2）**常规护理**：术后加强呼吸道管理，促进排痰，防止呼吸道并发症。

（3）**术后营养支持**：术后维持水电解质平衡，加强支持治疗，肠道通气后逐渐恢复进食，适当多饮水，保证足够尿量。

（4）**抗生素的使用**：给予广谱抗生素（尿培养结果出来后根据尿培养结果使用敏感抗生素，复查尿常规正常即可停药），如发热提示有尿路感染时，可根据尿培养药敏试验及时更换敏感抗生素。

（5）**置管处理**：监测尿量及腹腔引流情况，确保尿管及腹腔引流管通畅。导尿管保留1~2天后拔除，根据腹腔引流量及超声复查情况适时拔除腹腔引流管，双J管留置6~8周后经膀胱镜取出。

（6）**术后随访**：在体内支架管拔除术后1个月、3个月、6个月、12个月门诊复查尿常规及泌尿系超声，如发现有泌尿系感染者应同时行尿培养检查，并明确感染的原因。术后半年复查利尿性肾动态显像评估肾功能恢复情况，以后每6～12个月复查一次泌尿系超声，如检查发现肾积水、肾盂前后径大于3.0cm或比手术前有增大应及时就医，做进一步评估和处理[3,12,29]。所有患儿建议随访5~10年或更长的时间[40]。

■ 并发症及其防治

小儿机器人辅助腹腔镜肾盂成形术并发症包括机器人辅助腹腔镜手术特有并发症和肾盂成形术相关并发症，并发症及其防治基本类似于小儿经腹腹腔镜肾盂成形术。

1. 小儿机器人辅助腹腔镜手术特有并发症

（1）**气腹相关并发症**：可能出现高碳酸血症或心、肺功能异常，术中严密监测气腹压力，维持在6~12 mmHg，术中保持良好的肌肉松弛度，新生儿和婴幼儿用最低压力的状态保持可操作空间，尽量缩短手术时间。手术过程和麻醉师密切合作，婴幼儿病情变化较快，术中应密切观察患儿生命体征变化并及时调整，密切观察患儿血气及呼气末二氧化碳分压（partial pressure of end-tidal carbon dioxide, PetCO$_2$）。PetCO$_2$尽量不高于40 mmHg，必要时可暂停手术，适当增加潮气量，排除腹腔内残余的CO$_2$，待恢复正常后再手术。

（2）**穿刺相关并发症**：小儿腹壁薄且腹腔小，建立气腹或Trocar穿刺入腹腔时，可能误伤腹腔内血管及肠管。一旦发现损伤，应及时缝合、修补损伤血管或肠管[41]。

（3）**切口疝及切口感染**：切口疝好发于脐窝部位切口，小儿腹壁薄，要全层缝合关闭 ≥5mm的切口避免术后切口疝的形成，如发现有切口疝应及时修补。因腔镜手术切口较小，虽然术后发生切口感染的概率很小，但如发现有切口感染应予以定期更换伤口敷料及抗感染治疗。

（4）**术中、术后低体温**：由于小孩对周围环境耐受力差且散热快，故对小于3个月的婴幼儿行腹腔镜手术治疗时，应注意调高手术室室内温度，同时采用保温毯、暖风机等保暖措施。冲洗腹腔时亦需要温生理盐水，术后也要注意保暖，防止术中、术后低体温。

2. 肾盂成形手术相关并发症

（1）**血尿**：术后血尿多由术后残余血引流或体内支架管刺激所致，一般予以充分补液、多饮水、少活动等保守观察治疗可好转。如出血较多应考虑吻合口或肾盂内出血，可适当增加补液量，同时预防性给予止血药物或治疗血尿。对肉眼血尿较重的患儿应密切观察，若出现尿管堵塞，应及时冲洗或更换以保持导尿管引流通畅，同时密切监测血红蛋白的变化情况，必要时给予输血治疗及再次手术探查出血原因。

（2）**腰痛和尿路刺激征**：一般为患儿体内支架管刺激或引流不畅所致，给予充足的补液量以保证尿量及减少患儿活动可缓解尿频、尿急等症状，必要时可应用抗胆碱能药物缓解上述症状，术后 6～8 周拔除双 J 管后可自行缓解。术中根据患儿身高选择合适型号及长短的双 J 管保持内引流通畅可预防此并发症。

（3）**感染和发热**：可能发生的原因有以下几个。①术前伴有泌尿系感染的患儿未能彻底控制；②术中探查发现梗阻扩张的肾盂内有积脓，裁剪肾盂时部分脓液流入腹腔，在气腹高压状态下，部分脓液被腹膜和肠道吸收，导致术中、术后高热，严重者可导致败血症和感染性休克；③术后输尿管内支架压力性膀胱输尿管反流或堵塞，也可增加感染风险；④婴幼儿消化道系统发育不完善，若术后发生较长时间腹胀，容易造成肠道内菌群失调和内毒素吸收，导致败血症。对于术前合并泌尿系感染的患儿，应当在感染控制之后再行手术治疗。建议术中裁剪肾盂前采用长穿刺针经皮将肾盂内积液抽吸干净，避免术中裁剪肾盂时肾盂内积液流入腹腔，可减少术后发热、感染的概率[39]。一旦发生感染和发热，宜积极行抗感染治疗，根据尿液及分泌物培养结果选择敏感抗生素，积极预防和尽早处理婴幼儿的感染性休克，同时寻找原因。术后早期留置导尿管，保持膀胱低压状态。

（4）**肾周积液**：尿液渗漏或肾周出血积聚在肾周未能及时引流至体外，若积液持续存在，可能会引起感染，影响吻合口愈合并引起肾周粘连，患儿可有间断发热、腰部胀痛等不适。如果症状不明显可予以保守观察治疗，若症状持续存在或反复发热难以控制可予以肾周穿刺，视情况决定是否留置肾周引流管和肾周冲洗，若感染重且粘连严重，还应在腹腔镜下清扫粘连的筋膜组织，并使用甲硝唑溶液冲洗肾周，术后可留置肾周引流管。

（5）**吻合口尿漏**：吻合口尿漏为肾盂成形术术后最常见并发症，通常为腹腔镜下吻合不够严密、术后吻合口水肿消退尿外渗或内支架堵塞、移位所致。良好的腹腔镜下吻合技术、通畅的内支架引流、留置导尿管保持膀胱低压引流防止逆流等可减少尿漏的发生。一般保持腹腔引流管通畅，延迟拔除引流管可治愈，如果术后尿漏持续存在，应考虑有无输尿管堵塞及支架管移位的可能，必要时行内支架管更换或肾造瘘术，并加强营养以促进伤口愈合，一般 1~2 周后均可好转。

（6）**吻合口狭窄**：通常出现于术者早期学习曲线阶段，是由于缝合技术操作不熟练、没有采用输尿管纵切横缝的处理方式、术后引流不畅引起反复泌尿系感染致吻合口水肿、缺血、炎性增生所致。输尿管神经及平滑肌细胞异常导致输尿管平滑肌不能正常收缩，蠕动力减弱，尿液输送受阻，亦可引起再次梗阻[42]。娴熟的缝合技巧、避免缝合过程中对吻合口组织的钳夹与牵拉、采用纵切横缝的处理方式确保输尿管宽敞通畅、血运良好、无张力吻合可降低吻合口再狭窄的风险[2,43,44]。

（7）**乳糜尿或淋巴漏**：系术中损伤肾周淋巴管所致，一般给予禁食、禁水 1~2 周，静脉营养支持治疗可好转。

（8）**麻痹性肠梗阻**：可能原因有以下几个。①因受到术中较多渗出及气腹压力的影响，术后胃肠功能恢复较慢；②吻合口出现尿外渗至腹腔内，若腹腔引流不通畅会导致尿液滞留于腹腔内，进而导致尿源性腹膜炎。给予禁食、禁水、胃肠减压，以及肠外营养支持治疗，同时注意纠正水电解质紊乱，一般可自行缓解。

（9）术中十二指肠损伤：术中十二指肠损伤较少见，一般出现于再次手术或因炎性渗出粘连分离困难所致，若术中发现及时可用 6-0 可吸收线在腔镜下直接缝合。右侧肾盂成形术时应小心谨慎，避免超声刀误伤或余热烫伤肠管，特别对于年龄较小、手术操作空间较小的患儿。

（10）肾蒂血管损伤：肾蒂血管损伤是肾盂成形术较严重的并发症，通常见于再次手术的患儿中，因瘢痕粘连严重或解剖位置变异而分离困难。如术中损伤应沉着应对，找出出血点，并向血管两侧充分游离，用肾蒂血管钳阻断出血后用 6-0 可吸收线缝合，必要时需及时中转开放手术止血。

（11）迟发性十二指肠瘘：此类并发症发生的原因可能是术中使用超声刀余热烫伤所致。术中未发现明确的十二指肠破裂口，如术后 1 周出现高热、腹痛症状，排除其他原因后可行消化道造影明确诊断。如为十二指肠瘘可置入鼻肠管越过十二指肠瘘口及肠外营养支持治疗，等待伤口自行愈合。十二指肠损伤在临床上非常少见，迟发性十二指肠瘘则更为少见，故容易漏诊，但此类并发症一旦发生，我们应当高度重视，及时、正确处理和多科联合治疗，否则容易导致严重并发症甚至死亡。术者使用超声刀时尽可能远离十二指肠，增强术者肠管保护意识，可避免此类并发症的发生[41]。

■ 结论

经过 20 余年的发展，机器人辅助腹腔镜肾盂成形术的可行性和安全性已获得广泛认可，也可在 1 岁以下的重度肾积水患儿中探索应用。机器人辅助腹腔镜肾盂成形术的成功率与开放手术和腹腔镜手术无明显差异，且具有术者学习曲线短于腹腔镜手术、操作更精准等优势，缺点是费用依然较高。随着机器人辅助外科系统装机规模的不断扩大，国产机器人平台逐渐走向临床，机器人辅助腹腔镜肾盂成形术有希望成为未来 UPJO 治疗的主要手段。

■ 手术视频

（周辉霞）

参考文献

［1］ NGUYEN H T, KOGAN B A. Upper urinary tract obstruction: experimental and clinical aspects［J］. Br J Urol, 1998, 81（2）：13-21.

［2］ 李学松，杨昆霖，周利群. IUPU 经腹腹腔镜肾盂成型术治疗成人肾盂输尿管连接处梗阻（附视频）［J］. 现代泌尿外科杂志，2015（6）：369-372.

［3］ CO H, ZHOU H, LIU K, et al. A modified technique of paraumbilical three-port laparoscopic dismembered pyeloplasty for infants and children［J］. Pediatr Surg Int, 2016, 32（11）：1037-1045.

［4］ CASALE P, KOJIMA Y. Robotic-assisted laparoscopic surgery in pediatric urology: an update［J］. Scand J Surg, 2009, 98（2）：110-119.

［5］ CUNDY T P, SHETTY K, CLARK J, et al. The first decade of robotic surgery in children［J］.

J Pediatr Surg, 2013, 48（4）：858−865.

［6］ GETTNMN M T, NEURURER R, BARTSCH G, et a1. Anderson−Hynes dismembered pyeloplasty performed using the da Vinci robotic system［J］. Urology, 2002, 60（3）：509−513.

［7］ 黄格元，蓝传亮，刘雪，等.达芬奇机器人在小儿外科手术中的应用（附20例报告）［J］. 中国微创外科杂志，2013, 13（1）：4−8.

［8］ 吕逸清，谢华，黄轶晨，等.机器人辅助腹腔镜下儿童肾盂成形术的初步探讨［J］.中华泌尿外科杂志，2015, 36（10）：721−725.

［9］ 曹华林，周辉霞，马立飞，等.婴幼儿隐藏切口法机器人辅助腹腔镜肾盂输尿管成形术［J］. 微创泌尿外科杂志，2017, 6（2）：74−77.

［10］ HONG Y H, DEFOOR W R J R, REDDY P P, et al. Hidden incision endoscopic surgery （HIdES）trocar placement for pediatric robotic pyeloplasty: comparison to traditional port placement［J］. J Robot Surg, 2018, 12（1）：43−47.

［11］ YIEE J, WILCOX D. Management of fetal hydronephrosis［J］. Pediatr Nephrol, 2008, 23（3）：347‐353.

［12］ BUFFI N M, LUGHEZZANI G, FOSSATI N, et al. Robot−assisted, Single−site, Dismembered Pyeloplasty for Ureteropelvic Junction Obstruction with the New da Vinci Platform: A Stage 2a Study［J］. Eur Urol, 2015, 67（1）：151−156.

［13］ 黄澄如.实用小儿泌尿外科学［M］.北京：人民卫生出版社，2006：209−213.

［14］ MATSUI F, SHIMADA K, MATSUMOTO F, et al. Late Recurrence of Symptomatic Hydronephrosis in Patients With Prenatally Detected Hydronephrosis and Spontaneous Improvement［J］. J Urol, 2008, 180（1）：322−325.

［15］ CHERTIN B, POLLACK A, KOULIKOV D, et al. Conservative Treatment of Ureteropelvic Junction Obstruction in Children with Antenatal Diagnosis of Hydronephrosis: Lessons Learned after 16 Years of Follow−Up［J］. Eur Urol, 2006, 49（4）：734−739.

［16］ ESKILD−JENSEN A, MUNCH JØRGENSEN T, OLSEN L H, et al. Renal function may not be restored when using decreasing differential function as the criterion for surgery in unilateral hydronephrosis［J］. BJU Int, 2003, 92（7）：779−782.

［17］ BOWEN D K, YERKES E B, LINDGREN B W, et al. Delayed Presentation of Ureteropelvic Junction Obstruction and Loss of Renal Function After Initially Mild（SFU Grade 1−2） Hydronephrosis［J］. Urology, 2015, 86（1）：168−170.

［18］ CHERTIN B, ROLLE U, FARKAS A. Does delaying pyeloplasty affect renal function in children with a prenatal diagnosis of pelvi−ureteric junction obstruction?［J］. BJU Int, 2002, 90（1）：72−75.

［19］ BABU R, RATHISH V R, SAI V. Functional outcomes of early versus delayed pyeloplasty in prenatally diagnosed pelvi−ureteric junction obstruction［J］. J Pediatr Urol, 2015, 11（2）：61−63.

［20］ SUDA K, KOGA H, OKAWADA M, et al. The effect of preoperative urinary tract infection on postoperative renal function in prenatally diagnosed ureteropelvic junction obstruction:

Indications for the timing of pyeloplasty [J]. J Pediatr Surg, 2015, 50（12）: 2068-2070.

[21] 林松, 周辉霞, 陈海涛. 产前检出肾积水手术时机与指征的探讨 [J]. 发育医学电子杂志, 2016（02）: 68-71.

[22] 文建国. 新生鼠输尿管不全性梗阻后肾盂压力和肾脏形态变化的观察 [J]. 中华小儿外科杂志, 2002, 23（4）: 344-345.

[23] MCCANN M E, BELLINGER D C, DAVIDSON A J. Clinical research approaches to studying pediatric anesthetic neurotoxicity [J]. Neurotoxicology, 2009, 30（5）: 766-771.

[24] DAVIDSON A J, DISMA N, D E GRAAFF J C, et al. Neurodevelopmental outcome at 2 years of age after general anaesthesia and awake-regional anaesthesia in infancy（GAS）: an international multicentre, randomised controlled trial [J]. Lancet（London, England）, 2016, 387（10015）: 239-250.

[25] ROSEN S, PETERS C A, CHEVALIER R L, et al. The Kidney in Congenital Ureteropelvic Junction Obstruction: A Spectrum From Normal to Nephrectomy [J]. J Urol, 2008, 179（4）: 1257-1263.

[26] 周利群, 张仲一, 李学松, 等. 经腹腹腔镜经肠系膜入路复发性肾盂输尿管连接部狭窄再成型术的可行性分析（附5例报告）[J]. 北京大学学报（医学版）, 2011（04）: 540-543.

[27] NISHI M, TSUCHIDA M, IKEDA M, et al. Laparoscopic pyeloplasty for secondary ureteropelvic junction obstruction: Long-term results [J]. Int J Urol, 2015, 22（4）: 368-371.

[28] BASIRI A, BEHJATI S, ZAND S, et al. Laparoscopic Pyeloplasty in Secondary Ureteropelvic Junction Obstruction after Failed Open Surgery [J]. J Endourol, 2007, 21（9）: 1045-1052.

[29] YANG K, YAO L, LI X, et al. A Modified Suture Technique for Transperitoneal Laparoscopic Dismembered Pyeloplasty of Pelviureteric Junction Obstruction [J]. Urology, 2015, 85（1）: 263-267.

[30] ZHU H, SHEN C, LI X, et al. Laparoscopic Pyeloplasty: A Comparison between the Transperitoneal and Retroperitoneal Approach during the Learning Curve [J]. Urol Int, 2013, 90（2）: 130-135.

[31] 袁平成, 郭刚, 马鑫, 等. 不同途径腹腔镜肾盂成形术的术式选择与疗效比较 [J]. 中华腔镜外科杂志（电子版）, 2014, 7（6）: 17-20.

[32] HANSKE J, SANCHEZ A, SCHMID M, et al. Comparison of 30-day perioperative outcomes in adults undergoing open versus minimally invasive pyeloplasty for ureteropelvic junction obstruction: analysis of 593 patients in a prospective national database [J]. World J Urol, 2015, 33（12）: 2107-2113.

[33] VAN DER TOORN F, VAN DEN HOEK J, WOLFFENBUTTEL K P, et al. Laparoscopic transperitoneal pyeloplasty in children from age of 3 years: Our clinical outcomes compared with open surgery [J]. J Pediatr Urol, 2013, 9（2）: 161-168.

[34] SIMFOROOSH N, TABIBI A, NOURALIZADEH A, et al. Laparoscopic Management of Ureteropelvic Junction Obstruction by Division of Anterior Crossing Vein and Cephalad

Relocation of Anterior Crossing Artery [J]. J Endourol, 2010, 6（2）: 161-165.

[35] 许凯, 张旭, 李大登, 等. 后腹腔镜非离断成形术治疗肾盂输尿管连接处梗阻 [J]. 临床泌尿外科杂志, 2006（11）: 827-829.

[36] 张旭, 许凯, 张军, 等. 后腹腔镜下 Hellstr（o）m 术治疗异位血管导致的肾盂输尿管连接处狭窄 [J]. 中华泌尿外科杂志, 2007, 28（7）: 450-452.

[37] LIU D, ZHOU H, CHAO M, et al. Transumbilical Single-Site Multiport Laparoscopic Pyeloplasty for Children with Ureteropelvic Junction Obstruction in China: A Multicenter Study [J]. J Laparoendosc Adv Surg Tech A, 2017, 27（6）: 655-659.

[38] JC A, HYNES W. Retrocaval ureter; a case diagnosed preoperatively and treated successfully by a plastic operation [J]. Br J Urol, 1949, 21（3）: 209 - 214.

[39] 曹华林, 周辉霞, 罗小龙, 等. 非钳夹吻合口风合法在腹腔镜离断式肾盂成形术中的应用 [J]. 中华小儿外科杂志, 2016, 37（2）: 139-145.

[40] DY G W, HSI R S, HOLT S K, et al. National Trends in Secondary Procedures Following Pediatric Pyeloplasty [J]. J Urol, 2016, 195（4）: 1209-1214.

[41] 马立飞, 周辉霞, 陈绍君, 等. 儿童腹腔镜肾盂成形术常见并发症的处理和预防 [J]. 临床泌尿外科杂志, 2017, 32（02）: 92-96.

[42] SIDDAIAH A, RAMASWAMI K, GEORGE D, et al. Laparoscopic management of recurrent ureteropelvic junction obstruction following pyeloplasty [J]. Urology Annals, 2015, 7（2）: 183-187.

[43] 李爱武, 张强业, 王建, 等. 改良腹腔镜离断式肾盂输尿管成形术治疗儿童肾积水的应用体会 [J]. 腹腔镜外科杂志, 2011, 16（6）: 427-429.

[44] 董莹莹, 宋亚宁, 李爱武, 等. 小儿腹腔镜肾盂成形术 343 例临床分析及手术技巧探讨 [J]. 临床小儿外科杂志, 2015, 10（14）: 377-379.

第二节 机器人辅助腹腔镜膀胱输尿管再植术

■ 概述

　　膀胱输尿管反流与梗阻性巨输尿管（输尿管膨出）等是造成儿童反复泌尿系感染的常见原因。对于高级别反流和梗阻性巨输尿管患儿，进行抗反流的膀胱输尿管再植术可以功能性恢复输尿管膀胱连接部的正确结构，从而解除患儿上尿路梗阻症状。可根据患儿基本情况、医疗中心的设施配备以及手术者的经验选择开放入路、腹腔镜入路和机器人辅助腹腔镜入路。目前，腹腔镜手术中的腹腔镜气膀胱手术已取得与开放手术相近的成功率，且并发症发生率及术后恢复效果相当。机器人辅助腹腔镜技术的临床应用虽时间尚短，但根据目前报道也已取得令人满意的疗效。受器械大小及儿童腹腔内操作空间所限，机器人辅助腹腔镜膀胱输尿管再植术多采用膀胱外入路的 Lich-Gregoir 术式，该术式的主要优势是不需打开膀胱，不改变输尿管正常的解剖走形，并能实现良好的抗反流效果。

■ 手术适应证和禁忌证

　　机器人辅助腹腔镜膀胱输尿管再植术的适应证与禁忌证见表 2-2-1。

表 2-1-1　机器人辅助腹腔镜膀胱输尿管再植术的手术适应证和禁忌证

手术适应证	手术禁忌证
1) 各种原因所致的盆腔以下的输尿管狭窄或闭锁性梗阻（病变段 ≤ 3cm）：先天性输尿管狭窄、医源性创伤性狭窄、炎性或结核性狭窄； 2) 输尿管异位开口、输尿管囊肿、部分梗阻性巨输尿管患儿； 3) 保守治疗或内镜治疗失败后输尿管狭窄伴结石； 4) Ⅳ～Ⅴ级膀胱输尿管反流	1) 输尿管下端肿瘤或膀胱肿瘤引起的输尿管连接部梗阻侣； 2) 神经源性膀胱功能障碍和泌尿系感染术前必须给予相应治疗； 3) 膀胱容量过小为相对的手术禁忌证

■ 术前准备

　　（1）**术前评估**：机器人辅助腹腔镜输尿管膀胱再植术多采取膀胱外入路的 Lich-Gregoir 术进行。术前对患儿全身状况进行全面评估，了解心、肺、肝、肾等重要脏器功能情况，明确有无合并其他脏器相关畸形及手术禁忌证。

　　（2）**实验室检查**：实验室检查包括血、尿常规检查，以及肝功能、肾功能、电解质与出凝血功能的检查等，术前尿常规检查提示感染者需行尿液培养以及药敏试验，并使用敏感抗生素。

　　（3）**完善常规影像学检查**：常规影像学检查包括泌尿系 B 超和磁共振尿路成像（magnetic resonance urography, MRU）了解肾积水程度、明确梗阻部位；利尿性肾动态显像（ECT）评估双肾分肾功能；排泄性膀胱尿道造影了解膀胱输尿管反流级别。

（4）**其他检查**：膀胱输尿管反流患儿术前还需要行尿流动力学检查，同时需要排除继发性膀胱输尿管反流。

（5）**抗生素的使用**：术前半小时预防性应用抗生素。

（6）**其他准备**：术前晚上及手术当天回流洗肠。术前留置胃肠减压管、导尿管、肛管等可不纳入常规术前准备范畴，主要依据术者和所在单位习惯而定。

■ 体位

气管插管，复合静脉全麻，常规监测呼气末 CO_2 浓度。患儿取截石位且下垫温毯，下肢受力部位用海绵垫衬垫，双侧上肢自然下垂（手掌朝上，避免尺神经损伤与麻痹），肩袋固定于手术床（避免头低位时，患者移动），头下垫软敷料贴，小三脚架保护头面部（避免术中机器臂碰撞头部）。如术中需中转开放手术，该体位亦很方便，可直接中转，无需变换体位（图 2-2-1）。

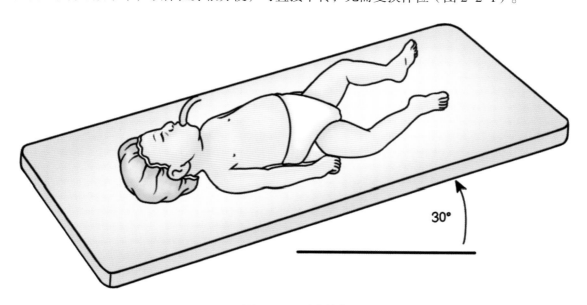

图 2-2-1　手术体位

■ 手术器械

（1）达芬奇机器人手术设备：由医生操控台、视频影像系统、床旁机械臂系统 3 部分组成。

（2）机器人手术专用工作通道（内镜摄像头操作通道的直径为 8.5mm 或 12mm，机械臂操作通道的直径为 5mm 或 8mm）、30° 或 0° 镜头、无菌机械臂袖套套装、单极手术弯剪、冷弯剪、单极电钩、单极电铲、马里兰双极钳、有孔双极钳、狄贝基抓钳、专业抓钳、持针器。术者可结合自身技术与患儿条件选择合适器械。

■ 手术布局及 Trocar 布局

1. 机器人与麻醉手术布局位置

麻醉师与麻醉监护机位于患者头侧，器械车位于患者右侧与手术床呈一个半包结构，助手与器械护士位于患者右侧且位置相邻，这样符合传统手术习惯，术中团队配合更快捷、方便。器械护士配备有两个器械车，一个配备机器人与腹腔镜手术相关器械，一个备用额外的辅助 Trocar 与开放手术器械，以备术中突发情况或中转开放手术使用。机器人与显示屏位于助手对侧，以保证机器人有足够的操作空间，同时方便助手与器械护士观看手术进程，主刀操控台位于手术室固定的一角。于手术室固定的一角（图 2-2-2）。

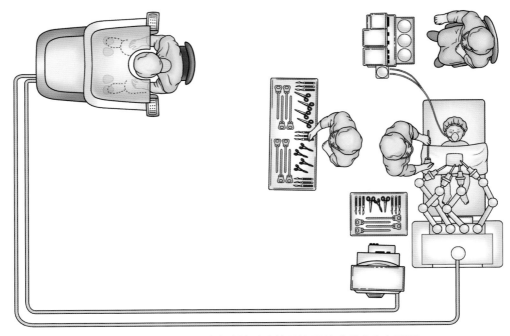

图 2-2-2　机器人辅助腹腔镜膀胱输尿管再植术手术室布局图

2. Trocar 布孔体表设计位置

术前留置胃管与尿管，经脐（或上）置入 8.5 mmTrocar（大于 10 岁或体型较大者可采用 12 mm）作为镜头孔 C，操作通道距耻骨联合的距离大于 6cm，建立气腹，维持气腹压 8～10mmHg。直视下于距镜头孔左、右侧约 6cm 处各置入一 5mm 机械臂（1、3）操作通道，于右锁骨中线离 1 号臂垂直距离约 3cm 处置入一 5mm 辅助通道，术中根据具体情况及助手与主刀操作习惯选择适当型号及位置增加辅助操作通道，丝线将各操作孔固定。

文献报道要求各机器臂操作通道间距大于 8cm，镜头臂操作通道距离耻骨联合需大于 10cm，但经验表明镜头臂操作通道距离耻骨联合大于 6cm 即可满足术中较好手术视野，如患者年龄较小（脐至耻骨联合的距离不足 6cm），可将镜头孔操作通道沿正中线向头侧移动。两器械臂操作通道采用 5mm 器械，器械臂据镜头孔间距离大于 6cm 就可避免器械臂间打架，辅助通道置于右侧锁骨中线据离 1 号臂垂直距离约 3cm 处，该操作通道设计法几乎可以满足各个年龄段儿童手术要求。对于双侧手术同期完成者，无需重新建立操作通道，只需于原辅助孔位置对称处置入另一辅助通道即可完成手术。如术中切除标本过大可从经脐孔或者切开延长经腹横纹操作孔取出，术后瘢痕均掩盖于天然皱褶处。将各操作通道与机器臂对接，气腹管进气更换至辅助孔，腹腔镜镜头 30° 朝下。机器人辅助腹腔镜手术中经常会碰到镜头起雾模糊视野而干扰手术的进程，特别是在处理术中并发症时如视野不清晰可能会导致不良结果。根据临床经验，将气腹管与辅助通道侧孔连接（补气量流速设置为最高），同时将镜头孔机器臂的进气孔打开使气体形成一个微小的气流循环，体内因电凝、电切过程中产生的烟雾可从镜头孔排除（如烟雾过大时亦可在侧孔处对接一个吸引器用于吸气），这样即可以保持很好的视野，也不需要额外操作孔用于术中吸烟（少一个辅助孔），助手也可以很好地发挥其优势（图 2-2-3）。

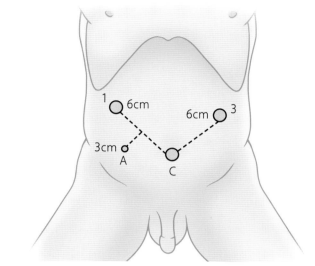

图 2-2-3 机器人辅助腹腔镜膀胱输尿管再植术 Trocar 布孔设计图

■ 手术步骤

一般采用经腹腔入路。术前可留置双 J 管，以利于术中定位输尿管。

1. 定位输尿管

首先，暴露出两侧的海式三角，于髂外动脉搏动处打开侧腹膜，找到跨过髂外动脉的输尿管，沿输尿管尽可能向下游离至输尿管膀胱交界部，充分显露输尿管狭窄处（图 2-2-4）。男性患儿注意保护输精管。

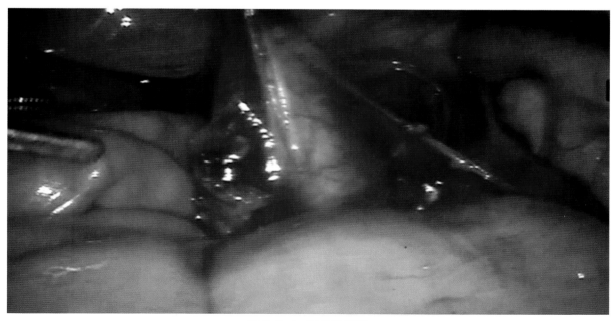

图 2-2-4 定位输尿管

2. 游离输尿管

充分游离输尿管，游离过程中避免钳夹肠管（图 2-2-5）。

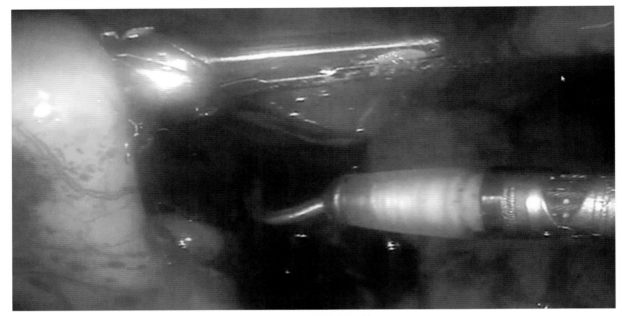

图 2-2-5 游离输尿管

3. 建立膀胱黏膜下隧道

膀胱注入 60mL 生理盐水使膀胱保持轻度充盈。量 5cm 丝线作为标记（图 2-2-6），于膀胱侧后壁做约 5cm 切口，切开膀胱浆膜层至膀胱黏膜下层，向两侧潜行分离以显露膀胱黏膜，直至输尿管膀胱交界处（图 2-2-7）。

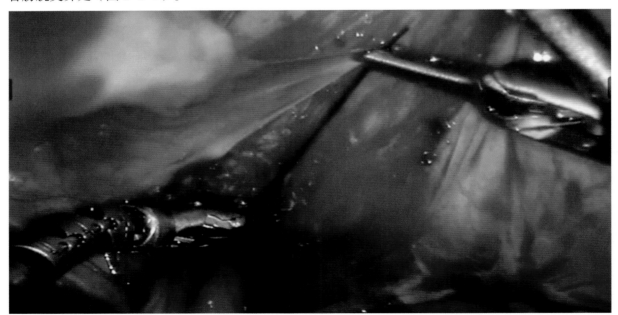

图 2-2-6 量取逼尿肌隧道长度

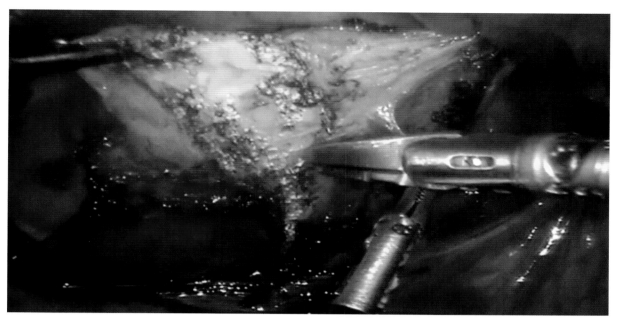

图 2-2-7 建立膀胱黏膜下隧道

4. 膀胱尿道成形

于输尿管膀胱连接处离断输尿管，切除末端输尿管囊肿并修剪输尿管远端至正常大小，适当扩大该交界处膀胱黏膜裂口，用 6-0 可吸收线将修剪后输尿管与膀胱黏膜裂口缝合固定，完成后壁吻合后留置双 J 管，继续完成吻合口前壁缝合（图 2-2-8）。

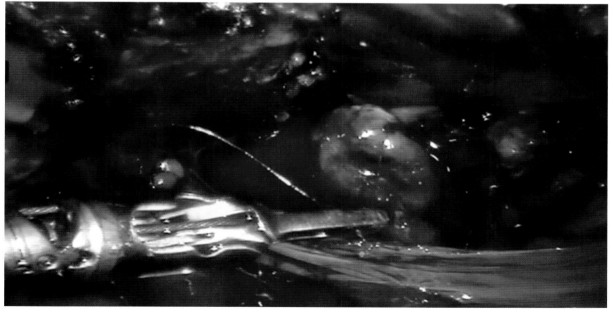

图 2-2-8 输尿管膀胱壁吻合

5. 包埋隧道

间断缝合切开的膀胱浆膜层和肌层，包埋输尿管于膀胱肌层下，形成黏膜下隧道（图 2-2-9）。

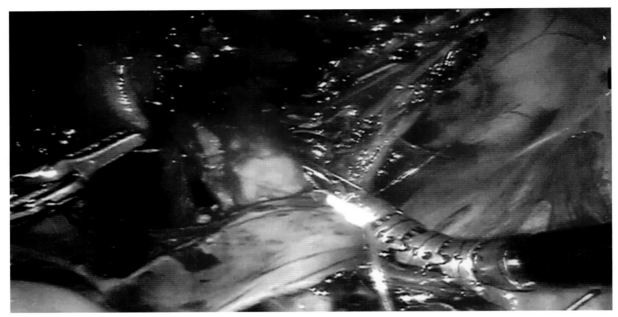

图 2-2-9　包埋隧道

6. 缝合切口

吻合完毕后行膀胱注水试验检查有无渗漏，若无渗漏则用可吸收线连续缝合关闭膀胱侧壁处的腹膜和盆腔段输尿管周围的腹膜。最后，移除机械臂并放置引流管，缝合皮肤切口。

■ 并发症处理及预防

机器人辅助腹腔镜膀胱输尿管再植术并发症包括腹腔镜手术特有并发症和输尿管再植术相关并发症。

1. 腹腔镜手术特有并发症

（1）**气腹相关并发症**：可能出现高碳酸血症或心、肺功能异常，术中严密监测气腹压力，维持在 6 ~ 12 mmHg，术中保持良好的肌肉松弛度，新生儿和婴幼儿用最低压力状态保持可操作空间，尽量缩短手术时间。手术过程和麻醉师密切合作，婴幼儿病情变化较快，术中应密切观察生命体征变化并及时调整，密切观察患儿血气及呼气末二氧化碳分压（partial pressure of end-tital carbon dioxide, PetCO$_2$），尽量不高于 40 mmHg，必要时可暂停手术，适当增加潮气量，排除腹腔内残余 CO$_2$，待恢复正常后再手术。

（2）**穿刺相关并发症**：小儿腹壁薄且腹腔小，建立气腹或 Trocar 穿刺入腹腔时，可能误伤腹腔内血管及肠管。一旦发现损伤，应及时缝合、修补损伤血管或肠管[41]。

（3）**切口疝及切口感染**：切口疝好发于脐窝部位切口，小儿腹壁薄，要全层缝合关闭 ≥ 5 mm 的切口避免术后切口疝的形成，如发现有切口疝应及时修补。因腔镜手术切口较小，虽然术后发生切口感染的概率很小，但如发现有切口感染应予以定期更换伤口敷料及抗感染治疗。

（4）**术中、术后低体温**：由于小孩对周围环境耐受力差且散热快，故对小于 3 个月的婴幼儿行腹腔镜手术治疗时，应注意调高手术室室内温度，同时采用保温毯、暖风机等保暖措施。冲洗腹腔时亦需要温生理盐水，术后也要注意保暖，防止术中、术后低体温。

2. 膀胱输尿管再植术相关并发症

（1）**出血**：虽然术中大出血是输尿管手术中较少见的并发症，但是输尿管与髂血管关系密切，故在手术过程中随时都要特别注意保护血管，通常不需要将血管鞘打开。术中出血通常能够及时发现和处理，必要时可增加气腹压，及时中转为手辅助或开放手术。

（2）**尿外渗或尿漏**：如果术中吻合距离较长，则术后短期内出现少量尿外渗较为常见。术后保持腹腔引流管以及导尿管引流通畅，加强抗感染以及延迟拔管时间。当术后怀疑出现尿漏时，应首先确定导尿管、术区引流管及双 J 管的位置及通畅情况。如已形成尿性囊肿，则需要重新放置引流管，保持导尿管通畅使膀胱处于低压状态。此外，拔除导尿管的时间应晚于拔除引流管的时间。尿外渗或尿漏通常与吻合口张力有很大关系，所以术中尽可能做到无张力吻合。但是机器人手术缺乏力反馈，吻合口的张力大小大部分是通过视觉来判断的，强行吻合容易引起术后继发梗阻、漏尿，导致再次手术率增加。

（3）**腰痛和尿路刺激征**：一般考虑为患儿体内支架管刺激或引流不畅所致，所以需及时行 B 超、腹部平片检查了解有无支架管堵塞或移位情况。后予充足补液量保证尿量及减少患儿活动可缓解尿频、尿急症状，必要时可应用抗胆碱能药物缓解或更换内支架管，术后 4 ~ 6 周拔除双 J 管后可自行缓解。术中根据患儿身高选择合适型号及长短的双 J 管保持内引流通畅可预防此并发症。

（4）**吻合口狭窄**：吻合狭窄通常与吻合口水肿、坏死或输尿管扭曲、成角有关。因此术中无张力吻合是至关重要的，并且要尽可能保护好输尿管的血运。处理此类并发症时应根据具体情况选择腔内扩张或内切开，必要时再次行尿路重建手术。

（5）**反流**：膀胱黏膜下隧道长度应为输尿管直径的 5 倍左右才能获得满意的抗反流效果。当出现反流情况时，应根据反流级别做相应处理，必要时需要通过手术再次延长隧道长度。

■ 经验与教训

机器人辅助腹腔镜输尿管膀胱再植术提高手术成功率的关键在于以下几点。

（1）需游离足够长度的输尿管，以充分去除输尿管病变，尽可能保证输尿管和膀胱的无张力吻合。

（2）由于机器人手术系统缺乏力反馈，应避免过多钳夹输尿管组织，尽可能保留输尿管周围的组织和血供。行输尿管膀胱再植时应注意保持对称缝合，防止输尿管扭转或成角。

（3）输尿管在排空状态下直径若超过 1.5cm 应予以裁剪，否则很难建立抗反流结构。裁剪可在机器人下或拖出体外进行，具体采用哪种方法根据裁剪范围确定。

（4）膀胱黏膜下隧道长度一般在膀胱内注射 60mL 生理盐水后量出 5cm 的距离，这样的卡度可获得满意的抗反流效果。

■ 术后管理

（1）**监测生命征**：术毕麻醉清醒后回病房监护，密切观察生命体征、尿量及腹腔引流情况，确保导尿管及腹腔引流管通畅。

（2）**置管处理**：根据腹腔引流量及超声复查情况适时拔除腹腔引流管，术后 1 周拔除导尿管，术后 4 ~ 6 周膀胱镜下取出双 J 管。

（3）术后随访：术后长期随访，术后 3 ～ 6 个月复查 B 超、肾图、排泄性膀胱尿道造影。

■ 手术视频

（周辉霞）

参考文献

［1］ SMITH K M, SHRIVASTAVA D, RAVISH I R, et al. Robot-assisted laparoscopic ureteroureterostomy for proximal ureteral obstructions in children[J]. J Pediatr Urol, 2009, 5(6): 475-479.

［2］ CASALE P, PATEL R P, KOLON T F. Nerve sparing robotic extravesical ureteral reimplantation ［J］. J Urol, 2008, 179（5）: 1987 - 1989.

［3］ SORENSEN M D, DELOSTRINOS C, JOHNSON M H, et al. Comparison of the learning curve and outcomes of robotic assisted pediatric pyeloplasty［J］. J Urol, 2011, 185（Suppl.）: 2517-2522.

［4］ CHALMERS D, HERBST K, KIM C. Robotic-assisted laparoscopic extra-vesical ureteral reimplantation: an initial experience［J］. J Pediatr Urol, 2012, 8（3）: 268-271.

［5］ JEONG W, RHA K H, KIM H H, et al. Comparison of laparoscopic radical nephrectomy and open radical nephrectomy for pathologic stage T1 and T2 renal cell carcinoma with clear cell histologic features: a multi-institutional study［J］. Urology, 2011, 77（4）: 819 -824.

［6］ AKHAVAN A, AVERY D, LENDVAY T S. Robot-assisted extravesical ure-teral reimplantation: Outcomes and conclusions from 78 ureters［J］. J Pediatr Urol, 2014, 10（5）: 864-868.

［7］ BRAGA L H, PACE K, DEMARIA J, et al. Systematic review and meta-analysis of robotic-assisted versus conventional laparoscopic pyeloplasty for patients with ureteropelvic junction obstruction: effect on operative time, length of hospital stay, postoperative complications, and success rate［J］. Eur Urol, 2009, 56（5）: 848 -857.

［8］ MARCHINI G S, HONG Y K, MINNILLO B J, et al. Robotic assisted laparoscopic ureteral reimplantation in children: case matched comparative study with open surgical approach［J］. J Urol, 2011, 185（5）: 1870-1875.

［9］ GRIMSBY G M, DWYER M E, JACOBS M A, et al. Multi-institutional review of outcomes of robotic assisted extravesical ureteral reimplantation［J］. J Urol, 2015, 193（5-suppl）: 1791-1795.

［10］ DANGLE P P, SHAH A, GUNDETI M S. Robotic assisted laparoscopic ureteral reimplantation - extravesical technique （RALUR-EV）［J］. BJU Int, 2014, 114（4）: 630-632.

［11］ GRIMSBY G M, DWYER M E, JACOBS M A, et al. Multi-institutional review of outcomes of robotic assisted extravesical ureteral reimplantation［J］. J Urol, 2015, 193（5-suppl）: 1791-1795.

第三节 机器人辅助腹腔镜下全肾或部分肾切除术

■ 概述

目前，儿童全肾或部分肾切除术的"金标准"是开放手术入路。尽管开放手术方法有着手术时间短、长期效果好的优点，但也存在住院时间长和并发症概率高的缺点。开放入路通常需要使用大剂量的麻醉药物来控制患者术后疼痛，这反过来又导致难治性疼痛和便秘等术后并发症的增加，增加患者再次住院的概率。腹腔镜为施行全肾或部分肾切除术提供了另一种方法、与开放手术方法相比，这种方法疼痛更少、住院时间更短、恢复时间更快[1]。

达芬奇手术系统提供了稳定的三维手术视野可视化，消除了与传统腹腔镜相关的反直觉运动，并提供了对腹腔镜器械的精细控制[2]。机器人技术在泌尿外科手术中的应用已迅速应用于成人，而在儿童方面的应用则相对滞后。目前，尚不清楚儿童机器人辅助腹腔镜技术（robotic assisted laparoscopic surgery，RALS）是否能成为全肾切除术的"金标准"，因为其成本一直较高。相比之下，部分肾切除术相对于全肾切除术而言，其技术复杂程度更高，RALS 可能成为治疗的黄金标准[3,4]。

■ 手术适应证和禁忌证

机器人辅助腹腔镜下全肾或部分肾切除术的适应证与禁忌证见表 2-3-1。

表 2-3-1 机器人辅助腹腔镜下全肾或部分肾切除术的手术适应证和禁忌证

手术适应证	手术禁忌证
1）由于肾盂输尿管连接处或输尿管膀胱连接处、膀胱输尿管反流、多囊性发育不良和复发性尿路感染（特别是肾盂肾炎）等原因导致的肾功能不全、高血压或明显的蛋白尿； 2）一般建议切除锝 -99m- 二巯基丁二酸（^{99m}Tc-dimer-captosuccinic acid,^{99m}Tc-DMSA）扫描测得相对肾功能小于 10% 的肾脏	1）心、肝、肺等脏器功能异常； 2）患儿营养状况差、不能耐受麻醉和气腹手术； 3）腹腔广泛粘连，建立操作通道困难

■ 术前准备

（1）**术前评估**：术前对患儿全身状况进行全面评估，了解心、肺、肝、肾等重要脏器功能情况，明确有无合并其他脏器相关畸形及手术禁忌证。

（2）**完善常规影像学检查**：常规影像学检查包括肾脏 B 超和磁共振尿路成像（magnetic resonance urography, MRU），了解肾脏病变部位及范围，如患儿既往有磁性金属置入物等不能行磁共振检查的情况，可行 CT 检查；利尿性肾动态显像及静态显像评估双肾分肾功能；行排尿性膀胱尿道造影（voiding cystourethrogram,VCUG）或泌尿系超声造影检查以明确膀胱输尿管反流情况。

（3）**改善营养状态**：如贫血严重，一般情况较差者需纠正贫血，调节水电解质平衡和酸碱代谢，待患儿一般情况改善后再行手术治疗。

（4）**抗生素使用**：术前尿常规检查异常者需行尿培养及药敏试验，并使用敏感抗生素，待感染控制后行手术治疗。在手术当日，术前 0.5 ～ 1.0h 预防性应用抗生素，术前禁食 6h, 禁饮 2h。

（5）**做好中转开腹准备**：所有机器人辅助腹腔镜全肾和部分肾切除术术前都需做好中转传统腹腔镜或开放手术准备，术前向患儿及家属说明中转传统腹腔镜或开放手术的可能性。

■ 体位

气管插管，复合静脉全麻，常规监测呼气末 CO_2 浓度。患儿取平卧位，腰部垫高，双上肢自然平放躯干两侧，双下肢自然伸直，必要时采用温毯及暖风机进行保温。CO_2 气腹压力建议维持在 8~14 mm Hg，新生儿建议在 6~8 mmHg，应避免较大幅度的气腹压变化（图 2-3-1）。

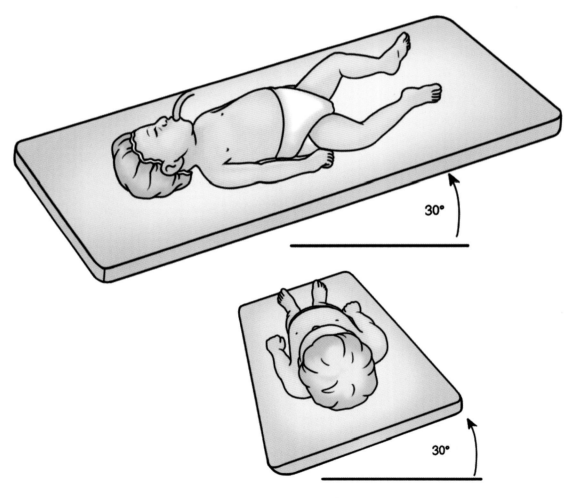

图 2-3-1　手术体位

■ 手术器械

达芬奇机器人手术设备由医生操控台、视频影像系统、床旁机械臂系统 3 部分组成。机器人手术专用工作通道（内镜摄像头操作通道为 8.5mm 或 12mm，机械臂的操作通道为 5mm 或 8mm）、

30° 或 0° 镜头、无菌机械臂袖套套装、单极手术弯剪、冷弯剪、单极电钩、单极电铲、马里兰双极钳、有孔双极钳、狄贝基抓钳、专业抓钳、持针器。术者可结合自身技术与患儿条件选择合适器械。

手术器械包括达芬奇机器人相关器械及腔镜相关操作器械。

（1）达芬奇机器人相关器械：永久电勾（Permanent cautery hook）、大号持针钳（Large needle driver）、马里兰双极镊（Maryland bipolar forceps）或双极弯解剖器（Curved bipolar dissector）。

（2）腔镜相关操作器械：抓钳、分离钳、腹腔镜专用吸引器、Hemolock。

■ 手术布局及 Trocar 布局

1. 机器人与麻醉手术布局位置

麻醉医师、麻醉台位于手术床头端，器械护士及手术器械台位于手术床尾端，机器人车位于患侧同侧，机器人的医生操作台位于手术室角落以便于主刀医师操作机器人机械臂。

床旁机械臂系统放置在手术床一侧，患者手术床边的床旁机械臂系统（patient cart）将三条或四条机械臂通过直径 0.5 ~ 1.2 cm 的穿刺孔引入患者体内，其中医生操作台安排在手术间能使主刀医生观察到手术全景的角落，视频车（vision cart）一般放在床旁机械臂系统同侧，高低左右方向可以调节。手术助手则坐在床旁机械臂系统对侧即手术床另一侧，利用腹腔镜器械进行辅助操作。麻醉台一般设置于手术床头侧，利用无菌铺巾或者无菌手术薄膜悬吊隔离出一个麻醉空间，使得患者肩部以上的空间与无菌手术台隔离，患者的头部、呼吸辅助系统及管路暴露于麻醉医师视野中，有利于术中麻醉监护。器械护士操作台设置于手术床尾端，用于放置各种手术操作器械和设备，器械护士坐于手术助手同侧，根据需要协助助手调整机械臂及传递手术器械（图 2-3-2）。

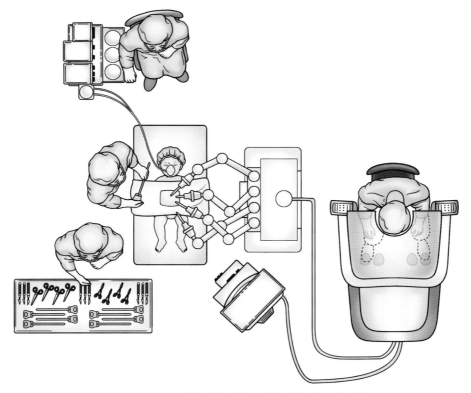

图 2-3-2 机器人辅助腹腔镜下全肾或部分肾切除术

2. Trocar 布孔体表设计位置

术前留置胃管和导尿管，于脐缘置入 8.5mm 镜头，建立气腹，维持气腹压力在 8~14 mmHg。直视下于剑突下 2 横指处及耻骨联合上 2 横指各置入一 8 mm 操作通道，于脐水平下 2 横指腹直肌外缘置入一 5mm 操作通道作为辅助孔，术中根据具体情况及助手与主刀操作习惯选择适当型号及位置增加辅助操作通道。两机械臂间距离不小 4cm，通道置入腹腔长度约 1.0cm，将各操作通道与机械臂对接，气腹管更换至辅助孔进气（图 2-3-3~ 图 2-2-5）。

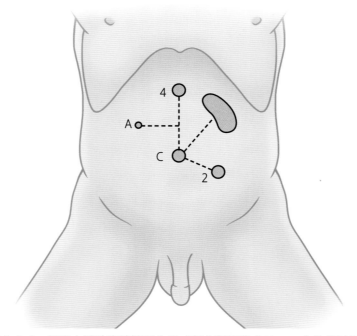

图 2-3-3　机器人辅助腹腔镜下全肾或部分肾切除术 Trocar 布孔设计图

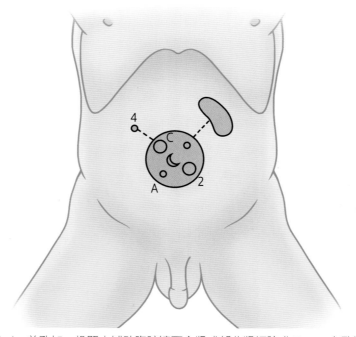

图 2-3-4　单孔加一机器人辅助腹腔镜下全肾或部分肾切除术 Trocar 布孔设计图

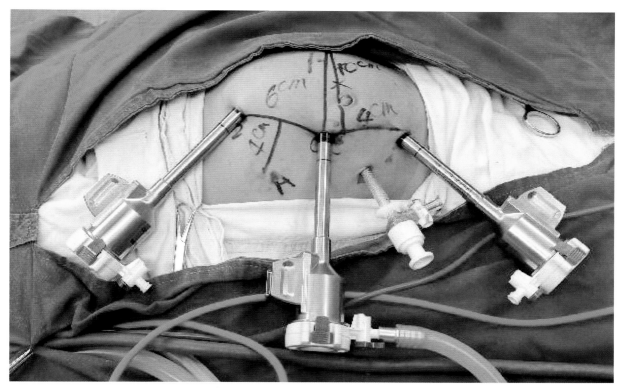

图 2-3-5 机器人辅助腹腔镜下全肾或部分肾切除术 Trocar 置入图

■ 手术步骤

（一）全肾切除术

1. 腹腔镜下手术

于结肠内侧无血管区打开肠系膜，游离并暴露肾盂及肾门血管，仔细辨认肾动静脉并逐一结扎，沿肾脏周围仔细向上分离，保留肾上腺及其血管，向下游离输尿管至输尿管下段，结扎并离断输尿管，术中需注意肾门血管的处理。

2. 手术结束

在用温生理盐水冲洗创面后，洗净腹腔内积液，确认术野无活动性出血。用可吸收线间断缝合侧腹膜或肠系膜窗口，退出各机械臂操作器械，关闭气腹、退出各操作通道，缝合腹膜及各切口。

（二）肾部分切除术

1. 腹腔镜手术

于结肠内侧无血管区打开肠系膜，暴露重复肾（图 2-3-6）。若积水明显影响游离，可予以抽吸积水后再游离（图 2-3-7）。沿重复输尿管向下游离（图 2-3-8）。术中可根据暴露情况，选择缝线对重复输尿管进行悬吊（图 2-3-9），增加操作空间，继续向重复输尿管远端游离至末端，并结扎切断（图 2-3-10）。以重复输尿管为标志，由远端向近端继续游离至肾实质（图 2-3-11）。注意暴露重复肾血供（图 2-3-12），结扎并切断（图 2-3-13），将重复肾于肾实质完整切除（图 2-3-14）。术中注意止血，间断缝合肾实质包膜（图 2-3-15）。

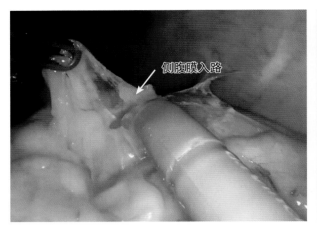

图 2-3-6　侧腹膜入路，寻找重复肾

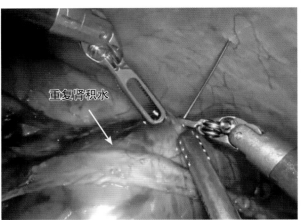

图 2-3-7　穿刺抽吸重复肾积水

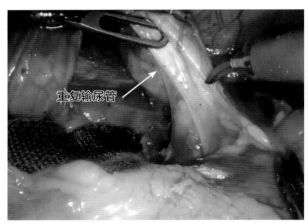

图 2-3-8　沿重复输尿管向下游离

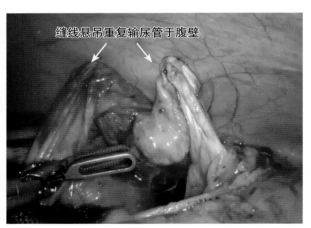

图 2-3-9　缝线悬吊法暴露重复输尿管

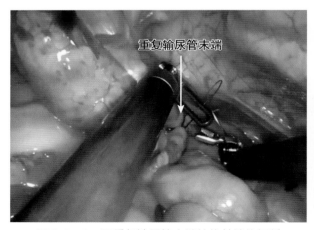

图 2-3-10　于重复输尿管末端结扎并缝扎切断

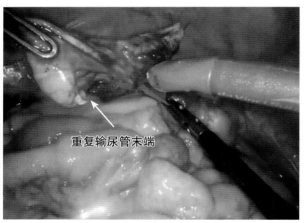

图 2-3-11　由重复输尿管远端向近端游离

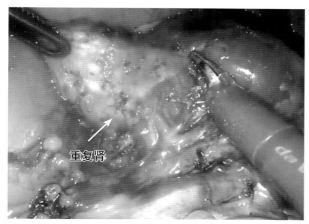

图 2-3-12　暴露重复肾动静脉

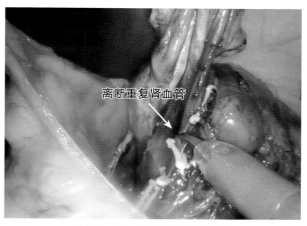

图 2-3-13　离断重复肾动静脉

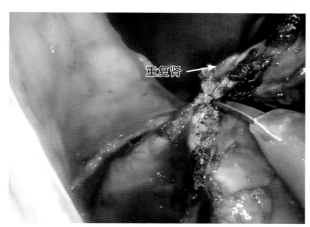

图 2-3-14　将重复肾于肾实质完整切除

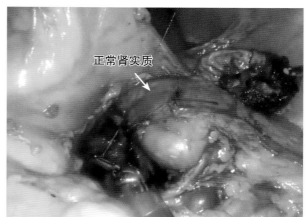

图 2-3-15　缝合肾包膜

2. 手术结束

在用温生理盐水冲洗创面后，吸净腹腔内积液，确认术野无活动性出血。用可吸收线间断缝合侧腹膜或肠系膜窗口，退出各机械臂操作器械，关闭气腹、退出各操作通道，缝合腹膜及各切口。

■ 手术技巧

全肾或部分肾切除手术重点在于对供血血管的辨别及保护，术中可借助悬吊技术增加术野暴露，减少辅助孔的操作。

（1）在全肾或部分肾切除术中，术中需要仔细鉴别正常和异常的输尿管与肾血管。在重复肾切除中，首先需要找到重复输尿管，在输尿管远端游离离断后，即可轻松向上分离肾实质。

（2）术中需要特别注意重复肾的血供处理，在正确的间隙内与正常肾实质进行分离，切除后需要对残留的肾实质包膜进行缝合。

（3）术中可以充分运用悬吊技术，更好地显露手术视野，减轻助手的负担。

■ 术后管理

（1）**监测生命征**：密切观察生命体征变化，包括心率、呼吸、脉搏、末梢血氧饱和度的测定。

（2）**常规护理**：术后加强呼吸道管理，促进排痰，防止呼吸道并发症。术后第 1~2 天即可适当下床，术后 6h 可适当饮水，根据患儿精神状态，适当给予少量流质饮食。

（3）**术后营养支持**：术后维持水、电解质平衡，加强支持治疗，肠道通气后逐渐恢复进食，适当多饮水，保证足够尿量。

（4）**抗生素的使用**：给予广谱抗生素，如发热提示有尿路感染时，可根据尿液培养及药敏试验及时更换敏感抗生素。

（5）**置管处理**：观察尿量及腹腔引流情况，确保导尿管及腹腔引流管通畅，一般导尿管可保留 1~3 天后拔除，根据腹腔引流量及超声复查情况适时拔除腹腔引流管。

（6）**术后随访**：术后建议应用超声检查随访观察术区是否有血肿及积液，如发现有泌尿系感染者应同时行尿液培养检查，并明确感染原因。术后 6 个月复查彩超，以后每 6~12 个月复查 1 次泌尿系超声检查。

■ 结论

充分的证据表明机器人辅助腹腔镜手术应用于儿童是安全的[5-7]，比标准腹腔镜方法[8]具有更高的效率和安全性。虽然目前还无法证明一种单一手术方式优于另一种手术方式，但机器人辅助腹腔镜技术已被证明是可行的、耐受性好，在泌尿相关重建手术中具有优势[9]。随着经验的增加，外科医生使用机器人辅助腹腔镜技术将显著减少手术时间，反过来也会降低使用机器人的总成本。此外，由于在放大的三维视野中暴露和缝合的准确性以及改进的美容技术，机器人辅助腹腔镜技术可能成为儿童部分或全肾切除术的选择方式。

■ 手术视频

（肖智祥）

参考文献

［1］ CASALE P, KOJIMA Y. Robotic-assisted laparoscopic surgery in pediatric urology: an update［J］. Scand J Surg, 2009, 98（2）：110–119.

［2］ CHANG C, STEINBERG Z, SHAH A, et al. Patient positioning and port placement for robot-assisted surgery［J］. J Endourol, 2014, 28（6）：631–638

［3］ TRAXEL E J, MINEVICH E A, NOH P H. Early uses of laparoscopy in pediatric urology included management of non-palpable testes（A review: the application of minimally invasive surgery to pediatric urology: upper urinary tract procedures）［J］. Urology, 2010, 76：122–133.

［4］ PLEKHANOVA O A, MONO PIER S O, OSTROVSKY D V, et al. Robot-assisted laparoscopic partial nephrectomy［J］. Urologiia, 2019, 9（4）：155–162.

［5］ VOLFSON I A, MUNVER R, ESPOSITO M, et al. Robot-assisted urologic surgery: safety and feasibility in the pediatric population ［J］. J Endourol, 2007, 21（11）: 1315－1318.

［6］　Meehan J J, Sandler A. Pediatric robotic surgery: a single－institutional review of the fifirst 100 consecutive cases ［J］. Surg Endosc, 2008, 22（1）: 177－182.

［7］　SINHA C K, HADDAD M. Robot－assisted surgery in children: current status ［J］. J Robot Surg, 2008, 1（4）: 243－246.

［8］　YEE D S, KLEIN R B, SHANBERG A M. Case report: robotic－assisted laparoscopic reconstruction of a ureteropelvic junction disruption ［J］. J Endourol, 2006, 20（5）: 326－329.

［9］　TREVISANI L, NGUYEN H T. Current controversies in pediatric urologic robotic surgery ［J］. Curr Opin Urol, 2013, 23（1）: 72－77.

第四节 机器人辅助膀胱部分切除术

■ 概述

泌尿科医生一直是推动外科技术发展的领导者，包括内窥镜尿道手术、激光的应用，并且在20世纪90年代初是最先运用腹腔镜[1]。其后不到十年，泌尿外科医生又是第一个使用现代机器人手术系统的人[2]。对应用达芬奇机器人系统手术的回顾显示了该系统可运用于大多数成人泌尿外科疾病，除了根治性和单纯性前列腺切除术之外，还包括根治性和部分肾切除术、根治性和部分膀胱切除术等[3-4]。

膀胱肿瘤是泌尿系最常见的肿瘤之一，可发生在膀胱任何部位，但绝大多数位于膀胱三角区，其次为膀胱两侧壁及前壁。小儿膀胱肿瘤相当罕见且多为单发，多发性少见，发病率16% ~ 25%，其中以膀胱横纹肌肉瘤居多，移行细胞癌、炎性肌纤维母细胞肿瘤、血管瘤等也有报道。血尿是膀胱肿瘤最常见的早期症状，无痛性肉眼血尿呈间歇性发作是其典型临床表现，晚期出现尿频、尿急、尿痛等[5]。

目前，小儿泌尿外科运用机器人系统进行手术的经验均来自成人泌尿外科。对于机器人辅助（robot assisted surgery, RAS）技术应用于小儿膀胱肿瘤，现有的研究较少，也缺乏相应的诊疗共识。李品等人[6]报道了RAS治疗膀胱/前列腺横纹肌肉瘤（rhabdomyosarcoma, RMS）的研究，除1例患儿行全膀胱切除和乙状结肠膀胱重建外，其余患儿均行部分膀胱切除术，证实RAS技术下对膀胱横纹肌肉瘤行膀胱部分切除术是安全可行的。Shane F Batie等人[7]报道了使用RAS技术对炎性肌纤维母细胞瘤患儿行膀胱部分切除的个案，微创膀胱保留技术可以将瘤体完整切除且效果良好，患儿远期生活质量较全膀胱切除更高。

■ 手术适应证和禁忌证

机器人辅助膀胱部分切除的适应证与禁忌证见表2-4-1。

表2-4-1　机器人辅助膀胱部分切除的手术适应证和禁忌证

手术适应证	手术禁忌证
各种类型膀胱局限性肿块	1) 生命征不稳定，心、肺、肝等主要脏器功能异常；
	2) 营养状况差，不能耐受麻醉；
	3) 不能耐受气腹手术，腹腔广泛粘连难以建立气腹患儿；
	4) 病变累及范围广，部分切除无法完全清除病灶，或切除后残余膀胱组织无法构建功能完整膀胱，需行其他手术方案的

■ 术前准备

机器人辅助腹腔镜手术效果受诸多因素影响，包括患儿年龄、疾病状态、病变的解剖位置、体位和手术复杂性等，良好的术前准备可以有助于手术成功。

（1）应完善相关实验室检查及影像学检查，明确肿物的来源、位置、大小、血供情况、有无完整包膜以及与周围组织关系等。

（2）应对患儿生命征、营养状况等进行评价，以判断患儿是否能够耐受手术。

（3）术前进行常规肠道准备。

■ 体位

麻醉采用全静脉麻醉加气管插管，用常规方法监测潮末二氧化碳浓度。患者取仰卧位，用胶带或绷带进行约束。受力部位用棉垫衬垫，必要时采用温毯及暖风机进行保温。CO_2 气腹压力建议维持在 8 ~ 10 mm Hg，新生儿建议在 6 ~ 8 mmHg（图 2-4-1）。

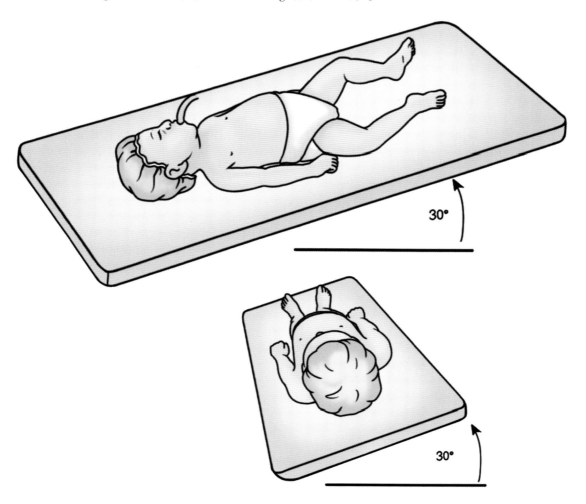

图 2-4-1　体位及 Trocar 的体表布局

■ 手术器械

达芬奇机器人手术设备由医生操控台、视频影像系统、床旁机械臂系统 3 部分组成。机器人手术专用工作通道（内镜摄像头操作通道直径为 8.5mm、12mm，机械臂的操作通道直径为 5mm、8mm）、30° 或 0° 镜头、无菌机械臂袖套套装、单极手术弯剪、冷弯剪、单极电钩、单极电铲、马里兰双极钳、有孔双极钳、狄贝基抓钳、专业抓钳、持针器。术者可结合自身技术与患儿条件选择合适器械。

■ 手术布局及 Trocar 布局

1. 机器人与麻醉手术布局位置

麻醉台设置于手术床头侧，利用无菌铺巾使得患者肩部以上的空间与无菌手术台隔离，患者的头部、呼吸辅助系统及管路暴露于麻醉医师视野中，有利于术中麻醉监护。器械护士操作台设置于手术床尾端，用于放置各种手术操作器械和设备，器械护士坐于器械护士操作台前，根据需要协助助手调整机械臂及传递手术器械（图 2-4-2）。

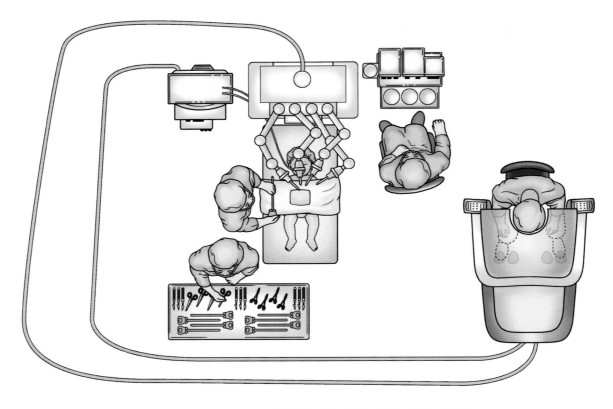

图 2-4-2　机器人辅助腹腔镜膀胱切除术手术室布局图

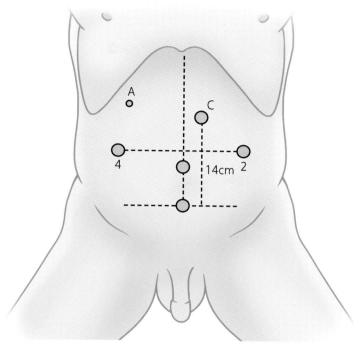

图 2-4-3 机器人辅助腹腔镜膀胱切除术 Trocar 布孔设计图

2. Trocar 布孔体表设计位置

以脐尿管残余膀胱憩室患儿为例，对机器人辅助腹腔镜膀胱部分切除术的手术机械臂连接与 Trocar 的布孔描述如下：①将镜头臂连接至膀胱对应体表腹横纹与腹中线交点头侧 14cm 处（C 点）的 8 或 5mm Trocar；②两机械操作臂分别连接至脐上两横指水平线与左右腋前线交点的直径为 8 或 5mm 操作孔 Trocar（左侧为 2 点，距 A 点 6cm；右侧为 4 点，距 A 点 8cm）；③直径为 5mm 辅助孔位于右侧腋中线与右肋缘交点 A（图 2-4-3，图 2-4-4）。

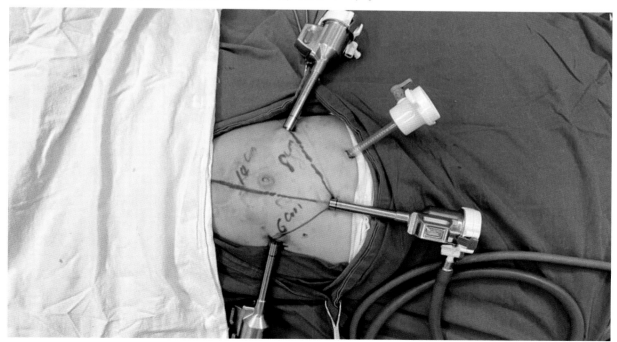

图 2-4-4 机器人辅助腹腔镜膀胱切除术 Trocar 置入图

■ 手术的基本步骤

1. 腹腔镜前操作

术中经留导置尿管注入生理盐水至膀胱膨胀，建立人工气腹，气腹压力 8 ～ 14mmHg。

2. 布孔及对接

根据具体情况及助手与主刀操作习惯选择适当型号及位置增加辅助操作通道。两机械臂间距离不小 6cm，通道置入腹腔长度约 1.0cm，将各操作通道与机械臂对接，气腹管进气更换至镜头孔。

3. 腔镜下手术

以脐尿管残余膀胱憩室患儿为例（图 2-4-5），分离腹膜，暴露脐尿管并于中下 1/3 处离断，沿脐尿管向膀胱分离腹膜至膀胱壁，明确肿物大小、形态、范围（图 2-4-6~ 图 2-4-8）。经腹壁穿入一牵引线将膀胱悬吊牵引（图 2-4-9），沿肿物边缘 0.5cm 切除包括肿物在内的膀胱组织（图 2-4-10~ 图 2-4-12），连续或间断缝合膀胱及膀胱逼尿肌（图 2-4-13），膀胱注水检查密闭性（图 2-4-14）。

4. 手术结束

确认膀胱密闭良好后，用温生理盐水冲洗创面，洗净腹腔内积液，确认术野无活动性出血。退出各机械臂操作器械，关闭气腹、退出各操作通道，收回机械臂移走并将其移动至旁边，主刀或二助洗手上台，协助一助缝合腹膜及切口各层。

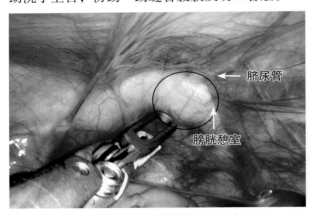

图 2-4-5　膀胱肿物（憩室）

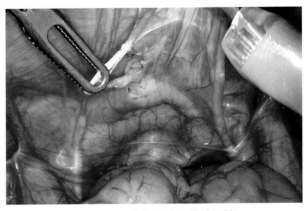

图 2-4-6　分离腹膜暴露脐尿管

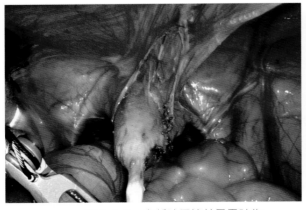

图 2-4-7　离断脐尿管并暴露肿物

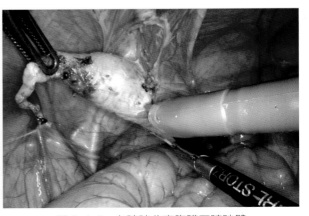

图 2-4-8　向膀胱分离腹膜至膀胱壁

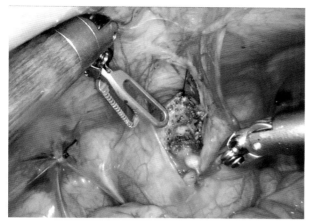

图 2-4-9　悬吊膀胱

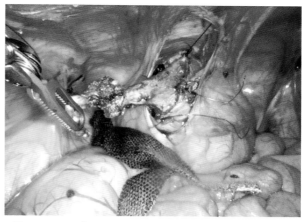

图 2-4-10　术野 3、6、9 点钟方向定位逼尿肌并缝合

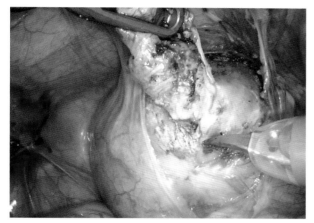

图 2-4-11　于肿物与正常组织界限处分离

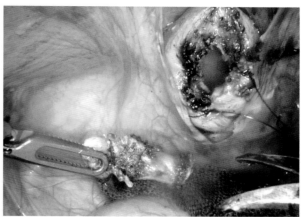

图 2-4-12　肿物切除

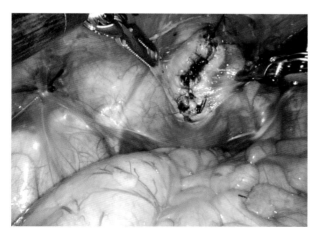

图 2-4-13　连续缝合膀胱

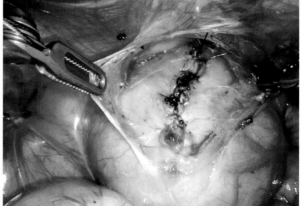

图 2-4-14　注水检查密闭性

■ 术后管理

（1）**监测生命征**：术后密切观察患儿生命体征、尿量及尿液颜色以及腹痛情况等。

（2）**术后支持**：术后维持水电解质平衡，加强支持治疗，肠道通气后逐渐恢复进食，适当多饮水保证足够尿量。术后 1 ～ 2 天内下床轻度活动。

（3）**术后随访**：患者均需要术后定期随访。如病理提示为非恶性肿物（如膀胱憩室等），仅需进行症状、体征及 B 超检查；如果病理提示肿物为恶性，则除前述检查外，需根据肿瘤类型复查诸如血清甲胎蛋白（alpha fetoprotein, AFP）、癌胚抗原（carcinoembryonic antigen, CEA）、CA19-9、CA125、CA15-3、神经元特异性筛解化酶（neuron specific enolase, NSE）、香草基扁桃酸（vanillylmandelic acid, VMA）等肿瘤标志物测定。临床检查或肿瘤标志物检查提示肿瘤复发时可选择进一步 CT、MRI、PET-CT 等影像学检查。

■ 结论

在经验丰富的儿外科医生的手中，机器人辅助膀胱部分切除术是一种安全有效的微创方法，机器人辅助膀胱部分切除术可以将肿物（瘤体）完整切除且效果良好，患儿远期生活质量较全膀胱切除更高。

■ 手术视频

（贾金富）

参考文献

[1] THOMAS R. Editorial: the evolving world of urological laparoscopy [J]. J Urol, 1995, 154（2）：487-488.

[2] PASTICIER G, RIETBERGEN J, GUILLONNEAU B, et al. Robotically assisted laparoscopic radical prostatectomy: feasibility study in men [J]. Eur Urol, 2001, 40（1）：70-74.

[3] CHALLACOMBE B J, KHAN M, MURPHY D, et al. The history of robotics in urology [J]. World J Urol, 2006, 24（2）：120-127.

[4] HOZNEK A, ZAKI S K, SAMADI D B, et al. Robotic assisted kidney transplantation: an initial experience [J]. J Urol, 2002, 167（4）：1604-1606.

[5] SHELMERDINE S C, LORENZO A J, GUPTA A A, et al. Pearls and Pitfalls in Diagnosing Pediatric Urinary Bladder Masses [J]. Radiographics, 2017, 37（6）：1872-1891.

[6] LI P, ZHOU H, CAO H, et al. Robot-Assisted Laparoscopic Management of Bladder/Prostate Rhabdomyosarcoma in Children: Initial Series and 1-Year Outcomes [J]. J Endourol, 2021, 35（10）：1520-1525.

[7] BATIE S F, COCO C T, PASSONI N M, et al. Robot assisted laparoscopic partial cystectomy for inflammatory myofibroblastic tumor with simultaneous intraoperative flexible cystoscopy for tumor mapping [J]. Urol Case Rep, 2022, 43：102070.

第 三 章

普外科

第一节 机器人辅助先天性胆总管囊肿根治术

■ 概述

先天性胆总管囊肿是儿外科常见的胆管畸形[1]，在亚洲地区，该病的发病率为 1/13000–1/1000[2-4]。1995 年，Farello 教授首先应用腹腔镜技术完成胆总管囊肿根治术[5]。2002 年，我国李龙教授通过改良此术式，缩短了手术时间、降低了手术难度[6]。此后十余年间，通过儿外科同仁的不懈努力，腹腔镜胆总管囊肿根治术逐渐在国内各大医疗中心开展应用，近年来已基本替代传统的开腹手术。专家们也已对该技术达成共识，认为腹腔镜技术在手术时间、围手术期并发症等方面优于传统开腹手术。然而腹腔镜技术方兴未艾，达芬奇机器人辅助技术却正以高精尖科技的势头冲击着儿外科领域。Russell Woo 教授于 2006 年率先应用达芬奇机器人辅助技术完成了首例胆总管囊肿根治术，我国的黄格元教授于 2009 年完成了国内首例达芬奇机器人辅助胆总管囊肿根治术[7]，此后国内各家有条件的医院逐渐尝试开展该术式。浙江大学医学院附属儿童医院报道了 10 例体重6kg 以下的患儿成功接受达芬奇机器人辅助胆总管囊肿根治手术，其中年龄最小为 1 月 12 天且体重仅 3.5kg，是现有文献报道中年龄和体重最小的病例[8]。目前，国内开展机器人辅助胆总管囊肿手术多应用达芬奇三代机（da Vinci Si 系统）和达芬奇四代机（da Vinci Xi 系统）。与三代机相比，四代机无论在装机时间方面，还是术中器械更换方面都得到极大提升，有效缩短了术程。在临床中，四代机已逐渐取代三代机，因此本节内容以达芬奇四代机作为应用设备进行讲解。

■ 手术适应证和禁忌证

机器人技术理论上适用于所有诊断为先天性胆总管囊肿的患儿，与传统腹腔镜手术相同，机器人辅助胆总管囊肿根治术不存在绝对禁忌证，但存在着相对禁忌证（表 3–1–1）。

表 3–1–1　机器人辅助先天性胆总管囊的手术适应证和相对禁忌证

适应证	相对禁忌证
先天性胆总管囊肿	1）生命体征不平稳； 2）体重小于 5kg 或年龄小于 3 个月； 3）有严重心肺功能不全； 4）既往有腹腔手术史

对存在上述相对禁忌证的患儿，需要在术前组织有经验的高级职称医师慎重讨论，从患儿心肺功能耐受度、腹腔粘连程度、手术团队的技术水平、中转开腹的概率、患儿家庭经济条件、患儿家属疗效预期等方面评估是否适合选择机器人手术。

■ 术前准备

对于符合手术适应证且不伴有手术禁忌证的患儿可择期尽早安排手术。术前准备主要包括以下几点：

（1）**术前评估**：术前对患儿全身状况进行全面评估，了解心、肺、肝、肾等重要脏器功能的情况，明确有无合并其他脏器相关畸形及手术禁忌证。

（2）**完善常规检查**：通过 B 超和磁共振胰胆管成像（magnetic resonance cholang iopancreatog,rap MRCP）了解肝内、外胆管形态、胰胆合流情况、胆管结石情况。通过血常规、超敏 C 反应蛋白、生化指标、凝血酶谱等了解肝胆功能情况。

（3）**改善营养状态**：纠正贫血、低蛋白血症、水电解质紊乱和酸碱代谢失衡，改善患儿营养状态。

（4）**抗生素的使用**：胆总管囊肿手术为 II 类切口需术前使用抗生素，抗生素需根据术前患儿有无胆管感染及感染严重程度来选择。多为经验性用药，对于无感染的患儿，可选择二代或三代头孢菌素。术前抗生素给药时间为术前 30min，采用静脉给药的方式在 30min 内滴完，以使血清和胆管组织内的抗菌药物达到有效浓度。根据所选药物的半衰期及手术时长，可在术中再次给药，确保药物有效浓度覆盖手术全过程。

（5）**做好中转开腹准备**：术前都需做好中转开腹准备，术前向患者及家属说明中转开腹的可能性。

（6）**肠道准备**：包括在术前 24h 进食容易消化的食物、清洁灌肠，术前 8h 禁食，术前 2 小时禁水。手术当天根据排便及腹胀情况，可予开塞露纳肛，以尽量使术中肠管条件适合手术。

（7）**备血**：因近年来随着胆总管囊肿手术的成熟，术中需输血的病例极少，但由于肝门部解剖存在大血管损伤风险，术前仍需常规备红细胞及血浆。

■ 体位

气管插管，复合静脉全麻，常规监测呼气末 CO_2 浓度。患儿取仰卧头高位，头侧抬高 15° ~ 30°（图 3–1–1），患儿胸部和大腿处用胶布或绷带固定于手术台。受力部位用棉垫衬垫，必要时采用温毯及暖风机进行保温。CO_2 气腹压力建议维持在 8~10 mm Hg，新生儿建议在 6~8 mmHg，应避免较大幅度的气腹压变化（图 3-1-1）。

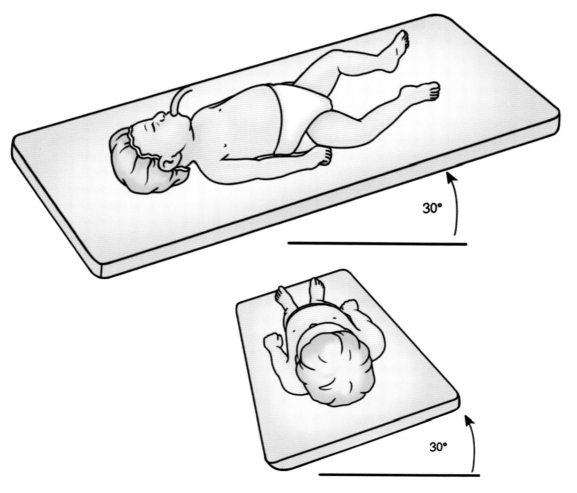

30°

30°

图 3-1-1　手术体位

■ 手术器械

手术器械包括达芬奇机器人相关器械及腔镜相关操作器械。

（1）达芬奇机器人相关器械：永久电勾（permanent cautery hook）、大号持针钳（large needle driver）、马里兰双极镊（maryland bipolar forceps）或双极弯解剖器（curved bipolar dissector）。

（2）腔镜相关操作器械：抓钳、分离钳、腹腔镜专用吸引器、Hemolock。

■ 手术布局及 Trocar 布局

1. 机器人与麻醉手术布局位置

麻醉操作台及麻醉师位于手术台头部，达芬奇机器人车位于手术台左侧（患儿的右侧），手术一助医师位于手术台右侧（患儿的左侧），器械护士及器械台与手术一助医师位于同侧（图 3-1-2）。

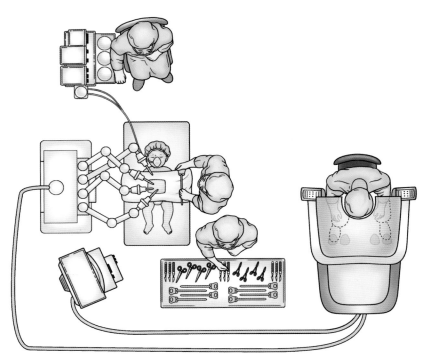

图 3-1-2 机器人辅助先天性胆总管囊肿根治术手术室布局图

2. Trocar 布孔体表设计位置

取脐部正中作切口,切开长约 8 mm 切口进腹建立气腹,置入达芬奇 Trocar(C 点)。以脐部与肝门部体表投影点连线做垂直线,在线上距脐部约 8cm 处左右各取一点(2 点和 4 点,该距离最少 3 cm 以上)做 8 mm 切口,置入达芬奇 Trocar。取脐部与左上腹切口(4 点)连线中点做垂直线,在该线下段距交点 3 ~ 5 cm 处(A 点)做 5 mm 切口,置入普通腔镜 Trocar 作辅助孔使用。2、C、4 点 Trocar 分别连接达芬奇机器人的 2、3、4 号臂,空置 1 号臂。2 点所在的孔在术后作为腹腔引流管孔使用(图 3-1-3)。

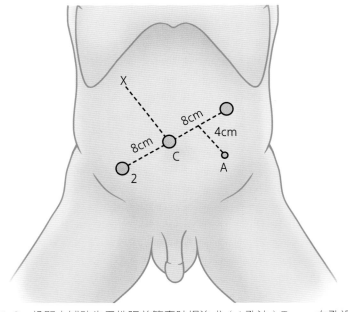

图 3-1-3 机器人辅助先天性胆总管囊肿根治术(4 孔法)Trocar 布孔设计图

■ 手术步骤

达芬奇机器人辅助胆总管囊肿根治术（4孔法）。

1. 体外空肠 Roux-Y 吻合

手持达芬奇主视镜经脐部达芬奇 Trocar 进腹监视腹腔，2、4、A 点的 trocar 进腔镜抓钳并在显露 Treitz 韧带后抓控 Treitz 韧带下 20 cm 空肠。关气撤除脐部 Trocar 后，可根据情况适当扩大脐部切口，经脐部拖出空肠，在体外完成空肠 Roux-Y 吻合。空肠胆管支长度约 25cm，或等于脐部到右上腹肝门体表投影的直线距离长度（图 3-1-4）。

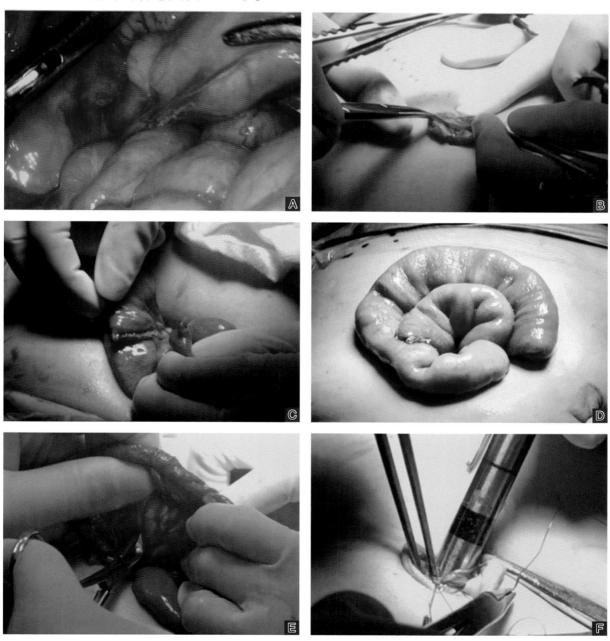

图 3-1-4 体外空肠 Roux-Y 吻合

A 为达芬奇主视镜监视下（不装机），置入普通腹腔镜抓钳，找到 Treitz 韧带空肠肠起始部，抓钳固定距 Treitz 韧带 20cm 处空肠；B 为撤去脐部 Trocar，扩大脐部切口至 1.5cm，经脐部切口将距 Treitz 韧带 20cm 处空肠取出体外；C 为处理系膜血管后，离断距 Treitz 韧带 20cm 处空肠；D 为将近端空肠与远端空肠在离断处远端 25cm 处行端侧吻合，形成 Roux-Y 襻；E 为经脐部提出横结肠（大龄儿或横结肠取出困难者可在达芬奇镜下完成此操作），在结肠中动脉右侧肠系膜无血管区开孔，将 Roux-Y 肠襻胆管支经该孔穿过并固定；F 为将肠管回纳腹腔，缝线缝合缩小脐部切口，置入达芬奇 Trocar，重新建立气腹。

2. docking

注意调整患儿体位至头高脚低位，除非配置了达芬奇 Xi 一体化手术床，否则该步十分重要，因为装机后不能再调整患儿体位。经脐部达芬奇 Trocar 建立气腹，设置好主机"上腹部手术"模式后，空置 1 号臂，将 3 号臂与脐部 Trocar 连接。进主视镜确定术野后，长按"targeting"按钮调整其他机械臂，将 2 号、4 号臂与 2 号位、4 号位 Trocar 连接。在主视镜监视下安装操作器械，2 号位 Trocar 置入马里兰双极镊或双极弯解剖器，4 号位 Trocar 置入大号持针钳或永久电勾。

3. 腔镜下手术

主刀在医生操控台操作机械臂完成腔镜下胆管解剖，胆总管囊肿、胆囊切除以及肝管和空肠胆管支的吻合。助手在手术台边上，根据需要经 A 号位辅助 Trocar 控制普通腔镜抓钳、吸引器或 hemolock，辅助主刀暴露手术视野、传递针线、处理瘘管，同时负责达芬奇操作器械的更换。术中主刀与助手需要根据术程变化，进行及时的语言沟通，主刀指令和助手反馈必须清楚明了（图 3-1-5）。

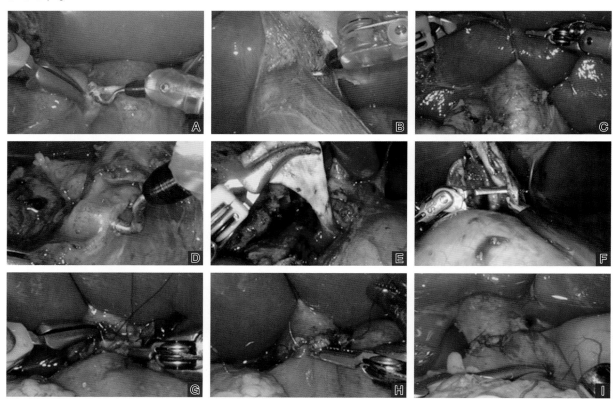

图 3-1-5　腔镜下胆总管胆囊切除及肝肠吻合手术

A 为电凝离断胆囊动脉；B 为解剖胆囊；C 为经腹壁悬吊肝总管前壁；D 为经肝总管、胆总管交汇处离断胆总管囊肿近端；E 为解剖胆总管远端至胰管交汇处；F 为 Hemolock 夹闭胆总管远端；

G 为肝总管与空肠胆管支行端侧吻合（缝合后壁）；H 为肝总管与空肠胆管支行端侧吻合（缝合前壁）；I 为完成吻合后，吻合口周围注水仔细检查有无渗漏。

4. 手术结束

完成胆肠吻合后，先撤除 2 号臂，经 2 号位 Trocar 留置腹腔引流管至吻合口下，经辅助 Trocar 抓控切除的胆总管囊肿及胆囊，再关气撤除 3 号臂与 4 号臂。收回机械臂移走达芬奇手术车，主刀或二助洗手上台，协助一助完成经脐取胆总管囊肿、胆囊并关腹。

■ 术后管理

应以 ERAS 理念管理术后患儿[9]。

（1）监测生命征：定期监测生命体征和完成血常规、C 反应蛋白、肝胰功能指标以及腹部 B 超等检查。

（2）常规护理：术后嘱患儿早期下床活动，在肛门排气、肠道功能恢复后早期拔除胃管并逐步恢复正常饮食，但忌油腻食物。

（3）抗生素的使用：术后抗生素根据围手术期风险评估可选择厄他培南单药应用或二、三代头孢菌素联合甲硝唑应用；对于术中胆汁外溢严重，存在胆汁性腹膜炎风险较大的患儿，可选用哌拉西林–他唑巴坦、亚胺培南、美罗培南等药物，必要时加用万古霉素联合抗感染[10]。

■ 结论

机器人辅助胆总管囊肿根治术是一项安全可行的新技术，比腹腔镜胆总管囊肿根治术更为适合需要更精细操作的病例，其术后恢复也快于腹腔镜手术。但现阶段达芬奇手术花费高，装机时间偏长，低龄儿童的适应证尚未确立等仍是需要克服的壁垒[11]。

■ 手术视频

（高志刚）

参考文献

［1］ 高志刚，章跃滨，蔡多特，等 . 腹腔镜胆总管囊肿根治术 205 例并发症分析及经验总结［J］. 临床小儿外科杂志，2017，16（1）：65-69，97.

［2］ WOO R, LE D, ALBANESE C T, et al. Robot-assisted laparoscopic resection of a type I choledochal cyst in a child［J］. J Laparoendosc Adv Surg Tech A, 2006, 16（2）: 179-183.

［3］ PHAM H D, OKATA Y, VU H M, et al. Robotic-assisted surgery for choledochal cyst in children: early experience at Vietnam National Children's Hospital［J］. Pediatr Surg Int, 2019, 35（11）: 1211-1216.

[4] NARAYANAN S K, CHEN Y, NARASIMHAN K L, et al. Hepaticoduodenostomy versus hepaticojejunostomy after resection of choledochal cyst: a systematic review and meta-analysis[J]. J Pediatr Surg, 2013, 48（11）: 2336-2342.

[5] FARELLO G A, CEROFOLINI A, REHONATO M, et al. Congenital choledochal cyst: video-guided laparoscopic treatment ［J］. Surg Laparosc Endosc, 1995, 5（5）: 354-358.

[6] 李龙, 余奇志, 刘刚, 等. 经腹腔镜行先天性胆总管囊肿根治切除术的技术要点［J］. 中华普通外科杂志, 2002, 17（8）: 473-475.

[7] 黄格元, 蓝传亮, 刘雪来, 等. 达芬奇机器人在小儿外科手术中的应用（附20例报告）［J］. 中国微创外科杂志, 2013, 13（1）: 4-8.

[8] JIN Y, CHEN Q, ZHANG Y, et al. Robot-assisted resection of choledochal cysts in children weighing less than 6 kg ［J］. Br J Surg. 2023, 110（2）: 267-268.

[9] 赵杭燕, 蔡多特, 高志刚, 等. 加速康复外科理念在儿童先天性胆总管囊肿治疗中的应用［J］. 浙江大学学报（医学版）, 2019, 48（5）: 474-480.

[10] 国家儿童健康与疾病临床医学研究中心. 中国儿童腹腔感染诊治专家共识［J］. 中华小儿外科杂志, 2022, 43（7）: 577-587.

[11] 蔡多特, 陈青江, 章立峰, 等. 达芬奇技术与传统腹腔镜技术在胆总管囊肿根治术中应用的对比研究［J］. 临床小儿外科杂志, 2022, 21（1）: 51-57.

第二节 机器人辅助腹腔镜改良 Soave 根治术

■ 概述

先天性巨结肠（Hirschsprung's disease, HD）是常见的先天性肠道疾病之一，由于患儿结肠部位缺乏神经节细胞，肠管可出现持续痉挛，继而导致粪便淤滞于近端结肠，造成对应肠段的肥厚、扩张。1995 年，Georgeson 首次使用腹腔镜辅助巨结肠根治术[1]。

■ 手术适应证和禁忌证[2]

患儿符合适应证时，应积极进行手术治疗，但如果存在手术禁忌证时应当暂缓手术，先行内科保守治疗（表 3-2-1）。

表 3-2-1 机器人辅助腹腔镜改良 Soave 根治术的手术适应证和禁忌证

手术适应证	手术禁忌证
1）常见型、长段型、全结肠型 HD； 2）HD 同源性疾病以及横结肠受累需要将升结肠拖出吻合者； 3）经肛门巨结肠手术无法完成者	1）心、肝、肺等脏器功能异常； 2）患者营养状况差、不能耐受麻醉手术； 3）不能耐受气腹

■ 术前准备

温盐水回流灌肠 1 周，常规备血，手术前夜及清晨洗肠以排净粪汁及气体，术前 0.5h 预防性静脉滴注抗感染药物。

（1）术前评估：术前对患儿全身状况进行全面评估，了解心、肺、肝、肾等重要脏器功能的情况，明确有无合并其他脏器相关畸形及手术禁忌证。

（2）完善相关检查：通过完善血常规、生化、凝血功能检测等检验评估全身状况，通过腹部立位 X 线片、结肠钡灌肠造影等检查进行术前病变分型。

（3）改善营养状态：纠正术前贫血、低蛋白血症、凝血功能异常、电解质紊乱等异常，改善全身营养状态。

（4）抗生素的使用：术前 0.5h 及手术时间大于 3h 时各静脉滴注一剂二代头孢类抗生素，如头孢呋辛，以确保血药浓度覆盖手术全程。

（5）肠道准备：温盐水回流灌肠 1 周，术前 3 天进流食，术前一晚及手术当日清晨洗肠，必要时手术当日清晨可加用开塞露纳肛，创造尽可能良好的肠管条件。

（6）做好中转开腹准备：所有机器人辅助腹腔镜改良 Soave 根治术术前都需做好中转开腹准备，术前向患者及家属说明中转开腹的可能性。

■ 体位

气管插管，静脉—吸入复合麻醉成功后取平卧位，双侧上肢呈"投降"位，双侧下肢稍张开，无菌巾包裹双下肢（图 3-2-1），所有受力部位均用海绵衬垫，绷带固定四肢。置入胃管及导尿管进行胃肠和膀胱减压。腹部、臀部、会阴部及双下肢消毒（图 3-2-1）。

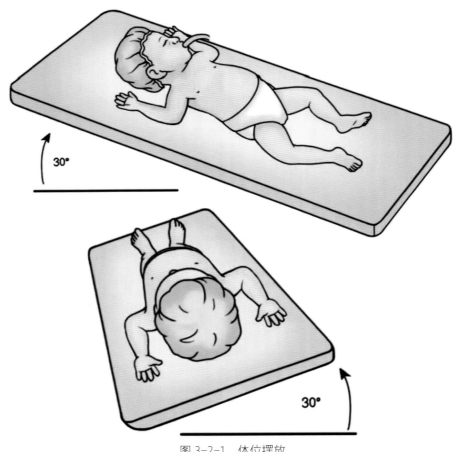

图 3-2-1　体位摆放

■ 手术器械

（1）**达芬奇机器人相关器械**：持针钳、单极电剪、cardier 抓钳。

（2）**腔镜相关操作器械**：肠钳、系膜钳、分离钳、剪刀、腹腔镜专用吸引器、Hemolock。

■ 手术布局及 Trocar 布局

1. 机器人与麻醉手术布局位置

麻醉台一般设置于手术床头侧，利用无菌铺巾或者无菌手术薄膜悬吊隔离出一个麻醉空间，使得患者肩部以上的空间与无菌手术台隔离，患者的头部、呼吸辅助系统及管路暴露于麻醉医师视野中，有利于术中麻醉监护。达芬奇机器人手术系统放置在患者左侧，助手在患者的右侧，器械车靠近手术台的尾部，用于放置各种手术操作器械和设备，器械护士坐于手术助手同侧，根据需要协助助手调整机械臂及传递手术器械。（图 3-2-2）。

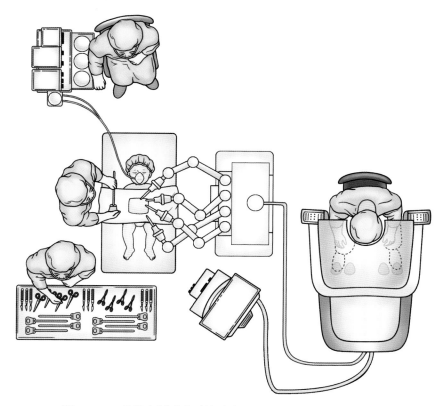

图 3-2-2　机器人辅助腹腔镜改良 Soave 根治术手术室布局图

2. Trocar 布孔体表设计位置

　　Trocar 布局采用 4 孔法。经脐作脐与病灶部位连线，在脐上距离病灶 10cm 处（C 点）置入 12mm Trocar，放置镜头，注入 CO_2 气体建立气腹并将压力设置为 8~12mmHg，气体流量为 4.0L/min。左、右侧腹分别距观察孔（C 点）6cm 作 4 号位与 2 号位置入 2 个 8mm Trocar 放置操作器械。左下腹距 4 号位 4cm 处放置 5 mm Trocar 作为辅助孔，放置吸引器、针线等（图 3-2-3，图 3-2-4）。

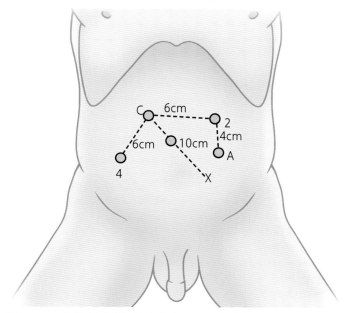

图 3-2-3　机器人辅助腹腔镜改良 Soave 根治术 Trocar 布孔设计图

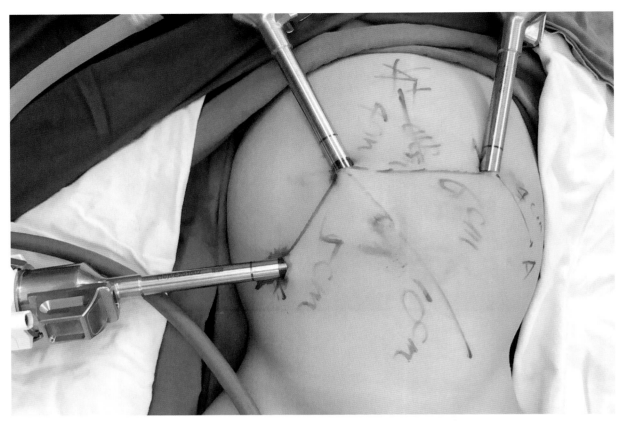

图 3-2-4　机器人辅助腹腔镜改良 Soave 根治术 Trocar 置入图

■ 手术步骤

1. 直肠活检

扩肛并采用放射状缝合的方法缝合齿状线与肛门周围皮肤共计 8 针，使直肠呈外翻状（图 3-2-5）。在齿状线上 1cm ~ 5cm 后壁处取材以行直肠全层活检，送术中快速病理检查，在证实无神经节细胞后，转至腹部操作。

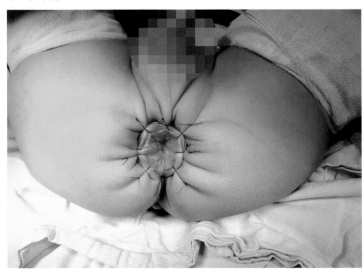

图 3-2-5　暴露直肠黏膜

2. 肠壁活检

在腹腔镜下探查肠管（图 3-2-6），取肠壁浆肌层或全层组织快速冰冻切片查找神经节细胞，确保切除全部无神经节细胞肠段（图 3-2-7）。

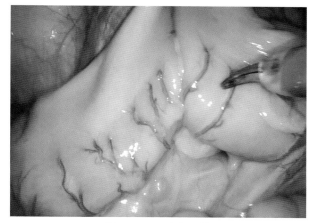

图 3-2-6 病变肠管

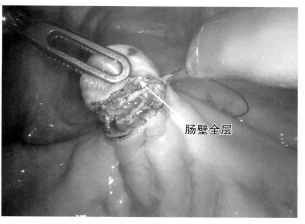

图 3-2-7 腹腔内肠壁活检

3. 游离肠系膜

从腹膜反折上方 5 cm 左右的直肠与乙状结肠交界处开始解剖，提起结肠将肠系膜展平，用单极手术电剪或超声刀靠近肠管壁从右侧开始分离直肠、乙状结肠系膜。先将肠系膜切开一小孔，沿此孔靠近狭窄的肠管壁并向远端用单极手术电剪切割肠系膜，紧靠直肠游离直肠系膜至腹膜反折下 1cm ~ 2cm 处，向近端沿血管弓下缘切割近端乙状结肠、降结肠系膜，保留结肠边缘血管弓，直至预计切除水平。游离范围上至活检预定切除平面，下至腹膜反折处（图 3-2-8），使结肠能够无张力下拉至盆腔（图 3-2-9）。在肠系膜游离完毕后，解除机器人与患儿的 docking，转至会阴部操作。

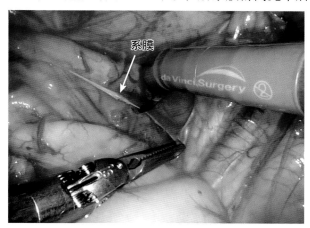

图 3-2-8 游离肠系膜

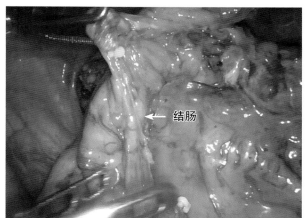

图 3-2-9 结肠可无张力下拉至盆腔

4. 经肛操作

在齿状线上方 0.5 ~ 1.0cm 水平处用电刀呈 V 形及环形切开直肠黏膜一周，黏膜置缝线牵引，边分离边缝线。待全周分离后将缝线集中牵引，以防止单线撕裂黏膜，在黏膜下层与环肌之间用针形电凝间接分离和钝性分离技术解剖肌鞘。向上分离黏膜 4 ~ 6cm，可见直肠肌鞘呈折叠袖套状环形包绕于黏膜管周围，当直肠黏膜从肛门内能轻松脱出，此时提示已达腹膜反折水平。环形切断直肠肌鞘进入腹腔，在肌鞘后壁纵行劈开，从肌鞘拖出游离的结肠和直肠黏膜（图 3-2-10），切除

病变肠管（图 3-2-11）

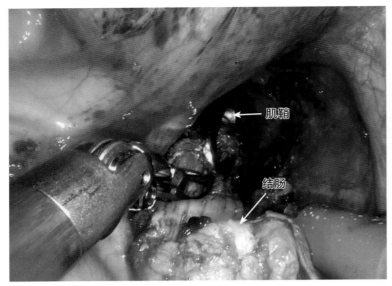

图 3-2-10　从肌鞘拖出结肠

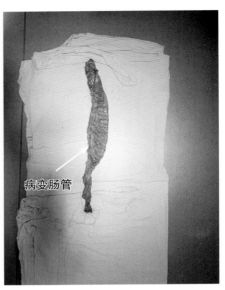

图 3-2-11　切除的病变肠管

5. 结肠肛管吻合

先将肛管与正常结肠浆肌层间断缝合，然后再将肛管黏膜与结肠黏膜缝合一周，肛门内塞入肛塞。

6. 缝合切口

重新建立气腹，检查拖出结肠有无扭转，腹腔内有无出血，拔出 Trocar，美容缝合切口。

■　术后管理

（1）监测生命征：术毕麻醉清醒后回病房监护，密切观察生命体征（体温、心率、呼吸、血压）、腹部体征及肛门口渗血、渗液情况。

（2）常规护理：术后加强呼吸道管理，促进排痰，防止呼吸道并发症，肛塞于术后 48h 拔除，排便后注意保持肛门清洁。

（3）术后营养支持：术后暂禁食，维持水电解质平衡，加强支持治疗，肠道通气后逐渐从流食开始缓慢过渡到正常饮食。

（4）抗生素的使用：可选择二、三代抗生素治疗，根据患儿病情决定抗生素使用天数。在一般情况稳定且炎症指标无异常，并排除巨结肠相关性小肠结肠炎、吻合口瘘等感染相关并发症的情况下可停用抗生素。

（5）术后扩肛：术后使用扩肛器扩肛 3 个月，术后扩肛可减少吻合口狭窄发生。

■　结论

随着微创技术的发展，经典的巨结肠拖出术也不断地改进。目前，完全经肛门拖出、应用腹腔镜辅助治疗 HD 已十分广泛，但腹腔镜辅助治疗 HD 仍有许多肛门内操作。然而，更多的肛门内操作就意味着更长时间和更大程度的肛门括约肌牵拉，这些可能与术后肛门功能不良密切相关。腹腔镜操作可以减少对肛门周围肌肉的牵拉，对减少并发症和提高术后排便功能可能有好处[3]。从手术过程来看，腹腔镜术中判断病变肠段更容易、准确而且可以在吻合完成后检查肠管是否扭转、是否有腹腔出血。但小儿盆腔空间狭小，腹腔镜器械不够灵活，在盆腔深处内精细操作困难，容易对周围神经血管造成损伤。

而机器人辅助腹腔镜手术则综合以上两种的优势，机器人技术提供三维立体高清影像及 10 倍放大视野；具有比传统腹腔镜器械更好的灵巧性和更大的活动范围，使术者的手术操作更为灵活而精准；清楚显示结肠系膜血管弓，保证拖下肠管的血供；更加清晰地显示直肠与输尿管、输精管、子宫、阴道等重要组织结构[4]。此外，机器人手术解剖过程更稳定、精准，周围组织几乎不被侵扰，同时盆腔内完全解剖直肠，经肛门括约肌牵拉的时间更短和程度更轻，机器人手术在小体重患儿或新生儿外科中比常规腹腔镜有更明显的优势[5]。

Soave 式式的主要缺点是黏膜未剥除完全者，术后会发生鞘内黏液分泌感染，脓液由会阴流出形成瘘管，侵及腹腔形成腹膜炎；另一缺点是肠管回缩和病变直肠痉挛狭窄造成症状复发的内括约肌症状群，所以必须将直肠内括约肌背侧切开，术后应坚持扩肛 3 个月。

■ 手术视频

（李　鋬）

参考文献

[1] 张茜，常晓盼，汤绍涛，等. 机器人辅助 Soave 样拖出术治疗小儿先天性巨结肠症的疗效研究[J]. 机器人外科学杂志（中英文），2021, 2（4）: 255-262.

[2] 张茜，汤绍涛，曹国庆，等. da Vinci 机器人辅助腹腔镜 Soave 拖出术治疗先天性巨结肠症[J]. 中国微创外科杂志，2016, 16（2）: 165-167, 184.

[3] PINI P A, ARNOLDI R, DUSIO M P, et al. Totally robotic soave pull-through procedure for Hirschsprung's disease: lessons learned from 11 consecutive pediatric patients[J]. Pediatr Surg Int, 2020, 36（2）: 209-218.

[4] MATTIOLI G, PIO L, LEONELLI L, et al. A Provisional Experience with Robot-Assisted Soave Procedure for Older Children with Hirschsprung Disease: Back to the Future?[J]. J Laparoendosc Adv Surg Tech A, 2017, 27（5）: 546-549.

[5] AUBDOOLLAH T H, TANG S T, YANG L, et al. Hybrid Single-Incision Laparoscopic Approaches for Endorectal Pull-Through in Hirschsprung's Disease[J]. J Laparoendosc Adv Surg Tech A, 2015, 25（7）: 595-598.

第三节 机器人辅助腹腔镜下肠系膜淋巴管瘤切除术

■ 概述

肠系膜淋巴管瘤（mesenteric lymphangioma, ML）系肠系膜先天性淋巴管发育畸形，多数学者认为是一种由异常增生的淋巴管构成的良性肿瘤。因 ML 可呈侵袭性生长，多主张早期积极治疗，治疗"金标准"为完全性外科手术切除。目前，手术方法有完整切除、劈开瘤体分块完全切除、瘤体并肠管切除[1-2]。

■ 手术适应证和禁忌证

患儿符合适应证时，应积极进行手术治疗，但如果存在手术禁忌证时应当暂缓手术，先行内科保守治疗（表 3-3-1）。

表 3-3-1　机器人辅助腹腔镜下肠系膜淋巴管瘤切除术的手术适应证和禁忌证

手术适应证	手术禁忌证
1）无症状性腹部肿块； 2）出现瘤体破裂、出血、感染或引起肠梗阻、肠扭转等急腹症表现	1）心、肝、肺等脏器功能异常； 2）患者营养状况差、不能耐受麻醉手术； 3）不能耐受气腹

■ 术前准备

（1）**术前评估**：术前对患儿全身状况进行全面评估，了解心、肺、肝、肾等重要脏器功能的情况，明确有无合并其他脏器相关畸形及手术禁忌证。

（2）**完善相关检查**：通过完善血常规、生化、凝血功能检测、肿瘤标志物等检查评估全身状况，通过多普勒、超声、CT、MR 等检查评估肿瘤位置、大小及与周边组织关系。

（3）**改善营养状态**：纠正术前贫血、低蛋白血症、凝血功能异常、电解质紊乱，改善全身营养状态。

（4）**抗生素的使用**：术前 0.5h 及手术时间大于 3h 各静脉滴注一剂二代头孢类抗生素，如头孢呋锌，以确保血药浓度覆盖手术全程。

（5）**肠道准备**：术前 3 天进流食，术前一晚及手术当日清晨洗肠，必要时手术当日清晨可加用开塞露纳肛以排尽粪汁及气体，创造尽可能良好的肠管条件。

（6）**做好中转开腹准备**：所有机器人辅助腹腔镜下肠系膜淋巴管瘤切除术前都需做好中转开腹准备，术前向患者及家属说明中转开腹的可能性。

■ 体位

气管插管，静脉－吸入复合麻醉成功后取平卧位，根据瘤体所在不同位置垫高背部，双侧上肢呈"投降"位，双侧下肢稍张开，所有受力部位均垫用海绵衬垫，并用绷带固定四肢。置入导尿管进行膀胱减压。双乳头平面至大腿中上 1/3 区域消毒（图 3-3-1）。

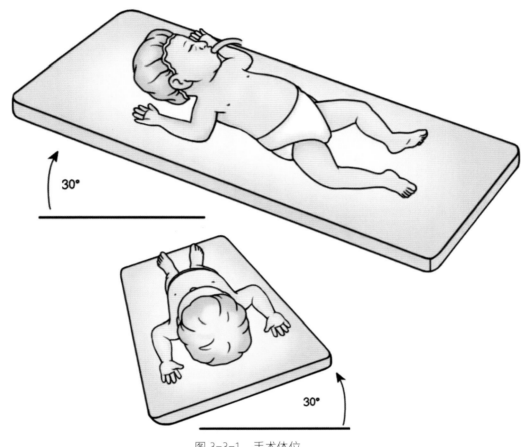

图 3-3-1　手术体位

■ 手术器械

手术器械包括达芬奇机器人相关器械及腔镜相关操作器械。

（1）**达芬奇机器人相关器械**：持针钳、单极电剪、cardier 抓钳。

（2）**腔镜相关操作器械**：肠钳、系膜钳、分离钳、剪刀、腹腔镜专用吸引器、Hemolock、一次性使用多通道单孔腹腔镜手术穿刺器（图 3-3-2）。

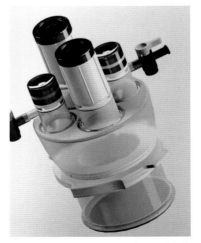

图 3-3-2　一次性使用多通道单孔腹腔镜手术穿刺器

■ 手术布局及 Trocar 布局

1. 机器人与麻醉手术布局位置

　　麻醉台一般设置于手术床头侧，利用无菌铺巾或者无菌手术薄膜悬吊隔离出一个麻醉空间，使得患者肩部以上的空间与无菌手术台隔离，患者的头部、呼吸辅助系统及管路暴露于麻醉医师视野中，有利于术中麻醉监护。达芬奇机器人手术系统放置在患者左侧，助手在患者的右侧，器械车靠近手术台的尾部，用于放置各种手术操作器械和设备，器械护士坐于手术助手同侧，根据需要协助助手调整机械臂及传递手术器械（图 3-3-3）。

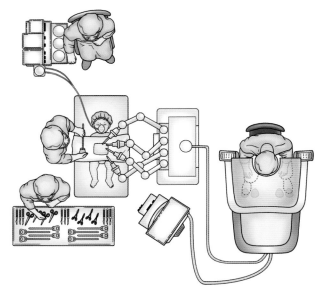

图 3-3-3　机器人辅助腹腔镜下肠系膜淋巴管瘤切除术手术室内布局图

2. Trocar 布孔体表设计位置

　　一次性使用的单孔穿刺通道建立于脐周，距离病灶区域约 10 cm，置入与 3 号机械臂相连接的 8.0mm 镜鞘（30° 朝上），与 4 号机械臂相连接的操作鞘及助手辅助操作鞘。在脐部水平的右侧腹部距离脐部 6 cm 处为 2 号机械臂 8 mm 操作鞘置入位置（图 3-3-4，图 3-2-5）。

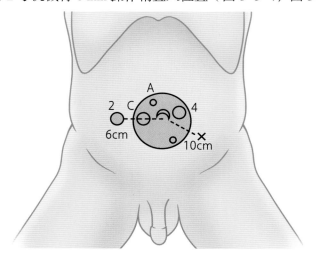

图 3-3-4　机器人辅助腹腔镜下肠系膜淋巴管瘤切除术 Trocar 布孔设计图

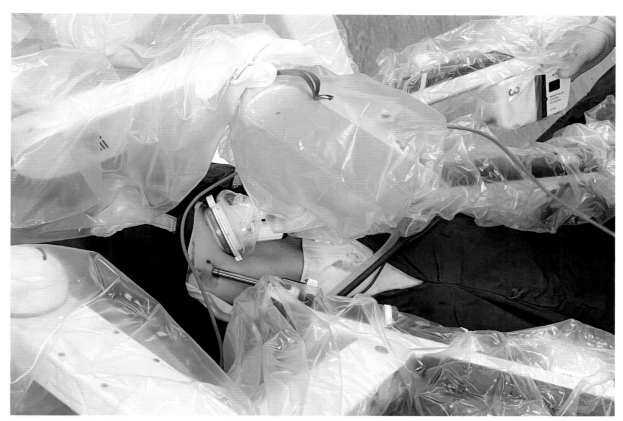

图 3-3-5 机器人辅助腹腔镜下肠系膜淋巴管瘤切除术 Trocar 置入图

■ 手术步骤

1. 置入单孔与 Docking

取绕脐 4/5 周做弧形切口且带蒂侧朝向肿物，然后置入一次性多通道单孔穿刺器，完成机器人与患者对接，探查腹腔病变分型，判断与周围组织器官的关系（图 3-3-6）。

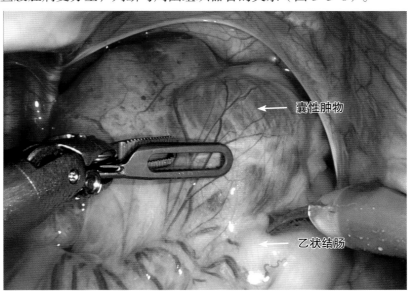

图 3-3-6 探查见乙状结肠系膜处可见一囊性肿物

2. 分离瘤体

用单极手术电剪先沿肠系膜一侧开始（图 3-3-7）暴露并沿血管分离瘤体（图 3-3-7），在游离瘤体边界的同时需要注意保护血管（图 3-3-9、图 3-3-10），显露出乙状结肠动脉（图 3-3-11）。对于较大的囊肿，可行穿刺吸引囊腔内的液体来减压以获得更大的操作空间（图 3-3-8）。对于边界清、瘤体较易剥离者，可直接施行机器人辅助腹腔镜瘤体切除术。对于瘤体侵及肠系膜根部者，完整切除瘤体仍是一个难题。对于瘤体包绕肠系膜血管者可劈开瘤体分块完整切除；瘤体局限于肠系膜某一部位并与肠管关系密切者可将瘤体并肠管一并切除，然后行肠管端端吻合；术中对滋养瘤体的小血管予以结扎，保护肠系膜主干血管，即便是损伤了部分分支血管，术后对肠管供血影响也较小[3,4]。如遇瘤体为蜂窝状、范围广、边界不清、粘连重、受累及的肠系膜血管大、基底部位置较深、无法拖出切除者，需要中转开腹。

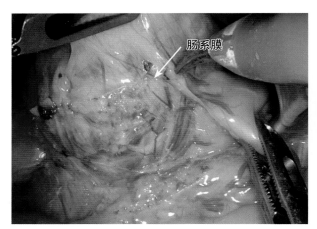

图 3-3-7　沿肠系膜一侧开始分离瘤体

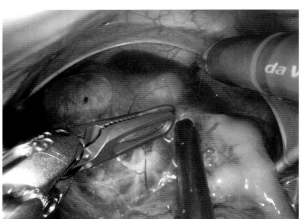

图 3-3-8　吸引囊腔液体

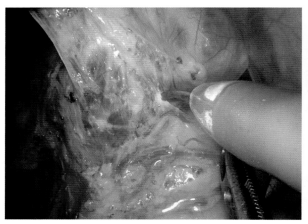

图 3-3-9　游离瘤体边界

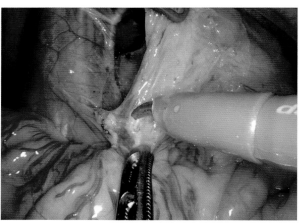

图 3-3-10　仔细分离，保护肠管供血

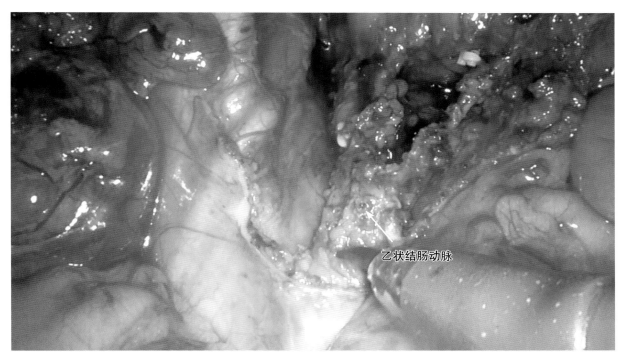

图 3-3-11 显露乙状结肠动脉

3. 切断瘤体滋养血管

瘤体分离完毕后，动脉夹夹闭瘤体滋养血管，电剪切断血管（图 3-3-12）。

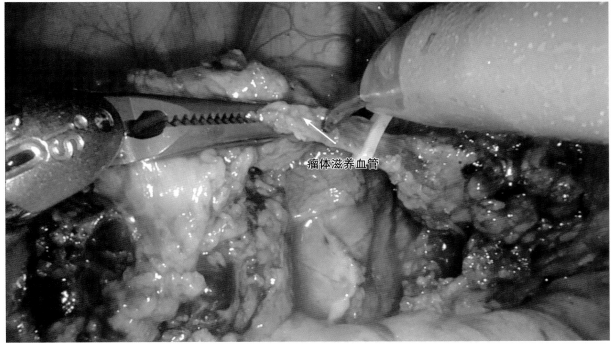

图 3-3-12 切断瘤体滋养血管

4. 修补肠系膜裂隙

4-0 可吸收性缝线修补肠系膜裂隙避免引起腹内疝导致肠扭转、肠梗阻等急腹症发生（图 3-3-13），取出标本（图 3-3-14），吸净盆腔积液（图 3-3-15）。

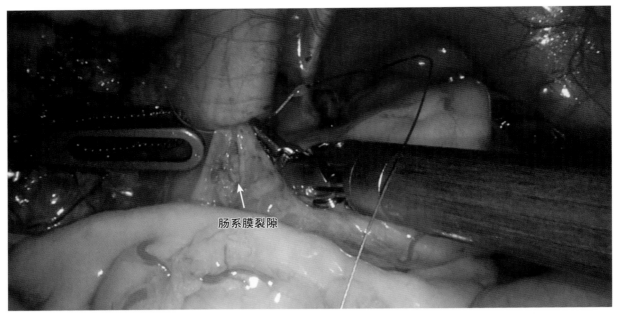

图 3-3-13 修补系膜裂隙

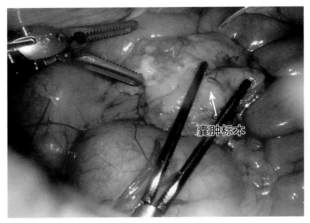

图 3-3-14 手术标本

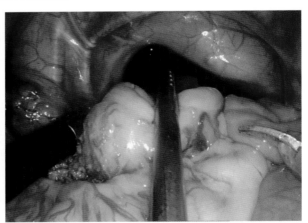

图 3-3-15 吸净盆腔积液

5. 缝合切口

在检查腹腔内无出血后，拔出 Trocar，美容缝合切口。

■ 术后管理

（1）**监测生命征**：术毕麻醉清醒后回病房监护，密切观察生命体征（体温、心率、呼吸、血压）、腹部体征及腹腔引流量及性质。

（2）**常规护理**：术后加强呼吸道管理，促进排痰，防止呼吸道并发症，早期下床活动。

（3）**术后营养支持**：术后暂禁食，维持水电解质平衡，加强支持治疗，肠道通气后逐渐从流食开始缓慢过渡到正常饮食。

（4）**抗生素的使用**：可选择第二、三代抗生素治疗，根据患儿病情决定抗生素使用天数。在一般情况稳定且炎症指标无异常，无感染相关并发症的情况下可停用抗生素。

（5）**置管处理**：根据加速康复外科理念，临床上可根据患儿情况个体化、安全化早期拔除导尿管、腹腔引流管。

（6）**术后随访**：术后定期复查腹部多普勒超声或腹部 CT 监测肿瘤是否复发。

■ 结论

随着微创技术发展，采用机器人辅助腹腔镜技术实施肠系膜淋巴管瘤切除的手术优势逐渐凸现，最大优势是机器人平台可实现精准解剖操作，避免损伤大血管导致需要肠切除吻合，还具有切口小、术后疼痛少、住院时间短、恢复早、瘢痕小等优势，可避免术后肠梗阻及切口感染、脂肪液化等并发症[4]。

■ 手术视频

（李 鋆）

参考文献

［1］ 马春淼，杨合英，王家祥，等 . 小儿肠系膜淋巴管瘤手术方式探讨［J］. 中华小儿外科杂志，2012, 33（2）：81–84.

［2］ 曹娟，吉丽康，徐伟立 . 腹腔镜辅助治疗小儿肠系膜淋巴管瘤术式选择和经验分析［J］. 河北医科大学学报，2021, 42（1）：104–107.

［3］ KUMAR N, YADAV P, ANSARI MOHAMMAD S, et al. Surgical management of giant retroperitoneal lymphangioma in a child［J］. BMJ Case Rep, 2020, 13（13）：e234447.

［4］ 潘涛，高志刚，章立峰，等 . 儿童肠系膜淋巴管瘤30例诊治分析［J］. 中华危重症医学杂志（电子版），2018, 11（5）：327–329.

肿瘤外科

第一节　肿瘤患者微创手术应用原则

■ **概述**

对于儿童实体肿瘤，手术切除是多种治疗方式的基石。目前，儿童肿瘤患者的总体生存率已接近 80%，因此，改善预后及提高患儿生活质量已成为新的努力方向。在手术领域，施行微创外科手术（minimally invasive surgery，MIS）[1] 是实现此目标的一种方式。Holcomb 等人在 1995 年首次报道了利用腹腔镜对胸、腹部肿瘤进行活检的方法，此后许多学者也进一步验证了此种方法对小儿肿瘤患者诊断的可行性及准确性 [1-3]。但运用微创外科手术进行小儿实体肿瘤切除却进展缓慢，主要有以下几个原因：①适应证很少，因为大多数儿童肿瘤为胚胎性，诊断时体积巨大，即使在新辅助化疗缩小体积后，胸腔或腹部的操作空间也很少；②长期以来，小儿肿瘤外科专家担心微创手术不能完全切除肿瘤，患儿成年后复发率较高 [4-5]；③参与诊治儿童肿瘤的儿外科医生并非微创外科手术的先行者，技术学习需要时间。

目前，有一大批儿外科医生正在进行高水平的腹腔镜、胸腔镜或机器人肿瘤手术 [4-22]。然而，大多数的回顾性分析只强调了微创外科手术的可行性和优势 [23]，且缺乏全球公认的指南 [24-25] 和随机前瞻性临床试验。尽管 MIS 确实存在一些风险，例如 CO_2 栓塞、腹压升高、肺顺应性降低和心脏负荷增加 [26]，但该方法存在已被证明的独特优势。除创口小、瘢痕少外，它还能减少麻醉镇痛剂的用量、缩短术后活动和经口喂养的时间等优势。此外，该方法可减少肠粘连形成 [27]，减少伤口感染和切口疝的风险 [14]。以上优点有助于早期术后恢复，从而减少辅助治疗的时间 [5,7,9,16,28,29]。MIS 在小儿肿瘤学中的发展表明，机器人手术技术 [16, 22] 具有的技术优势和人体工程学优势能提供更好的术中视野，及对复杂解剖区域探查的能力，并允许优化解剖和切除肿瘤。因此，如果手术遵循与开放手术相同的基本肿瘤学，为治愈儿童癌症而在儿科肿瘤学中使用 MIS 则应进行系统的讨论 [13]。从有关成人肿瘤患者 MIS 的文献中推断的数据和结果并不适用于儿童，因为肿瘤来源、生物学、治疗和预后完全不同。

■ 病例选择和适应证

在没有官方指南的情况下，微创诊断活检或消融手术的指征通常由跨学科小组审议和批准，小组成员包括小儿肿瘤学家、外科医生、放射科医生、放射治疗师和病理学家。外科团队的专业知识不仅包括 MIS，还包括开放手术。目前，一些适应证和禁忌证得到了很好的证识，并构成了选择或中止 MIS[6] 的基础。

小儿肿瘤外科 MIS 的主要禁忌证是巨大且易碎的肿瘤，具有较高的肿瘤外溢风险，还包括既往多次手术引起的广泛的腹腔或胸腔粘连，以及严重的呼吸障碍 [24,32]。肿瘤一旦播散，即要求强化化疗方案和放疗，此类患儿复发风险高、预后较差。

■ 腹部肿瘤

1. 技术说明

从技术角度看，可考虑四种不同的入路，包括俯卧位后腹腔镜、侧位后腹腔镜、前腹腔镜和侧位腹腔镜 [16]，主要取决于肿瘤的位置和大小。

2010 年，国际儿科内镜外科组织（international pediatric endosurgery group, IPEG）发布了腹腔镜肾上腺切除术指南，确认了该技术的可行性，并推荐了腹腔镜和后腹腔镜两种入路，选择取决于外科医生的经验和偏好 [33,35]。腹腔镜和后腹腔镜均可治疗肾母细胞瘤（Wilms 瘤）[15,36]。腹膜后入路的局限性在于缺乏腹腔探查的能力，无法方便地进行淋巴结取样或清扫。因为操作空间更大、解剖标志明显，故外科医生通常首选腹腔镜入路。

抗生素预防与开放式手术使用的相同，通常在术中和术后 24h 内使用。全身麻醉诱导后，将患者置于俯卧位或 60°~90° 侧卧位（分别用于肿瘤中线或侧向定位），采用软卷抬高以充分暴露。了解腹腔镜的几何结构、选择最佳的 Trocar 位置并使用经腹缝线等都是手术顺利的关键因素，可以更好地暴露肿瘤，从而显著减少用于处理肿瘤、缝合和打结的额外 Trocar 的数量 [16]。10mm30° 镜头可获得较好的解剖放大效果。使用 3~4 个 Trocar，在输尿管周围进行经腹牵引缝合可以改善肾蒂的探查。胃和十二指肠后壁的悬吊线可以很好地暴露胰腺肿瘤的胰头。

缝合线、单极或双极电凝、超声刀和 / 或血管密封装置可替代或补充地使用以保证止血。聚二恶烷酮合成的单丝缝合线通常用于大血管固定，尽管在进一步解剖过程中触摸或移动残端时它们具有明显的脱位风险，但金属夹或 Hemolock 可以快速修复小的出血血管。腹内压可暂时增加到 12 mmHg，以提供更大的操作空间和 / 或控制出血 [16]。

淋巴结取样应先于肿瘤切除，因为肿瘤切除后组织可能会收缩，限制淋巴结暴露。一旦完全解剖，肿瘤通常在内镜下通过扩大脐口或耻骨上切口从腹部取出。无论肿瘤的性质如何，这一步骤都应该被认为与解剖步骤一样重要，以避免套袋破裂导致肿瘤播散。

神经母细胞瘤（neuroblastoma, NB）是儿童最常见的颅外实体肿瘤。主要发生于腹部（肾上腺48%，肾上腺外腹膜后 25%），较少发生于胸部（16%），很少发生于骨盆（3%）或颈部（3%）。

已知它们来源于神经嵴细胞（neural crest cells，NCCs）的交感神经系统，因此理论上可能来源于任何神经迁移途径。这些肿瘤与显著的生物学异质性和预后相关。一些 NB 可能会发生自发消退，一些可以通过单独手术或化疗后治愈，而另一些尽管经过强化治疗，但仍有转移和复发的极端侵袭性行为。受 NB 影响的患者可能在以下情况适用 MIS：必须获得肿瘤组织才能将病人分配到适当的治疗组。虽然经皮穿刺活检得到的组织通常足以用于肿瘤组织分析，但 MIS 是获得大量组织的最佳方法。它允许进行组织病理学检查，诊断准确率接近 100%，并可进行生物和遗传分析，这是进一步多模式治疗 [37] 风险分级的关键因素 [12,14]。当需要大量组织进行潜在的靶向治疗筛选时，MIS 尤其值得关注。

2. 肿瘤切除

在临床实践中引入影像学危险因素（image defined risk factor，IDRF）为定义肿瘤切除的手术风险带来了更客观的标准 [38-39]。在没有 IDRF 的情况下，无论肿瘤大小如何，MIS 已成为替代开放消融手术的可靠方案 [35, 39,42]，主要用于治疗由椎旁副交感神经链引起的肾上腺肿瘤和胸部神经母细胞瘤。

关于肾上腺肿瘤，Kelleher 等人证实在肾上腺神经母细胞瘤的低、中或高危患者 [41] 中，均可施行 MIS，其复发率和死亡率相当。最初报道施行 MIS 的病例中，有很大的比例是在生后不久甚至产前即确诊肾上腺肿瘤并完成手术。现在，根据欧洲低、中危神经母细胞瘤方案（LINES），这类病人不会施行手术治疗。考虑到大部分患儿的神经母细胞瘤存在自发消退和 / 或分化较为成熟，目前建议进行预期观察。前提是患者没有危及生命的症状，并且肿瘤的生物学特性有利且不增大。当观察持续 12 个月后，没有 IDRF，可通过 MIS 对这类肾上腺肿瘤进行切除。相比之下，当 IDRF 在等待观察期内持续存在时，无论是开放手术还是 MIS[43]，对生物特性良好的肿瘤进行切除的问题仍然存在争议。目前对肾上腺外 NB 的报道仍较少。

胸腔内来自椎旁副交感神经链的 NB 最适宜施行 MI，不仅减轻术后疼痛，且降低了开胸手术导致的脊柱侧弯的风险。但无论是胸腔、腹腔或骨盆内的成熟的神经源性肿瘤（如节细胞神经母细胞瘤和神经节瘤），是否施行手术治疗仍存在争议 [40-41]。

肾上腺皮质肿瘤极为罕见，占所有儿科恶性肿瘤的 0.2%，即 1/10000000~4/10000000 [44]。因其对化疗或放疗无反应，完全切除是首选治疗方法。由于肿瘤包膜易碎 [34]，播散风险相当高且严重影响此类极具侵袭性的肿瘤的预后，故禁正对此类肿瘤活检。尽管当肿瘤较小且局限于肾上腺时，手术并不困难，但当临床表现和影像学支持该诊断时，不鼓励行腹腔镜切除术 [45- 46]。

嗜铬细胞瘤是一种罕见的儿童儿茶酚胺分泌肿瘤，约 90% 为良性，手术切除是主要治疗方法。由于其导致的高血压可能对心脏造成影响，通常需对患者进行必要的术前准备。MIS 相较开放式手术的优势很明确，可以减少对病变的操作病灶的影响，减少手术过程中儿茶酚胺的释放，从而减少血压波动。目前应用 MIS 治疗嗜铬细胞瘤仅有病例报告 [47-48]，但应当作为首选方式 [44]。

■ 肾脏肿瘤

肾母细胞瘤是儿童最常见的恶性肾肿瘤，占所有恶性肾肿瘤的 90%。完整的、无播散的肾母细胞瘤采用手术切除，与足够的淋巴结清扫相关是手术治疗的主要目标，并与预后直接相关 [49-50]。术中肿瘤播散会提高局部分期至 III 期，从而影响多种治疗方式的治疗强度，因此需要术后全腹腔放疗，进而使整体预后恶化。因此，标准的手术方法是无显微残留或播散的开放全肾切除术。有限的操作空间、肿瘤破裂的风险以及淋巴结清扫的困难是 MIS 过程中影响手术安全性的因素，特别是在较大的肿瘤中[15,51,54]。Varlet 等人的结论是只有未超过中线的病变可考虑行 MIS，而存在下腔静脉或肾血栓、与其他器官的粘连以及原位肿瘤破裂均为 MIS 的绝对禁忌证[15]。除了应遵守的这些标准外，外科医生应始终考虑在手术过程中存在改变术式的可能，以减少肿瘤播散风险。此外，当肾母细胞瘤被考虑进行微创肿瘤肾切除术时，这种方法通常与开放肾单元保留手术（nephron-sparing surgery, NSS）相竞争，此时应优先考虑后者，因其具有保留肾功能的优点[21]。坊间报道描述了使用腹腔镜[55]或后腹腔镜入路进行 NSS 的具体方法[56]，证实 MIS 会导致肿瘤播散，故在肾母细胞瘤 NSS 术中是禁忌 MIS[56]。

肾细胞癌占儿童肾恶性肿瘤的 2%~6%。完全根治性切除和扩大淋巴结清扫是治疗的基本方式，此类型肿瘤禁忌施行 MIS。

■ 生殖细胞肿瘤 – 卵巢来源

儿童和青少年的生殖细胞肿瘤通常起源于卵巢，包括良性疾病（成熟畸胎瘤、囊性肿瘤）以及恶性肿瘤（灰质颗粒细胞肿瘤、生殖细胞肿瘤、未成熟畸胎瘤、性腺母细胞瘤、生殖细胞瘤）。腹腔镜探查已被广泛用于已知良性肿瘤的卵巢切除术[57-59]。保留健康的卵巢组织对于最大限度地降低长期卵巢衰竭和不孕的风险至关重要[60-61]。在恶性卵巢肿瘤病例中，不建议进行腹腔镜探查，因为存在手术破裂或播散的风险[57,59,62]。为避免发生此种情况，应在术前进行辅助化疗以减小瘤体。如果腹腔镜探查有助于适当的分期，特别是因为无法通过耻骨切口检查腹膜和网膜[58,63]，则任何恶性卵巢病变的首选方法应是耻骨外（sus-pubic）切口，以保护手术区域以及安全的卵巢切除术或卵巢输卵管切除术施行。由于这些卵巢病变的良恶性并不易确认（恶性非分泌性肿瘤），一些研究小组更愿意通过这种方法入路。

盆腔放疗前通过腹腔镜将卵巢转位以保持生育能力。根据辐射区域，卵巢可以横向、对侧移动或与髂嵴对齐，此类患儿远期仍可保留良好的生育功能，故无需在放疗后重新定位卵巢[64]。同样，腹腔镜留取部分卵巢组织冷冻保存可有效保持生育能力[62,65]。肿瘤切除术前保持肿瘤完整对于治疗这些恶性肿瘤至关重要，并且对预后具有决定性作用。术前应避免活检，因活检会导致肿瘤细胞播散后肿瘤复发。虽然在胰腺实性假乳头状瘤中肿瘤破裂的影响仍然存在争议，但不完全切除毫无疑问会增加复发的风险。对儿童胰腺肿瘤 MIS 的关注主要包括 Whipple 手术在内的所有复杂胰腺手术技术的经验，目前已有关于保留脾脏远端胰腺切除术和中央胰腺切除术联合胰腺胃造口术治疗假性状瘤的描述[16,68-70]。

■ 肝脏肿瘤

儿童期肝肿瘤（肝母细胞瘤和肝细胞癌）是相对罕见的肿瘤，而完全切除肿瘤是生存的关键因素。大多数关于 MIS 在肝肿瘤中的作用的研究都报告了良性病变的切除，例如局灶性结节增生、错构瘤、血管瘤或发育不良囊肿[71-72]。恶性肿瘤的微创切除术很少见报道，当然应该由训练有素的外科医生进行[16]。

■ 淋巴结活检

睾丸旁横纹肌肉瘤或睾丸生殖细胞肿瘤可转移至腹膜后淋巴结。目前已有通过腹膜后腔镜检查[36]或腹腔镜检查[73-74]进行的 MIS 分期活检的报道。

■ 支持性治疗

在小儿肿瘤学中，支持性治疗与 MIS 经常联系到一起，但机器人手术的支持性治疗研究尚未得到充足的发展。支持性治疗包括胃造瘘术（用于肠内喂养）、卵巢转位（为需要照射的盆腔癌女童保留生育能力）[64]，以及为接受性腺恶性肿瘤化疗的青春期前女童保留生育能力而进行卵巢冷冻保存[75]。

■ 预后及讨论

MIS 在儿科肿瘤学中的潜力主要来自一些接受活检或切除有限疾病的患者的小型回顾性研究。在成人癌症中报道过的对肿瘤播散的担忧是制约其发展的主要原因，但神经母细胞瘤提供了一个研究领域，因为在开放手术中，此类肿瘤的碎片化是不可避免的且不影响预后。MIS 在癌症患者要求的支持性治疗方面（胃造口术、生育力保存技术）的优势也有助于在儿科肿瘤学领域引入这种方法。儿童恶性肿瘤包括肝脏、胰腺和生殖细胞肿瘤，范围过大以致难以分析。尽管如此，在严格的纳入标准的情况下，目前仍有部分研究报道 MIS 适用于肾母细胞瘤[1-2,5,7,9-12]。值得欣喜的是，用于儿科肿瘤患者的诊断和治疗目的的微创方法的可行性和准确性已被广泛报道[6,16,21-22]。无论肿块大小如何，适当的患者选择、对手术危险因素的详细评估以及对肿瘤学原理的符合性，使诊断准确率接近100%[6]，切除完整性达到 90% 以上[20,39,40,64]。无论肿块大小[35,41,44]，中转开放率从胸腔镜手术中的不到 5% 与腹腔镜手术的 10%~20%，两者都随着时间的推移而改善[5,6,16,26,41,76-77]。

儿科实体瘤 MIS 中的具体挑战包括以下几点：①较大肿瘤导致操作空间有限；②肿瘤播散风险；③触觉限制；④较大肿瘤取出；⑤血管包膜肿瘤的管理；⑥学习曲线。如果在术中无法克服上述问题，应及时转为开放手术，以免肿瘤残余或引起其他器官损伤，从而影响预后[16,78-79]。

未来的研究方向包括三维微创外科手术 – 单孔手术、内镜导航技术和机器人手术。三维 MIS 在可视化和空间定位方面具有优势[80]；单孔 MIS 提供良好的术后外观，且在肿瘤活检中具有较好的适应性；内镜导航技术、荧光成像技术和其他定位技术有助于识别肿瘤或转移[83,84]。

■ 机器人手术特点

与传统的 MIS 一样，将机器人手术系统应用于儿科肿瘤患者的想法也是在成人癌症中逐渐接受机器人手术之后提出的。Cumby 等人[22]回顾关于儿童机器人辅助实体肿瘤切除术的可用研究，确定了至少 40 种符合条件的术式[85]。肿瘤最大直径为 1~11cm，三分之二的肿瘤位于腹部 / 骨盆，而其余肿瘤则累及胸椎和宫颈隔室。值得注意的是，在手术时只有不到 15% 的儿童年龄小于青少年期。总体中转开放率为 12.5%，主要是由于解剖学困难和 / 或处理术中并发症（10%）。

与传统 MIS 相比，机器人手术具有明显的优势，包括恢复开放手术所享有的机体功能，例如三维视觉和高度复杂的手灵活性[22]。这些技术允许更精细的解剖和操作，且符合人体工程学，使外科医生可以承担常规 MIS 无法处理的病例[85]。与传统腹腔镜相比，如果使用远端机械臂将手术部位上方腹壁直接抬高，可降低气腹腔充气压。

（贾金富）

参考文献

[1] HOLCOMB G W 3RD, TOMITA S S, HAASE G, M, et al. Minimally invasive surgery in children with cancer [J] . Cancer, 1995, 76（1）: 121−128.

[2] SPURBECK W W, DAVIDOFF A M, LOBE T E, et al. Minimally invasive surgery in pediatric cancer patients [J] . Ann Surg Oncol, 2004, 11（3）: 340−343.

[3] SAILHAMMER E, JACKSON C C, VOGEL A M, et al. Minimally invasive surgery for pediatric solid neoplasms [J] . Am Surg, 2003, 69（7）: 566−568.

[4] HOLCOMB G W 3RD. Minimally invasive surgery for solid tumors [J] . Semin Surg Oncol, 1999, 16（2）: 184−192.

[5] WARMANN S, FUCHS J, JESCH N K, et al. A prospective study of minimally invasive techniques in pediatric surgical oncology: preliminary report [J] . Med Pediatr Oncol, 2003, 40（3）: 155−157.

[6] METZELDER M L, KUEBLER J F, SHIMOTAKAHARA A, et al.Role of diagnostic and ablative minimally invasive surgery for pediatric malignancies [J] . Cancer, 2007, 109（11）: 2343−2348.

[7] IWANAKA T, ARAI M, KAWASHIMA H, et al. Endosurgical procedures for pediatric solid tumors [J] . Pediatr Surg Int, 2004, 20（1）: 39−42.

[8] SMITH T J, ROTHENBERG S S, BROOKS M, et al. Thoracoscopic surgery in childhood cancer [J] . J Pediatr Hematol Oncol, 2002, 24（6）: 429−435.

[9] SAENZ N C, CONLON K C, ARONSON D C, et al. The application of minimal access procedures in infants, children, and young adults with pediatric malignancies [J] . J Laparoendosc Adv Surg Tech A, 1997, 7（5）: 289−294.

[10] SANDOVAL C, STROM K, STRINGEL G. Laparoscopy in the management of pediatric intraabdominal tumors [J] . J Soc Laparoendosc Surg, 2004, 8（2）: 115−118.

[11] SILECCHIA G, FANTINI A, RAPARELLI L, et al. Management of abdominal lymphoproliferative diseases in the era of laparoscopy [J] . Am J Surg, 1999, 177（4）: 325−330.

[12] WALDHAUSEN J H, TAPPER D, SAWIN R S. Minimally invasive surgery and clinical decision−making for pediatric malignancy [J] . Surg Endosc, 2000, 14（3）: 250−253.

[13] CECCHETTO G, RICCIPETITONI G, INSERRA A, et al. Minimally invasive surgery in paediatric oncology : proposal of recommendations [J] . Pediatr Med Chir, 2010, 32（5）: 197−201.

[14] MALKAN A D, LOH A H, SANDOVAL J A. Minimally invasive surgery in the management of abdominal tumors in children [J] . J Pediatr Surg, 2014, 49（7）: 1171−1176.

[15] VARLET F, PETIT T, LECLAIR M D, et al.Laparoscopic treatment of renal cancer in children : a multicentric study and review of oncologic and surgical complications [J] . J Pediatr Urol, 2014,

10（3）：500-505.

[16] FUCHS J. The role of minimally invasive surgery in pediatric solid tumors［J］. Pediatr Surg Int, 2015, 31（3）：213-228.

[17] MALKAN A D, LOH A H, FERNANDEZ-PINEDA I, et al. The role of thoracoscopic surgery in pediatric oncology［J］. J Laparoendosc Adv Surg Tech A, 2014, 24（11）：819-826.

[18] GUYE E, LARDY H, PIOLAT C, et al.Thoracoscopy and solid tumors in children: a multicenter study［J］. J Laparoendosc Adv Surg Tech A, 2007, 17（6）：825-829.

[19] Petty JK,Bensard DD, Partrick DA, et al.Resection of neurogenic tumors in children : is thoracoscopy superior to thoracotomy?［J］. J Am Coll Surg, 2006, 203（5）：699-703.

[20] FRAGA J C, ROTHENBERG S, KIELY E, et al. Videoassisted thoracic surgery resection for pediatric mediastinal neurogenic tumors［J］. J Pediatr Surg, 2012, 47（7）：1349-1353.

[21] PEYCELON M, AUDRY G, IRTAN S. Minimally invasive surgery in childhood cancer : a challenging future［J］. Eur J Pediatr Surg, 2014, 24（6）：443-449.

[22] CUNDY T P, MARCUS H J, CLARK J, et al. Robot-assisted minimally invasive surgery for pediatric solid tumors : a systematic review of feasibility and current status［J］. Eur J Pediatr Surg, 2014, 24（2）：127-135.

[23] VAN DALEN E C, DE LIJSTER M S, LEIJSSEN L G J, et al. Minimally invasive surgery versus open surgery for the treatment of solid abdominal and thoracic neoplasms in children（review）［J］. Cochrane Database Syst Rev, 2015, 1（1）：CD008403.

[24] EHRLICH P F, NEWMAN K D, HAASE G M, et al.Lessons learned from a failed multi-institutional randomized controlled study［J］. J Pediatr Surg, 2002, 37（3）：431-436.

[25] SHAMBERGER R C. Cooperative group trials in pediatric oncology : the surgeon's role［J］. J Pediatr Surg, 2013, 48（1）：1-13.

[26] CRIBBS R K, WULKAN M L, HEISS K F, et al. Minimally invasive surgery and childhood cancer［J］. Surg Oncol, 2007, 16（3）：221-228.

[27] BARMPARAS G, BRANCO B C, SCHNÜRIGER B, et al. The incidence and risk factors of post-laparotomy adhesive small bowel obstruction［J］. J Gastrointest Surg, 2010, 14（10）：1619-1628.

[28] MALEK M M, MOLLEN K P, KANE T D, et al. Thoracic neuroblastoma : a retrospective review of our institutional experience with comparison of the thoracoscopic and open approaches to resection［J］. J Pediatr Surg，2010，45（8）：1622-1626.

[29] KIM T, KIM D Y, CHO M J, et al. Use of laparoscopic surgical resection for pediatric malignant solid tumors : a case series［J］. Surg Endosc, 2011, 25（5）：1484-1488.

[30] METZELDER M, URE B. Port-site metastasis after laparoscopic biopsy of a posttransplant Burkitt lymphoma in a child［J］. Eur J Pediatr Surg, 2009, 19（2）：126-127.

[31] HAYES-JORDAN A A, DAW N C, FURMAN W L, et al. Tumor recurrence at thoracostomy tube insertion sites : a report of two pediatric cases［J］. J Pediatr Surg, 2004, 39（10）：1565-1567.

[32] BHATNAGAR S, SARIN Y K. Scope and limitations of minimal invasive surgery in practice of pediatric surgical oncology［J］. Indian J Med Paediatr Oncol, 2010, 31（4）：137-142.

［33］ International Pediatric Endosurgery Group. IPEG guidelines for the surgical treatment of adrenal masses in children［J］. J Laparoendosc Adv Surg Tech A, 2010, 20（2）: vii-x.

［34］ HELOURY Y, MUTHUCUMARU M, PANABOKKE G, et al. Minimally invasive adrenalectomy in children［J］. J Pediatr Surg, 2012, 47（2）: 415-421.

［35］ MATTIOLI G, AVANZINI S, PINI PRATO A, et al. Laparoscopic resection of adrenal neuroblastoma without image-defined risk factors : a prospective study on 21 consecutive pediatric patients［J］. Pediatr Surg Int, 2014, 30（4）: 387-394.

［36］ THEILEN T M, PARAN T S,RUTIGLIANO D, et al. Experience with retroperitoneoscopy in pediatric surgical oncology［J］. Surg Endosc, 2011, 25（8）: 2748-2755.

［37］ COHN S L, PEARSON A D, LONDON W B, et al. The International Neuroblastoma risk group （INRG） classification system : an INRG Task Force report［J］. J Clin Oncol, 2009, 27（2）: 289-297.

［38］ MONCLAIR T, BRODEUR G M, AMBROS P F, et al. The International Neuroblastoma risk group （INRG） staging system : an INRG Task Force report［J］. J Clin Oncol, 2009, 27（2）: 298-303.

［39］ IRTAN S, BRISSE H J, MINARD-COLIN V, et al. Minimally invasive surgery of neuroblastic tumors in children : indications depend on anatomical location and image-defined risk factors［J］. Pediatr Blood Cancer, 2015, 62（2）: 257-261.

［40］ IWANAKA T, KAWASHIMA H, UCHIDA H. The laparoscopic approach of neuroblastoma［J］. Semin Pediatr Surg, 2007, 16（4）: 259-265.

［41］ KELLEHER C M, SMITHSON L, NGUYEN L L, et al. Clinical outcomes in children with adrenal neuroblastoma undergoing open versus laparoscopic adrenalectomy［J］. J Pediatr Surg, 2013, 48（8）: 1727-1732.

［42］ LOPES R I, DENES F T, BISSOLI J, et al. Laparoscopic adrenalectomy in children［J］. J Pediatr Urol, 2012, 8（4）: 379-385.

［43］ NUCHTERN J G, LONDON W B, BARNEWOLT C E, et al. A prospective study of expectant observation as primary therapy for neuroblastoma in young infants : a Children's oncology group study［J］. Ann Surg, 2012, 256（4）: 573-580.

［44］ CHENG S P, SAUNDERS B D, GAUGER P G, et al.Laparoscopic partial adrenalectomy for bilateral pheochromocytomas［J］. Ann Surg Oncol, 2008, 15（9）: 2506-2508.

［45］ HUBERTUS J, BOXBERGER N, REDLICH A, et al. Surgical aspects in the treatment of adrenocortical carcinomas in children : data of the GPOHMET 97 trial［J］. Klin Padiatr, 2012, 224（3）: 143-147.

［46］ MILLER B S, AMMORI J B, GAUGER P G, et al. Laparoscopic resection is inappropriate in patients with known or suspected adrenocortical carcinoma［J］. World J Surg, 2010, 34（6）: 1380-1385.

［47］ SOHEILIPOUR F, PAZOUKI A, GHORBANPOUR S, et al. Laparoscopic adrenalectomy for pheochromocytoma in a child［J］. APSP J Case Rep, 2013, 4（1）: 2.

[48] AL-SHANAFEY S, HABIB Z. Feasibility and safety of laparoscopic adrenalectomy in children: special emphasis on neoplastic lesions [J] . J Laparoendosc Adv Surg Tech A, 2008, 18 (2) : 306-309.

[49] FUCHS J, KIENECKER K, FURTWANGLER R, et al.Surgical aspects in the treatment of patients with unilateral wilms tumor : a report from the SIOP 93-01/German Society of Pediatric Oncology and Hematology [J] . Ann Surg, 2009, 249 (4) : 666-671.

[50] GODZINSKI J, VAN TINTEREN H, DE KRACKER J, et al. Nephroblastoma : does the decrease in tumor volume under preoperative chemotherapy predict the lymph nodes status at surgery? [J] . Pediatr Blood Cancer, 2011, 57 (7) : 1266-1269.

[51] DUARTE R J, DENES F T, CRISTOFANI L M, et al. Laparoscopic nephrectomy for Wilms'tumor [J] . Expert Rev Anticancer Ther, 2009, 9 (6) : 753-761.

[52] VARLET F, STEPHAN J L, GUYE E, et al. Laparoscopic radical nephrectomy for unilateral renal cancer in children [J] . Surg Laparosc Endosc Percutan Tech, 2009, 19 (2) : 148-152.

[53] DUARTE R J, DÉNES F T, CRISTOFANI L M, et al. Further experience with laparoscopic nephrectomy for Wilms'tumour after chemotherapy [J] . BJU Int, 2006, 98 (1) : 155-159.

[54] KO E Y, RITCHEY M L. Current management of Wilms' tumor in children [J] . J Pediatr Urol, 2009, 5 (1) : 56-65.

[55] CHUI C H, LEE A C. Peritoneal metastases after laparoscopic nephron-sparing surgery for localized Wilms tumor [J] . J Pediatr Surg, 2011, 46 (3) : e19-e21.

[56] PICHE N, BARRIERAS D. Minimally invasive nephronsparing surgery for unilateral Wilms tumor [J] . J Pediatr Surg, 2012, 47 (7) : E1-E4.

[57] GRABOWSKI A, KORLACKI W, PASIERBEK M. Laparoscopy in elective and emergency management of ovarian pathology in children and adolescents [J] . Wideochir Inne Tech Malo Inwazyjne, 2014, 9 (2) : 164-169.

[58] RESCORLA F J. Pediatric germ cell tumors [J] . Semin Pediatr Surg, 2012, 21 (1) : 51-60.

[59] MAYER J P, BETTOLLI M, KOLBERG-SCHWERDT A, et al. Laparoscopic approach to ovarian mass in children and adolescents : already a standard in therapy [J] . J Laparoendosc Adv Surg Tech A, 2009, 19 (Supp1) : S111-S115.

[60] PONTARELLI E M, EMAMI C, NGUYEN N X, et al. Single-incision laparoscopic resection of ovarian masses in children : a preliminary report [J] . Pediatr Surg Int, 2013, 29 (7) : 715-718.

[61] CHABAUD-WILLIAMSON M, NETCHINE I, FASOLA S, et al. Ovarian-sparing surgery for ovarian teratoma in children [J] . Pediatr Blood Cancer, 2011, 57 (3) : 429-434.

[62] SARNACKI S. Ovarian tissue cryopreservation in children with cancer [J] . Lancet Oncol, 2014, 15 (10) : 1049-1050.

[63] EHRLICH P F, TEITELBAUM D H, HIRSCHL R B, et al. Excision of large cystic ovarian tumors : combining minimal invasive surgery techniques and cancer surgery-the best of both worlds [J] . J Pediatr Surg, 2007, 42 (5) : 890-893.

[64] IRTAN S, ORBACH D, HELFRE S, et al. Ovarian transposition in prepubescent and

adolescent girls with cancer [J] . Lancet Oncol, 2013, 14 (13) : e601-e608.

[65] BABAYEV S N, ARSLAN E, KOGAN S, et al. Evaluation of ovarian and testicular tissue cryopreservation in children undergoing gonadotoxic therapies [J] . J Assist Reprod Genet, 2013, 30 (1) : 3-9.

[66] DALL'IGNA P, CECCHETTO G, BISOGNO G, et al. Pancreatic tumors in children and adolescents : the Italian TREP project experience [J] . Pediatr Blood Cancer, 2010, 54 (5) : 675-680.

[67] ELLERKAMP V, WARMANN S W, VORWERK P, et al.Exocrine pancreatic tumors in childhood in Germany [J] . Pediatr Blood Cancer, 2011, 58 (3) : 366-371.

[68] FAIS P O, CARRICABURU E, SARNACKI S, et al. Is laparoscopic management suitable for solid pseudopapillary tumors of the pancreas? [J] . Pediatr Surg Int, 2009, 25 (7) : 617-621.

[69] SOKOLOV Y Y, STONOGIN S V, DONSKOY D V, et al.Laparoscopic pancreatic resections for solid pseudopapillary tumor in children [J] . Eur J Pediatr Surg, 2009, 19 (6) : 399-401.

[70] UCHIDA H, GOTO C, KISHIMOTO H, et al.Laparoscopic spleen-preserving distal pancreatectomy for solid pseudopapillary tumor with conservation of splenic vessels in a child[J]. J Pediatr Surg, 2010, 45 (7) : 1525-1529.

[71] DUTTA S, NEHRA D, WOO R, et al.Laparoscopic resection of a benign liver tumor in a child [J] . J Pediatr Surg, 2007, 42 (6) : 1141-1145.

[72] YEUNG C K, CHOWDHARY S K, CHAN K W, et al. Atypical laparoscopic resection of a liver tumor in a 4-year-old girl [J] . J Laparoendosc Adv Surg Tech A, 2006, 16 (3) : 325-327.

[73] ABHIJITH S M, NERLI R B, WEISS D, et al. Laparoscopic retroperitoneal lymph node dissection for paratesticular rhabdomyosarcoma in older children/adolescents [J] . Indian J Surg Oncol, 2013, 4 (4) : 341-344.

[74] TOMASZEWSKI J J, SWEENEY D D, KAVOUSSI L R, et al. Laparoscopic retroperitoneal lymph node dissection for high-risk pediatric patients with paratesticular rhabdomyosarcoma[J]. J Endourol, 2010, 24 (1) : 31-34.

[75] SARNACKI S. Ovarian tissue cryopreservation in children with cancer [J] . Lancet Oncol, 2014, 15 (10) : 1049-1050.

[76] DE LAGAUSIE P, BERREBI D, MICHON J, et al. Laparoscopic adrenal surgery for neuroblastomas in children [J] . J Urol, 2003, 170 (3) : 932-935.

[77] LECLAIR M D, DE LAGAUSIE P,BECMEUR F, et al. Laparoscopic resection of abdominal neuroblastoma [J] . Ann Surg Oncol, 2008, 15 (1) : 117-124.

[78] GÜNTHER P, TRÖGER J, HOLLAND-CUNZ S, et al. Surgical complications in abdominal tumor surgery in children. Experiences at a single oncological center [J] . Eur J Pediatr Surg, 2009, 19 (5) : 297-303.

[79] COTTON C A, PETERSON S, NORKOOL P A, et al. Early and late mortality after diagnosis of wilms tumor [J] . J Clin Oncol, 2009, 27 (8) : 1304-1309.

[80] ZDICHAVSKY M, SCHMIDT A, LUITHLE T, et al. Three-dimensional laparoscopy and

thoracoscopy in children and adults : a prospective clinical trial [J] . Minim Invasive Ther Allied Technol, 2015, 27 : 1−7.

[81] LACHER M, KUEBLER J F, YANNAM G R, et al. Singleincision pediatric endosurgery for ovarian pathology [J] . J Laparoendosc Adv Surg Tech A, 2013, 23 (3) : 291−296.

[82] LUITHLE T, SZAVAY P, FUCHS J. Single−incision laparoscopic nephroureterectomy in children of all age groups [J] . J Pediatr Surg, 2013, 48 (5) : 1142−1146.

[83] TILL H, BERGMANN F, METZGER R, et al. Videoscopic fluorescence diagnosis of peritoneal and thoracic metastases from human hepatoblastoma in nude rats [J] . Surg Endosc, 2005, 19(11) : 1483−1486.

[84] TILL H, METZGER R, BERGMANN F, et al. Tumor model for laparoscopy in pediatric oncology : subperitoneal inoculation of human hepatoblastoma cells in nude rats [J] . Eur J Pediatr Surg, 2006, 16 (4) : 231−234.

[85] NAKIB G, CALCATERRA V, SCORLETTI F, et al. Robotic assisted surgery in pediatric gynecology : promising innovation in mini invasive surgical procedures [J] . J Pediatr Adolesc Gynecol, 2013, 26 (1) : e5−e7.

第二节　卵巢肿物

■ 概述

卵巢肿瘤是儿童常见的妇科疾病，最常见的卵巢肿瘤是生殖细胞肿瘤。卵巢成熟囊性畸胎瘤也称为皮样囊肿，是最常见的生殖细胞肿瘤，也是卵巢最常见的良性肿瘤[1]。恶性生殖细胞肿瘤相对罕见，但恶性度较高。恶性肿瘤的比例与儿童的年龄呈负相关[2]。任何卵巢或附件肿块都可能引起卵巢扭转，这可能继发于卵巢或输卵管的过度活动。外科手术对不同年龄段小儿有不同的意义，对于新生儿卵巢囊肿，需尽量行卵巢保留手术以获得良好的预后，只有在卵巢没有健康组织的情况下，才需要卵巢切除术[3]。

儿童和青少年的手术方法不尽相同，正确的术式选择应基于各种因素，包括肿块的大小、形态学方面以及肿瘤标志物阳性的存在与否。肿瘤标志物可用于评估卵巢肿块，通常需要手术切除肿物时，肿物体积较大或是对肿物的性质不能明确或卵巢扭转风险的情况下进行。最好的手术方法以微创外科手术（minimally invasive surgery，MIS）、腹腔镜探查或近年来的机器人技术为代表[4-5]。

2005 年，美国食品和药物管理局批准了用于妇科手术的机器人手术系统。近年来，机器人手术系统已广泛应用于成人妇科肿瘤的手术治疗，机器人妇科手术在治疗妇科良恶性肿瘤方面得到了国内外妇科医生的高度评价。儿童机器人手术首先应用于泌尿外科，从那以后，越来越多的外科医生报告了机器人手术在儿童外科各个领域的应用[6]。

在妇科治疗中，腹腔镜卵巢囊肿切除术是应用最广泛的手术之一。腹腔镜卵巢囊肿切除术是一种分离肿瘤的简便手术，外科医生对解剖学有充分的了解。因此，腹腔镜卵巢囊肿切除术非常适合机器人手术系统。随着医生经验的积累，机器人手术系统的对接时间和机器人手术的操作时间都在减少。少数病例延长了手术时间，但考虑到微创外科手术的好处，延长手术时间是可以接受的。在复杂妇科疾病的治疗中，机器人手术的学习曲线比腹腔镜手术更短、更容易，操作者可以快速、准确地完成手术任务[6-8]。

研究表明，成功的机器人手术需要四个要素：对手术程序的良好理解、高超的手术技巧和频繁的训练、团队合作和 Trocar 的精确放置，尤其是 Trocar 位置的准确。由于儿童腹壁表面积小、腹腔内空间相对较小，Trocar 放置不当会限制机器人在腹腔内的操作，增加器械冲突的机会。因此，Trocar 合理放置对手术的顺利进行至关重要。与成人妇科手术可以使用 4 只机械臂不同，在大多数小儿科手术中，外科医生往往只使用 3 只机械臂，甚至大多数小儿妇科手术可以使用两个操作臂完成。如果增加第四个臂，则需要更大的空间，否则会干扰骨盆内其他臂的操作，从而增加其他臂的操作难度。髂前上棘（＞ 13cm）应在术前首先评估，以确定有足够的空间顺利操作。机器人手术系统的标准操作是先插入镜用 Trocar，再插入机械臂用 Trocar。儿童的腹壁相对较薄且可活动，术中 Trocar 脱落会影响了机器人手术的操作，一些中心的经验是将 Trocar 直接缝合到腹壁上。也可根据机械臂的位置和运动程度，适当调整 Trocar 的远程中心位置。如果需要大范围移动机械臂，Trocar 应深入腹腔或至少放置到腹部远端，如果需要小范围移动机械臂，Trocar 应放置到远端中心边缘。与传统的腹腔镜手术相比，儿童机器人手术所需的气腹压力更小，但却能达到相同的暴露效果。主要原因是机械臂可以将腹壁向外牵拉，从而扩大腹腔内的空间。因此，儿童机器人手术对体位的要求不像传统腹腔镜手术那么严格[9]。

■ 手术适应证及禁忌证

机器人辅助卵巢肿物切除术适应证类似于传统腹腔镜手术，主要为诊断明确的卵巢肿物，术前相关检查未提示大血管及腹腔内脏器明显受到侵犯。对于具有丰富微创腹腔肿物手术经验的术者，可尝试开展较大卵巢肿物切除手术（表 4-2-1）。

表 4-2-1 机器人辅助卵巢肿物切除术的手术适应证和禁忌证

手术适应证	手术禁忌证
卵巢良性病变，如卵巢囊肿、成熟畸胎瘤	1）生命征不稳定，营养状况差，不能耐受麻醉及气腹手术； 2）腹腔广泛粘连难以建立气腹患儿； 3）存在腹腔播散风险的恶性肿瘤，如灰质颗粒细胞肿瘤、生殖细胞肿瘤，未成熟畸胎瘤、性腺母细胞瘤、生殖细胞瘤等

■ 术前准备

机器人辅助腹腔镜手术效果受诸多因素影响，包括患儿年龄、疾病状态、病变的解剖位置、体位和手术复杂性等，良好的术前准备可以有助于手术成功。

（1）**术前评估**：应对患儿生命征、营养状况等进行评价，以判断患儿是否能够耐受手术。

（2）**完善相关检查**：应完善相关实验室检查，如 CA125、CA19-9、CEA、AFP、人附睾蛋白 4（human epididymis protein 4, HE4）、HCG 及性激素等。术前还应根据临床表现，选择腹部增强 CT、MRI 等明确肿物的类型、位置、大小、血供情况、有无完整包膜以及与周围组织关系等。

（3）**其他准备**：术前进行常规肠道准备。

■ 体位

麻醉采用全静脉麻醉加气管插管，用常规方法监测潮末二氧化碳浓度。患者取仰卧位，用胶带或绷带进行约束。受力部位用棉垫衬垫，必要时采用温毯及暖风机进行保温。CO_2 气腹压力建议维持在 8~10 mm Hg，新生儿建议在 6~8 mmHg。根据肿瘤位置，术前于患儿体表做好 Trocar 布局标记（图 4-2-1）。

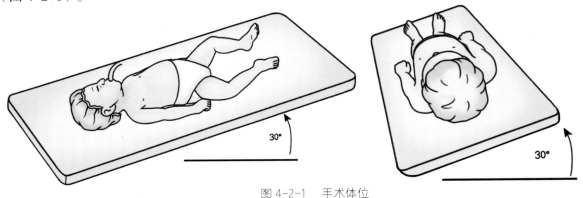

图 4-2-1 手术体位

■ 手术器械

（1）**达芬奇机器人相关器械**：达芬奇机器人手术设备由医生操控台、视频影像系统、床旁机械臂系统 3 部分组成。

（2）**腹腔镜相关操作器械**：机器人手术专用工作通道（内镜摄像头操作通道为 8.5mm、12mm，机械臂的操作通道为 5mm、8mm）、30° 或 0° 镜头、无菌机械臂袖套套装、单极手术弯剪、冷弯剪、单极电钩、单极电铲、马里兰双极钳、有孔双极钳、狄贝基抓钳、专业抓钳、持针器。术者可结合自身技术与患儿条件选择合适器械。

■ 手术布局及 Trocar 布局

1. 机器人与麻醉手术布局位置

麻醉台设置于手术床头侧，利用无菌铺巾使得患者肩部以上的空间与无菌手术台隔离，患者的头部、呼吸辅助系统及管路暴露于麻醉医师视野中，有利于术中麻醉监护。器械操作台设置于手术床尾端，用于放置各种手术操作器械和设备，器械护士坐于操作台前，根据需要协助助手调整机械臂及传递手术器械（图 4-2-2）。

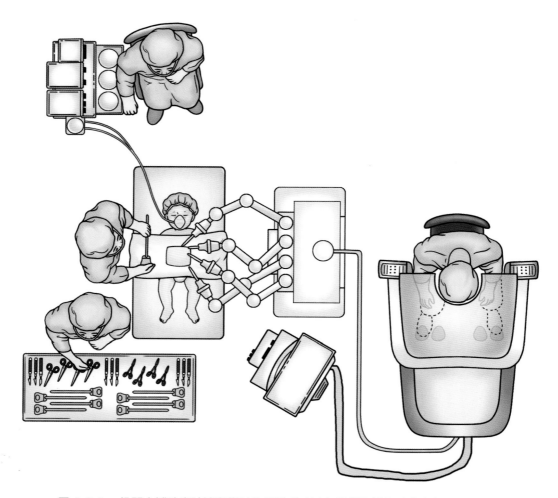

图 4-2-2　机器人辅助腹腔镜卵巢肿物切除术（以右卵巢为例）手术室布局图

2. Trocar 布孔体表设计位置

手术机械臂与 Trocar 的连接处描述如下（图 4-2-2）：①将镜头机械臂连接到左锁骨中线与左肋缘交点（C 点，距肿瘤 15cm）的 8mm 或 5mm Trocar；②两个机械臂分别连接到剑突下（2 点，距 C 点 9cm）和左髂前上棘与脐部连线中点（4 点，距 C 点 13cm）的 8mm 或 5mm 操作孔 Trocar，左侧腋前线脐水平处（A 点）置入 3mm 或 5mm 辅助操作 Trocar（用于术中辅助牵拉及进出缝针等），操作臂距离＞6cm，通道置入腹腔长度约 1.0cm，将各操作通道与机械臂对接，气腹管进气更换至辅助孔。（图 4-2-3，图 4-2-4）

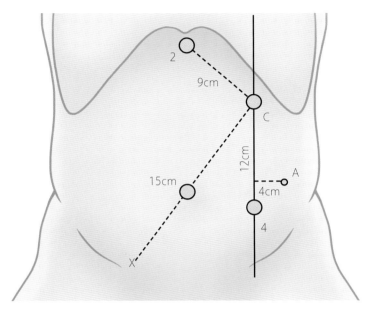

图 4-2-3　机器人辅助腹腔镜卵巢肿物切除术 Trocar 布孔设计图

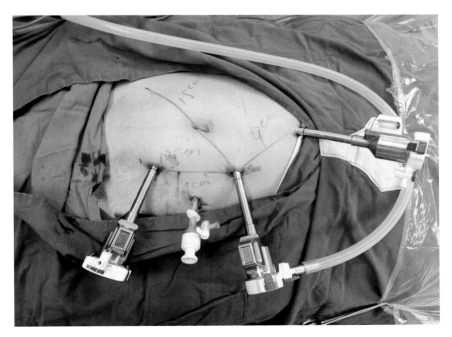

图 4-2-4　机器人辅助腹腔镜卵巢肿物切除术 Trocar 置入图

■ 手术步骤

1. 体位

以卵巢肿物为例，麻醉成功后，患儿取头低脚高平卧位。

2. 布孔

取上腹部切口（2点）置入气腹针，常规 CO_2 气腹压力维持在 8 ~ 10 mm Hg，置入观察孔 1 个，腹部左侧置操作孔 2 个、辅助孔 1 个，利用气腹压力的上限来制造气腹，使腹腔完全暴露。在引进机器人仪器后，压力降低到最低限度，获得良好的手术视野。

3. 腔镜下手术

镜下见肿物如图 4-2-5 ~ 图 4-2-8。由于相连肿物较大，先在远端较大肿物包膜表面环形切开分离，牵拉肿物组织使其与近端肿物附着处完全分离，置入标本袋后取出。再将剩余与卵巢连接肿物如前法切除并取出，断端用可吸收线缝合（图 4-2-9 ~ 图 4-2-14）。

4. 手术结束

洗净腹腔内积液，确认术野无活动性出血。退出各机械臂操作器械，关闭气腹、退出各操作通道，主刀或二助洗手上台，缝合腹膜及切口各层。

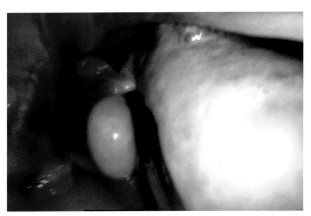
图 4-2-5　卵巢肿物图一

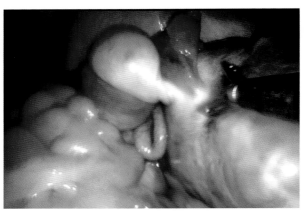
图 4-2-6　卵巢肿物图二

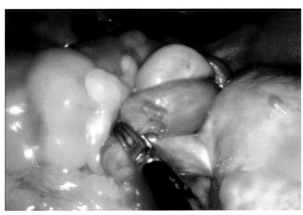
图 4-2-7　卵巢肿物图三

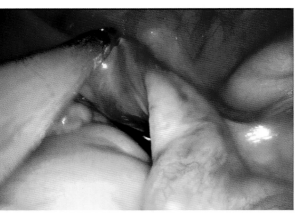
图 4-2-8　子宫与肿物相连

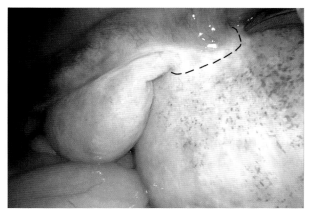

图 4-2-9 较大肿物分离位置

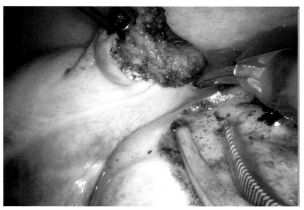

图 4-2-10 较大肿物分离后

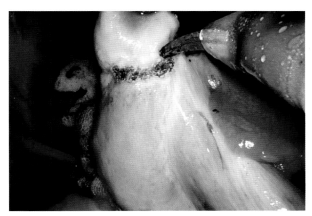

图 4-2-11 较小肿物分离位置

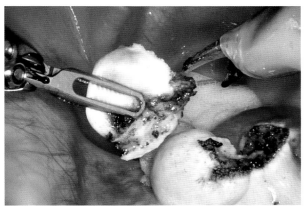

图 4-2-12 较小肿物分离后

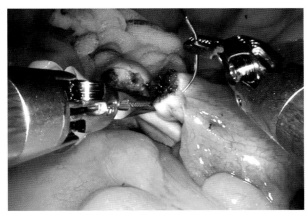

图 4-2-13 可吸收线缝合残端

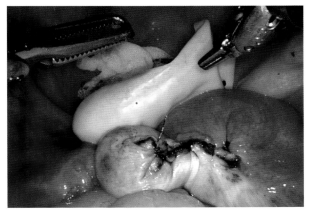

图 4-2-14 残端缝合后

■ 术后管理

（1）**监测生命征**：术后密切观察患儿生命体征、呼吸道状况、腹部情况，如果置入腹腔引流管则腹腔引流情况也需注意观察。

（2）**术后支持**：术后维持水电解质平衡，加强支持治疗，肠道通气后逐渐恢复进食。术后1~2 天内下床轻度活动。

（3）术后随访：患者均要求术后定期随访。随访内容包括症状、体征、盆腔检查（包括乳腺检查）和二维超声检查，血清糖类抗原、**AFP** 等肿瘤标志物测定。临床检查或肿瘤标志物检查提示肿瘤复发时可选择计算机断层扫描、磁共振成像和 / 或正电子发射计算机断层显像检查等。

■ 结论

机器人辅助卵巢肿物切除术是一种简单、安全、有效的儿科手术。在有机器人手术服务的中心，机器人辅助卵巢肿物切除术是一种合适的入门级手术。

■ 手术视频

（贾金富）

参考文献

［1］ VAYSSE C, DELSOL M, CARFAGNA L, et al. Ovarian germ cell tumors in children. Management, survival and ovarian prognosis. A report of 75 cases ［J］. J Pediatr Surg, 2010, 45（7）: 1484−1490.

［2］ OUTWATER E K, SIEGELMAN E S, HUNT J L. Ovarian teratomas: tumor types and imaging characteristics ［J］. Radiographics, 2001, 21（2）: 475−490.

［3］ KOKOSKA E R, KELLER M S, WEBER T R. Acute ovarian torsion in children ［J］. Am J Surg, 2000, 180（6）: 462−465.

［4］ ALQAHTANI A, ALBASSAM A, ZAMAKHSHARY M, et al.Robot−assisted pediatric surgery: how far can we go? ［J］. World J Surg, 2010, 34（5）: 975−978.

［5］ MARHUENDA C, GINE C, ASENSIO M, et al. Robotic surgery: first pediatric series in Spain ［J］.Cir Pediatr, 2011, 24（2）: 90−92.

［6］ TINELLI A, MALVASI A, GUSTAPANE S, et al. Robotic assisted surgery in gynecology: current insights and future perspectives ［J］. Recent Pat Biotechnol, 2011, 5（1）: 12−24.

［7］ MARENGO F, LARRAÍN D, BABILONTI L, et al. Learning experience using the double−console da Vinci surgical system in gynecology : a prospective cohort study in a University hospital ［J］. Arch Gynecol Obstet, 2012, 285（2）: 441−445.

［8］ MAGRINA J F, ZANAGNOLO V, NOBLE B N, et al. Robotic approach for ovarian cancer: perioperative and survival results and comparison with laparoscopy and laparotomy ［J］. Gynecol Oncol, 2011, 121（1）: 100−105.

［9］ NAKIB G, CALCATERRA V, SCORLETTI F, et al. Robotic assisted surgery in pediatric gynecology : promising innovation in mini invasive surgical procedures ［J］. J Pediatr Adolesc Gynecol, 2013, 26（1）: e5−e7.

第三节　肾上腺肿瘤

■ 概述

儿童肾上腺肿物发病率低，主要见于 5 岁以下儿童，女童发病率略高于男童。肾上腺位于腹膜后，解剖位置深，且儿童腹腔操作空间小、肿物视野暴露困难，因而既往该部位的肿物切除以开放手术为主，但存在手术创伤大、恢复时间长、术后并发症多等缺点。近年来，微创技术在儿童肾上腺肿物切除术中逐步发展，腹腔镜肾上腺肿瘤切除术已成为多数肾上腺肿瘤的标准术式。近年来，机器人辅助腹腔镜技术在泌尿外科的发展与运用为大势所趋[1-3]。目前有限的循证医学证据表明，与传统腹腔镜肾上腺肿瘤切除术相比，机器人辅助腹腔镜肾上腺肿瘤切除术的围术期并发症、死亡率、失血量及中转开腹率等无显著差异，但机器人手术成本相对较高。机器人辅助腹腔镜手术优势明显，且安全性和有效性已被证实与传统腹腔镜相当，故越来越多的术者开始采取机器人辅助腹腔镜进行肾上腺肿瘤切除[4]。相较传统腹腔镜手术，机器人辅助腹腔镜手术可精准操作，对瘤体刺激较小，行肾上腺嗜铬细胞瘤切除更有优势；精细操作和三维视野在需要保留正常肾上腺组织时优势明显；机械臂操作灵活在处理出血等并发症时优势明显[5-6]。目前而言，传统腹腔镜在国内仍是肾上腺肿瘤切除的"金标准"，但因其特有的优势，机器人辅助腹腔镜肾上腺肿瘤切除术应是未来发展的主要方向之一[1, 7-8]。

■ 手术适应证与禁忌证

小儿机器人辅助腹腔镜肾上腺肿瘤切除术的手术适应证和禁忌证同小儿腹腔镜肾上腺肿瘤切除术。

1. 适应证 [5, 7, 9-12]

肾上腺肿瘤患者应综合考虑肿瘤内分泌功能、肿瘤大小、肿瘤性质、患者全身情况等多方面因素来决定其手术方式。直径 < 6 cm 的肾上腺良性肿瘤，以及部分体积较小的肾上腺恶性肿瘤可考虑机器人辅助腹腔镜手术。

（1）目前开放手术是肾上腺皮质癌的标准术式，若肿瘤较小且无周围脏器侵犯，也可选择机器人辅助腹腔镜手术[13]。

（2）多数嗜铬细胞瘤能够机器人辅助腹腔镜下完成，但为尽可能避免术中肿瘤破裂而造成局部复发或种植，直径 > 6 cm 或具有侵袭性的嗜铬细胞瘤或副神经节瘤建议选择开放手术；若术者机器人辅助腹腔镜技术成熟，> 6 cm 且无明显周围脏器侵犯的嗜铬细胞瘤或副神经节瘤也可选择腹腔镜手术。对于具有 MEN2 综合征、VHL 综合征、NF-1 综合征等双侧良性家族性嗜铬细胞瘤，应在保证肿瘤完整切除的前提下，推荐保留部分肾上腺组织的肾上腺切除术[14]。

（3）确诊为单侧肾上腺皮质增生或醛固酮瘤所致的原发性醛固酮增多症，应选择单侧肾上腺手术，但对于具体切除方式（肾上腺全切除或保留部分肾上腺组织的肾上腺切除术）在学术界尚无统一结论[14]。

（4）对于明确单侧增生或肾上腺腺瘤的皮质醇增多症（库欣综合征），建议考虑保留患侧部分肾上腺组织[14]。

（5）对于无功能肾上腺病变，若不考虑恶性潜在可能，应保留部分正常肾上腺组织[14]。

（6）在成人恶性肿瘤报道中对肿瘤溢出的风险阻碍了儿科微创手术发展，但神经母细胞瘤提供了一个研究领域，因为在许多开放手术中，这些病变的碎片是不可避免的，并且似乎不会影响预后。在临床实践中引入基于影像学定义的影像学危险因素（image defined risk factor, IDRF）为定义肿瘤切除的手术风险带来了更客观的标准。在没有 IDR 的条件下，即避开肿瘤包裹血管的病例，无论肿瘤大小，腹腔镜手术及机器人辅助腹腔镜手术都是开放手术的安全替代方案，主要用于肾上腺神经母细胞瘤，如肾上腺节细胞神经瘤、肾上腺节细胞神经母细胞瘤及肾上腺神经母细胞瘤[15-18]。

2. 禁忌证

需要考虑全身一般情况及肿瘤局部情况。

（1）存在凝血功能异常且难以纠正者。

（2）影像学提示明确有邻近器官侵犯或远处转移的肾上腺肿瘤。

（3）严重的心、肺、肾等功能不全而不能耐受手术的患者。

■ 术前准备

（1）**术前评估**：术前对患儿全身状况进行全面评估，了解心、肺、肝、肾等重要脏器功能的情况，明确有无合并其他脏器相关畸形及手术禁忌证。

（2）**完善相关检查**：术前的实验室检查包括血常规、尿常规、凝血功能、肝肾功能检查生化检查、肾上腺相关激素、血型等。必要的影像学检查包括肾上腺超声检查、肾上腺计算机断层扫描、肾上腺磁共振检查等。

（3）**改善营养状况**：纠正贫血、低蛋白血症、水电解质紊乱与酸碱代谢失衡，改善患儿营养状态。

（4）**抗生素的使用**：术前 1 天嘱患者无渣流质饮食，术前一晚及手术当天回流洗肠。术前留置导尿管或胃管（根据术中情况）。术前 30min 及手术大于 3h 时预防性应用抗生素。

（5）**做好中转开腹准备**：所有腹腔镜肾上腺肿瘤切除术术前都需做好中转开腹准备，术前向患者及家属说明中转开腹的可能性。

（6）**术前其他准备**：①嗜铬细胞瘤患者术前应用 α-受体阻滞剂、钙离子通道阻滞剂，必要时静脉泵入降压药控制血压，β-受体阻滞剂控制心率，同时静脉输入生理盐水和胶体液扩充血容量，高盐饮食。药物准备时间至少 2 周，待血压正常或略低，甚至出现轻微体位性低血压、鼻塞等症状时，考虑药物准备充分再进行手术；术中手术医师注意与麻醉医师配合，注意监测血压、心率、心律，维持血流动力学稳定。术中夹闭肾上腺中央静脉和肿瘤切除时，血压可能突然下降，手术医师进行此操作时应提前告知麻醉医师，注意监测血压、心率，加快输液速度，必要时静脉应用升压药及肾上腺皮质激素。整个手术过程中触及肿瘤的操作都可能诱发高血压和心律失常，所以术中操作需轻柔，尽量避免挤压肿瘤[9-10, 19-20]；②原发性醛固酮增多症患者术前使用螺内酯控制血压，口服或静脉补钾纠正低钾血症，血压控制不佳可加用其他类型降压药，术前准备 1 ～ 2 周，在这期间密切监测血压并进行生化检查[9-10, 20]；③皮质醇增多症患者术前积极控制血压，尽可能将血压控制在正常范围。皮质醇增多症一般合并代谢异常，如存在血糖升高，故应将空腹血糖控制在10mmol/L以下。注意纠正电解质和酸碱平衡紊乱，改善心脏功能。皮质醇增多症患者多存在骨质疏松，术前、术中摆体位务必小心，防止出现骨折。对于糖皮质激素的替代治疗方案，不同医疗单位存在差异。一般术前1天、手术当日、术中应补充糖皮质激素，预防肾上腺危象。术前可选用地塞米松或醋酸可的松肌肉注射，手术当日、术中可静脉应用氢化可的松[9-10, 20-21]；④肾上腺神经母细胞瘤通过术前MRI或CT检查明确肾上腺区肿瘤并测量肿瘤直径，同时测定血液学肿瘤标志物及肿瘤定性分析（如血浆皮质醇、醛固酮以及儿茶酚胺浓度），鉴别功能性肿瘤[9-10, 20]。

■ 体位

采用气管插管加全身静脉复合麻醉，建立中心静脉置管。患儿取平卧位，头高脚低，抬高腰部，床位患侧45°升高。双侧上肢呈"投降"位，双侧下肢稍张开，所有受力部位均用海绵衬垫，四肢绷带固定（图4-3-1）。留置双腔导尿管。

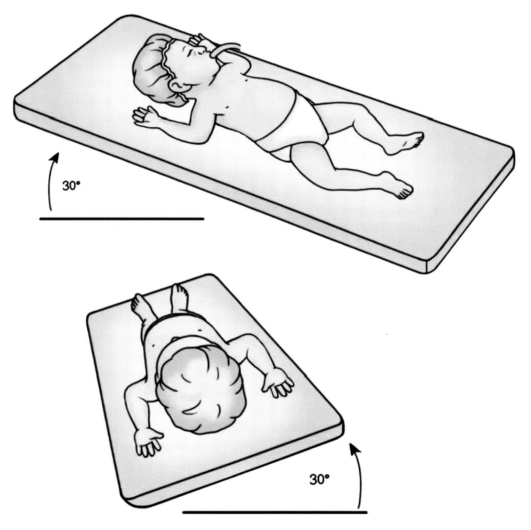

图4-3-1　手术体位

■ 手术器械

手术器械包括达芬奇机器人相关器械及腔镜相关操作器械。

（1）达芬奇机器人相关器械：达芬奇机器人（床旁机械臂系统、成像系统、外科医生操作台）、30°三维电子内窥镜、套管、抓钳、持针器、单极手术电剪和马里兰双极。

（2）腔镜相关操作器械：3mm 或 5mm Trocar、抓钳、分离钳、剪刀、吸引器、动脉夹等。

■ 手术布局和 Trocar 布局

1. 机器人与麻醉手术布局位置

麻醉医师、麻醉台位于手术床头端，器械护士及手术器械操作台于手术床尾端，机器人车位于患侧同侧，助手位于健侧。医生操作台位于手术室角落，用于主刀医师操作机器人机械臂。（图 4-3-2，图 4-3-3）。

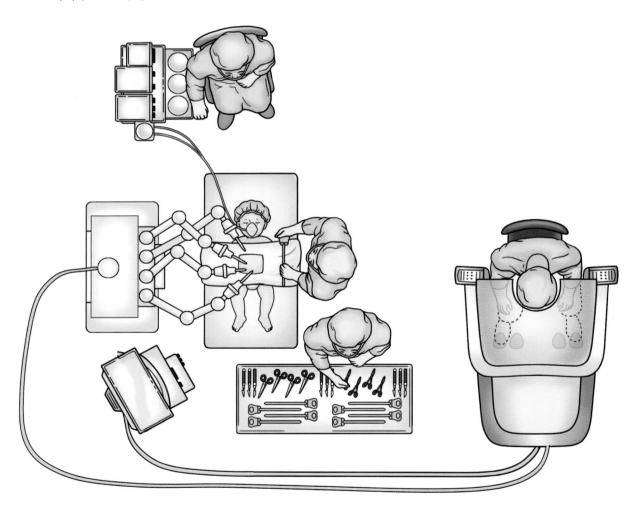

图 4-3-2　机器人辅助腹腔镜右侧肾上腺肿瘤切除术手术室布局图

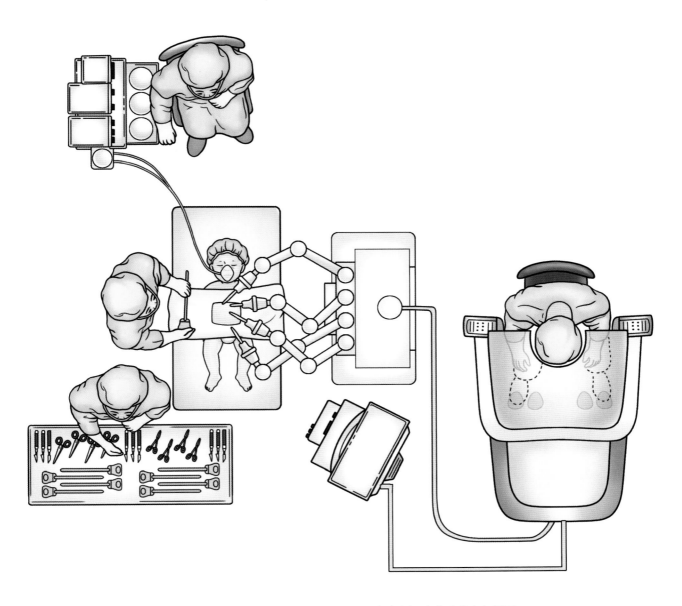

图 4-3-3　机器人辅助腹腔镜左侧肾上腺肿瘤切除术手术室布局图

2. Trocar 布孔体表设计位置

目前穿刺 Trocar 方法及位置各有选择及优势，本文选取单孔多通道穿刺器加两个操作孔的方法介绍。

脐环远离患侧取绕脐切口进单孔多通道穿刺器，置入 8 mm 镜头孔，并在左（右）上腹及右（左）下腹分别置入一个 8 mm Trocar，两个操作通道距镜头孔的距离尽量远离。4 号机械臂为 8mm 通道，右手操作，选择使用单极手术电剪、持针器和马里兰双极和接能量平台，用于游离、切割和缝合；2 号机械臂为 8mm 通道，左手操作，选择使用 cardier 抓钳，用于钳夹和辅助牵拉。助手可经脐部单孔多通道穿刺器置辅助孔操作，便于助手进行牵拉、钳夹、吸引、冲洗等辅助操作（图 4-3-4；图 4-3-5）。

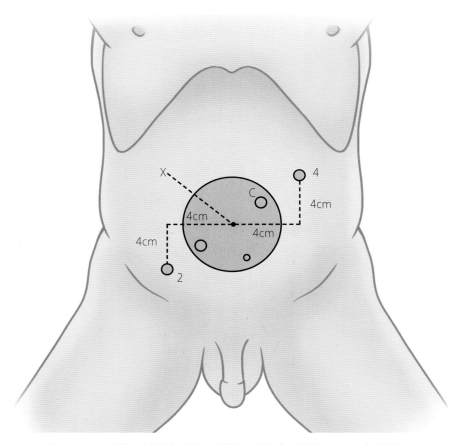

图 4-3-4　机器人辅助腹腔镜右侧肾上腺肿瘤切除术 Trocar 布孔设计图

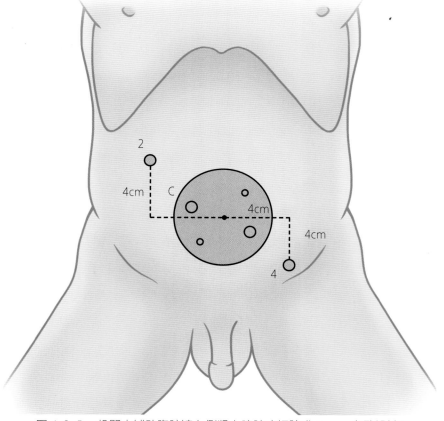

图 4-3-5　机器人辅助腹腔镜左侧肾上腺肿瘤切除术 Trocar 布孔设计图

■ 手术步骤

腹腔镜肾上腺肿瘤切除术可经腹腔入路或腹膜后入路。经腹腔入路的优势是操作空间大、解剖结构清晰，有利于切除较大肿瘤。经腹膜后入路的优势主要是可直达肾上腺，并可避免干扰腹腔脏器，但因其需人工制造操作空间且操作空间较小，辨别解剖结构有一定难度，需要较长的学习曲线[9-10, 20]。经腹腔和腹膜后入路腹腔镜肾上腺肿瘤切除术的手术体位、穿刺点选择、手术步骤和注意要点等，已有较多文献详述。本文仅就经腹腔入路，如腹腔镜右侧（左侧）肾上腺肿瘤切除术进行讨论。

1. 显露肾周筋膜

暴露术野，辨认肝脾、结肠肝脾曲及升结肠、降结肠等器官，先探查腹腔确定是否存在妨碍手术的粘连或其他异常，如存在粘连，需先分离。沿结肠旁沟切开侧腹膜，切断肝（脾）结肠韧带，将右（左）半结肠及上段升（降）结肠翻向下，较瘦的患者此时常不需要内翻升结肠及十二指肠即可看到下腔静脉，甚至肾上腺。

2. 暴露肾上腺

助手于辅助孔内将肝脏（脾脏）向横膈方向挡开。显露肾上腺时，可采用辅助套管或者体表

牵引线悬吊切开的腹膜，将肝脏或脾脏向头端牵引。对于右侧肾上腺肿物的切除，可于体表牵引线悬吊胆囊韧带及肝圆韧带（图4-3-6，图4-3-7），使肝脏下缘向上牵拉，充分暴露手术视野。切开肾上极内侧的肾筋膜和脂肪囊，从中找到金黄色的肾上腺，并向下暴露肾蒂（图4-3-8）。在切除左侧肾上腺肿物时，也可体表牵引左半结肠系膜，暴露肾上腺肿物。可先找到左侧肾静脉，沿左侧肾静脉上方找到左侧肾上腺中央静脉，继而找到左侧肾上腺及肿物（图4-3-9 ~ 图4-3-11）。

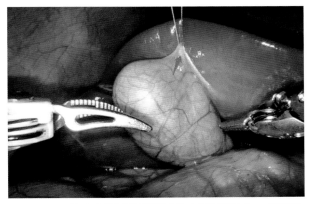

图4-3-6 体表牵引线悬胆囊韧带（红色箭头），使肝脏下缘向上牵拉

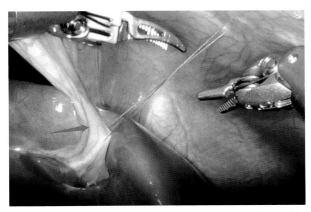

图4-3-7 体表牵引线悬吊肝圆韧带（红色箭头），使肝脏下缘向上牵拉

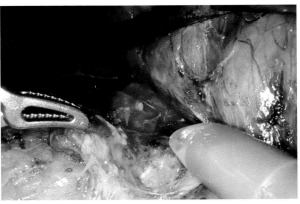

图4-3-8 切开肾上极内侧的肾筋膜和脂肪囊（黄色箭头），从中找到金黄色的肾上腺（红色箭头），并向下暴露肾蒂（绿色箭头）

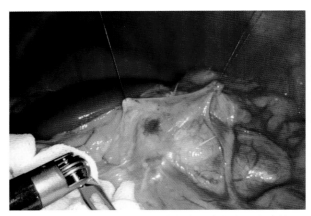 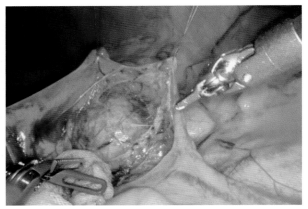

图 4-3-9 左侧肾上腺肿瘤，体表牵引左半结肠系膜（红色箭头）暴露左侧肾上腺肿物（黄色箭头）

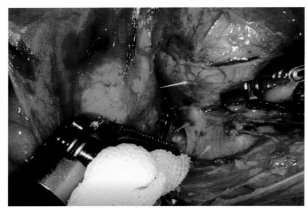 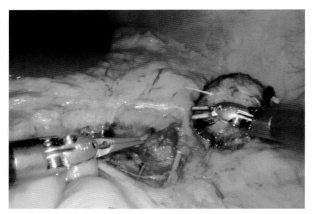

图 4-3-10 左侧肾上腺肿瘤，沿左侧肾静脉（蓝色箭头）上方找到左侧肾上腺中央静脉（红色箭头）及左侧肾上腺肿物（黄色箭头）

图 4-3-11 左侧肾上腺肿瘤，完整切除肿瘤（黄色箭头），创面未见明显出血（红色箭头）

3. 肾上腺或肿物的切除

先分离出中央静脉，在肾上腺中央静脉的下腔静脉（肾静脉）端用 1 个 Hemolock 及 1 道可吸收线结扎或 2 个 Hemolock 夹闭、肾上腺端用 1 个 Hemolock 夹闭，后从中剪断，并由此开始游离（图4-3-12）。肾上腺动脉数量多且细小，单极手术电剪可有效控制出血，必要时使用 Hemolock。先处理上方来自膈下动脉的分支，再向下切断肾上腺中动脉和来自肾动脉的肾上腺下动脉，手术中应注意勿损伤肾蒂。游离内侧缘后将覆盖在肾上腺表面的肾周脂肪囊提起，切开肾上腺和肾上极之间的肾筋膜和脂肪，此处有一些来自肾包膜和周围脂肪的小血管。肾上极外侧缘基本无血管，充分游离肾上腺肿瘤。肿瘤位于外侧支，部分内侧支未受侵犯，行肿瘤及肾上腺部分切除术，于肿物的上、下缘和前、后表面以单极手术电剪或电凝钩进行分离，对与肿

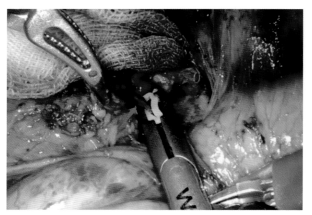

图 4-3-12 Hemolock 夹闭肾上腺中静脉（红色箭头）

物连接的肾上腺组织可用单极手术电剪或双极电凝凝固后切断，也可用 Hemolock 夹闭后剪断，完整切除肾上腺肿瘤，保留部分肾上腺（图 4-3-13，图 4-3-14）。

4. 创面止血

降低气腹压力至 3~5 mmHg，检查手术视野，特别是肾上腺窝处有无活动性出血。如有出血可根据情况用双极电凝、钛夹或 Hemolock 等处理，并应用止血粉或其他止血装置再次进行瘤床止血。

5. 标本取出、移走机器人手术系统

先将切下的肾上腺及肿物装入标本袋，撤走机器人设备，于脐部单孔切口在直视下取出标本袋，注意避免标本袋破损。再次检查术区有无活动性出血，在清点纱布、器械无误后，于术区置一负压吸引引流管自辅助孔引出。移去镜头，松开机械臂与 Trocar 连接，移走床旁机械臂手术系统。缝合各切口（图 4-3-15），结束手术。

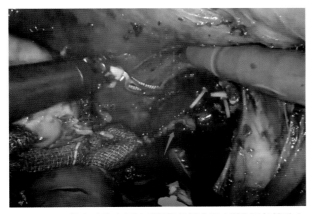

图 4-3-13 肾上腺肿瘤切除后保留的部分肾上腺（红色箭头）

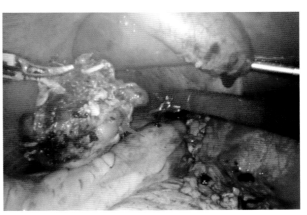

图 4-3-14 完整切除肿瘤（红色箭头），创面未见明显出血

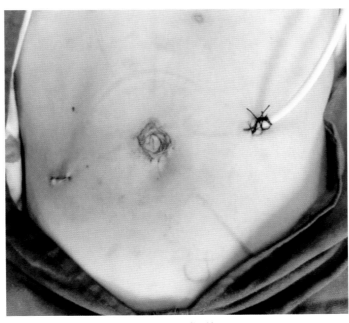

图 4-3-15 术后切口

■ 手术技巧

（1）脐部切口应用单孔多通道穿刺器，加两个机器人操作孔切口，助手可从单孔多通道穿刺器辅助孔进器械辅助操作，比如肠钳、吸引器及超声刀。单孔加 2 切口方便牵拉、暴露及游离瘤体，避免瘤体破裂，有助于完整切除，并且脐部切口便于肿瘤取出。

（2）术中悬吊辅助：使用 4-0 可吸收线，序贯将术野中的肝圆韧带、胆囊韧带、结肠系膜与腹壁固定作牵引。可帮助术中充分暴露手术视野，增加手术操作空间，局部组织的相对固定便于手术游离、结扎等操作，可降低手术难度。

（3）术中应正确辨认肾周筋膜和肾上极这两个重要的解剖标志，前者可保证在筋膜内操作，故能有效避免胰腺、肠管及周围血管的损伤，后者是有助于定位筋膜内肿瘤的坐标，是避免伤及肾蒂的关键。

（4）游离肾上极和肿瘤下极之间（肾面）、肝（脾）下部与肿瘤上极（背面）的这两个层面时，显露相对容易且滋养血管少，但进入肾上腺的动脉多而细小，一般可以通过机器人超声刀即可有效阻断，主要应注意阻断自膈下动脉的分支，肾上腺中动脉和来自肾动脉的肾上腺下动脉。

（5）应尽量避免直接钳夹肾上腺或肿瘤，避免腺体或瘤体破裂出血。近肿瘤基底 0.3~0.5cm 处，钳夹正常肾上腺组织，超声刀离断。

（6）切除肾上腺后，需降低气腹压力，观察术野，确认术野无活动性出血或渗血。如发现出血或渗血点，可用超声刀止血，超声刀止血困难时，可采用血管夹夹闭。

■ 手术相关原则

1. 手术操作原则 [4, 7, 9-12, 20]

（1）**布孔操作**：穿刺点位置并非绝对固定，术者可根据术中情况和个人习惯适当调整穿刺点位置及距离，亦可在术中增加操作通道。有腹腔手术史或高度怀疑腹腔内粘连患者，为防止损伤腹腔内脏器，可开放建立气腹。

（2）**解剖肾上腺中央静脉**：左侧肾上腺中央静脉汇入左肾静脉，右侧肾上腺中央静脉汇入下腔静脉，解剖分离肾上腺中央静脉时务必小心，防止静脉撕裂出血。

（3）**止血**：整个手术操作过程均需轻柔，建立操作通道时尽可能避开腹壁血管。术中仔细分离肾上腺静脉，切勿暴力牵拉，避免撕裂静脉。解剖务必清晰，防止损伤周围血管。术中发现血管损伤，需迅速压迫止血，确定出血部位，缝线缝合或血管夹夹闭出血点。

（4）**避免损伤周围脏器**：所有临近脏器均有损伤风险。术前应充分评估腹腔内情况，术中应注意解剖结构清晰，避免解剖不清晰的情况下盲目分离。一旦发现损伤，及时适当处理。

（5）**监测血压**：术中接触肿瘤及结扎肾上腺静脉时可能出现剧烈血压波动，手术医师与麻醉医师应密切配合，术中及时应用血管活性药物稳定血压。

（6）**肿瘤完整切除**：术中仔细解剖避免肿瘤破裂，避免人为造成肿瘤细胞播散风险。

2. 中转手术原则 [1, 4, 9, 10, 20, 22]

在小儿机器人辅助腹腔镜肾上腺肿瘤手术过程中，出现以下情况应该及时中转腹腔镜肾上腺肿瘤切除或开腹。

（1）术中发现术区组织粘连严重，解剖结构不清楚，机器人辅助腹腔镜下分离与切除困难。

（2）术中发现肿瘤包绕重要血管，机器人辅助腹腔镜下难以确切彻底清除及解剖困难。

（3）术中出血，机器人辅助腹腔镜下不能有效控制。

（4）术中损伤脾脏、脾血管、胰腺及胰管等脏器及血管，以及严重胸膜损伤，机器人辅助腹腔镜下难以确切修复。

（5）术中患儿生命体征不稳定，机器人辅助腹腔镜操作困难，难以耐受长时间手术者。

■ 术后管理 [4, 7, 9, 10, 19, 20]

1. 术后处理

（1）**监测生命征**：术毕麻醉清醒后回病房监护，密切观察生命体征，监测心律、代谢等。

（2）**常规护理**：术后加强呼吸道管理，促进排痰，防止呼吸道并发症。术后恢复进食时间、恢复下地活动时间可根据患者体质、合并症、功能状态评分等决定。若无胃肠道合并症可考虑术后 6 h 逐步恢复进水，肠道功能恢复后进半流质饮食，逐渐过渡到正常饮食。术后 24 h 逐步恢复下地活动。

（3）**术后营养支持**：术后维持水电解质平衡，加强支持治疗，肠道通气后逐渐恢复进食，适当多饮水。

（4）**抗生素的使用**：术后一般无需常规静脉滴注抗生素预防感染。

（5）**置管处理**：了解尿量及腹腔引流情况，确保导尿管及腹腔引流管通畅，导尿管保留 1~2 天后拔除，根据腹腔引流量及超声复查情况适时拔除腹腔引流管。

（6）**术后随访**：术后按肿瘤性质定期检查肿瘤标志物、肾上腺激素、全身骨扫描、骨髓检查、CT 及 MRI 检查评估肿瘤复发及转移情况。所有患儿建议随访 5 年以上。

（7）**特殊处理**：肾上腺手术患者根据其肿瘤性质及内分泌功能不同，术后管理存在巨大差异，常见情况包括：①术中血压波动较大的嗜铬细胞瘤患者，建议入 ICU 监护治疗，监测血压、心率、心律、代谢等。防止出现肾上腺危象，及时发现并处理可能发生的心血管和代谢相关并发症。待血压、心率、心律平稳、血流动力学稳定后，转回普通病房[19]；②原发性醛固酮增多症患者，术后密切监测患者血压、生化检查，根据监测情况应用降压药物及补钾，适当补充糖皮质激素，推荐钠盐丰富的饮食。注意监测血浆皮质醇、促肾上腺皮质激素浓度，适当补充糖皮质激素防止肾上腺危象；③皮质醇增多症患者术后注意足量补充糖皮质激素，防止出现肾上腺危象。术后禁食期间可静脉应用氢化可的松、甲强龙、醋酸可的松、地塞米松等，开始进食后可改为口服制剂。术后糖皮质激素需足量，并逐步递减直至停药，防止减量过快出现糖皮质激素不足症状或肾上腺危象。密切监测血浆皮质醇、促肾上腺皮质激素浓度，如出现厌食、乏力等肾上腺皮质功能不足症状或遇到生理应激因素时，可适当增加糖皮质激素剂量，症状明显者可静脉应用氢化可的松；④肾上腺神经母细胞瘤患者术后进行临床分期，决定是否术后化疗及具体化疗方案，必要时行放射治疗。

2. 并发症及其防治

（1）**皮下气肿**：特征表现为胸、腹部甚至颈面部皮肤的捻发音，发生原因多由于手术时间过长、气腹压力过高或穿刺切孔太大，CO_2 沿着穿刺孔周围泄露进入皮下组织所致。皮下气肿不需要特殊处理，一般术后两到三天会自行消退。

（2）穿刺通道出血：腹腔镜手术穿刺时，可能引起穿刺通道内出血。在术中由于 Trocar 的压迫，出血并不明显，但可能成为术后出血的原因。建议撤离 Trocar 时需在直视下进行，并在撤离后仔细止血，必要时可扩大切口止血。

（3）切口疝：切口疝通常发生于 Trocar 直径超过 10 mm 时，特别对于肥胖患者，由于患者腹壁较厚，穿刺通道难以被全层关闭。避免切口疝发生最简单的方法是仔细缝合，逐层关闭切口。

（4）切口感染：术中应严格按照无菌原则操作执行。若出现伤口感染，应及时换药，必要时放置引流条，充分引出渗出液以保持伤口清洁干燥，并及时使用敏感抗生素。

（5）急性肾上腺皮质功能不全：常见于肾上腺全切除术后或皮质醇增多症的肾上腺肿瘤切除术后 24 h 内至 2 周，表现为恶心、呕吐、乏力、肌肉疼痛、低血压，不明原因的高热甚至昏迷等。出现急性肾上腺皮质功能不全时，首先应密切监测生命体征、血容量和 24h 尿量变化，其次是补充液体及血管活性药物以维持有效循环血容量，必要时予以胶体或血液制品，纠正水电解质紊乱。补充肾上腺皮质激素是关键。

（6）胸膜损伤：胸膜损伤常发生于膈肌脚附近。在分离肾上腺顶部时，应紧贴腺体或肿瘤钝性剥离后辅以锐性剥离，避免盲目切割。术中出现无明显失血和刺激的血压剧烈波动时，同时出现通气困难、无诱因的血氧饱和度下降，应高度怀疑气胸可能。出现气胸时，若破口较小，可在腔镜下缝补，根据情况轻重选择穿刺排气或行胸腔闭式引流；若破口较大，则应转为开放手术。

（7）血管损伤：游离右肾上腺时，可能损伤或撕破肾上腺中央静脉、下腔静脉、肝静脉或右肾动静脉；左肾上腺下极有时可接近左肾门血管，应注意避免损伤；当左肾上腺肿瘤较大时，手术涉及胰腺上缘后方，此时应注意避免损伤脾脏或胰腺血管。在处理损伤血管时，应根据周围解剖情况和损伤特点来选择修复方式。在条件允许的情况下可在腔镜下修复，最好选用钛夹或缝合止血。当出现难以被发现的血管损伤、术中难以控制出血、不具备修复条件或并发其他器官损伤需一并开放处理等情况，应果断转为开放手术。

（8）脏器损伤：十二指肠肠管损伤时切勿盲目钳夹，因十二指肠管壁较薄、含有丰富的消化酶且血运不丰富，钳夹可能造成十二指肠瘘。结肠内容物则含有大量致病力强的细菌，损伤后容易发生严重的感染。小的脾损伤可电凝止血，可用无损伤线缝合或添加止血纱布、止血胶止血；当严重脾损伤时，必要时需行脾切除术。如果肿瘤与胰腺粘连严重，则考虑作胰腺体、尾部同时切除。对于未伤及胰导管的损伤，可用血管缝线缝合胰腺裂口及包膜，引流管需放在胰腺裂口旁，术后密切观察引流量。多数肝脏的损伤是浅表性损伤，保守处理即可，如电凝止血、添加止血纱布压迫止血。

■ 结论

机器人辅助腹腔镜肾上腺肿瘤切除术是治疗小儿肾上腺肿瘤的有效措施，比腹腔镜肾上腺肿瘤切除术更为适合需要更精细操作的病例，患儿术后恢复也快于腹腔镜手术的患儿。但现阶段达芬奇手术仍存在花费高、装机时间偏长、操作时间偏长等不足之处。随着机器人技术的改进、手术器械越来精细，结合目前手术器械灵活度高的特点，小儿机器人辅助腹腔镜肾上腺肿瘤切除术将逐步于临床推广应用。

■ 手术视频

（蔡东汉）

参考文献

[1] MUADDI H, HAFID M E, CHOI W J, et al. Clinical Outcomes of Robotic Surgery Compared to Conventional Surgical Approaches（Laparoscopic or Open）: ASystematic Overview of Reviews [J]. Ann Surg, 2021, 273（3）: 467−473.

[2] LIU Q, ZHOU R, ZHAO Z, et al. Robotic versus open resection of benign nonadrenal retroperitoneal tumors : A propensity score−matched study [J]. Int J Surg, 2019, 65:19−24.

[3] FUCHS J. The role of minimally invasive surgery in pediatric solid tumors [J]. Pediatr Surg Int, 2015, 31（3）: 213−228.

[4] ECONOMOPOULOS K P, MYLONAS K S, STAMOU A A, et al. Laparoscopic versus robotic adrenalectomy : A comprehensive meta−analysis [J]. Int J Surg, 2017, 38 : 95−104.

[5] LUDWIG W W, GORIN M A, PIERORAZIO P M, et al. Frontiers in robot−assisted retroperitoneal oncological surgery [J]. Nat Rev Urol, 2017, 14（12）: 731−741.

[6] TOBIAS−MACHADO M, GENES W, PAZETO C L, et al. Robotic−assisted surgical removal of retroperitoneal schwannoma by transmesocolic access [J]. Int Braz J Urol, 2020, 46（1）: 143−144.

[7] MALKAN A D, LOH A H, SANDOVAL J A.Minimally invasive surgery in the management of abdominal tumors in children [J]. J Pediatr Surg, 2014, 49（7）: 1171−1176.

[8] CUNDY T P, MARCUS H J, CLARK J, et al. Robot−assisted minimally invasive surgery for pediatric solid tumors : a systematic review of feasibility and current status [J]. Eur J Pediatr Surg, 2014, 24（2）: 127−135.

[9] 侯本国，金讯波，曲华伟，等.腹腔镜肾上腺切除术安全共识 [J].现代泌尿外科杂志，2022，27（02）: 97−103.

[10] 黄健，张旭，周利群，等.腹腔镜肾上腺手术规范专家共识 [J].微创泌尿外科杂志，2021，10（03）: 145−151.

[11] 赵扬，周辉霞，马立飞，等.机器人辅助腹腔镜技术应用于儿童肾上腺肿物切除术的初步经验 [J].临床小儿外科杂志，2021，20（08）: 712−717.

[12] 陈艳，周立军，汪亚平，等.机器人辅助腹腔镜技术治疗儿童肾上腺嗜铬细胞瘤一例并文献复习 [J].临床小儿外科杂志，2021，20（08）: 731−736.

[13] MIRALLIE E, BLANCHARD C, CAILLARD C, et al. Adrenocortical carcinoma : Impact of surgical treatment [J]. Ann Endocrinol（Paris）, 2019, 80（5−6）: 308−313.

[14] PERYSINAKIS I, AGGELI C, KALTSAS G, et al. Adrenal−sparing surgery : current concepts

on a theme from the past [J] . Hormones（Athens）, 2020, 19（3）: 317-327.

[15] MATTIOLI G, AVANZINI S, PINI P A, et al. Laparoscopic resection of adrenal neuroblastoma without image-defined risk factors : a prospective study on 21 consecutive pediatric patients[J]. Pediatr Surg Int, 2014, 30（4）: 387-394.

[16] IRTAN S, BRISSE H J, MINARD-COLIN V, et al.Minimally invasive surgery of neuroblastic tumors in children : Indications depend on anatomical location and image-defined risk factors [J] . Pediatr Blood Cancer, 2015, 62（2）: 257-261.

[17] LIU Q, WANG X, SHEN B, et al. Preliminary experience of the robot-assisted laparoscopic excision of a retroperitoneal mass : A case report [J] . Oncol Lett, 2014, 8（6）: 2399-2402.

[18] CHEN D X, HOU Y H, JIANG Y N, et al. Removal of pediatric stage IV neuroblastoma by robot-assisted laparoscopy : A case report and literature review [J] . World J Clin Cases, 2019, 7（12）: 1499-1507.

[19] LENDERS J W, DUH Q Y, EISENHOFER G, et al. Pheochromocytoma and paraganglioma: an endocrine society clinical practice guideline [J] . J Clin Endocrinol Metab, 2014, 99（6）: 1915-1942.

[20] MADANI A, LEE J A. Surgical Approaches to the Adrenal Gland [J] . Surg Clin North Am, 2019, 99（4）: 773-791.

[21] NIEMAN L K, BILLER B M, FINDLING J W, et al. Treatment of Cushing's Syndrome: An Endocrine Society Clinical Practice Guideline [J] . J Clin Endocrinol Metab, 2015, 100（8）: 2807-2831.

[22] CUNDY T P, FABRIZIO D D, ALIZAI N K, et al.Conversions in pediatric robot-assisted laparoscopic surgery [J] . J Pediatr Surg, 2022, 57（8）: 1637-1641.

第四节 纵隔肿瘤

■ 概述

纵隔是指左右两侧胸膜间隙及其内器官、结构和结缔组织的总称。纵隔肿瘤是纵隔内组织结构肿瘤性改变的统称，分为良性和恶性肿瘤。良性肿瘤如纵隔异位甲状腺、胸腺增生、纵隔囊肿、成熟性畸胎瘤、神经源性肿瘤等，恶性肿瘤如恶性胸腺瘤、胸腺癌、淋巴瘤、恶性神经源性肿瘤、生殖细胞肿瘤、纵隔内转移瘤等。纵隔空间狭小，结构复杂，组织来源多样，周围邻近大血管及心脏等重要脏器，当前纵隔肿瘤的治疗原则仍是以手术为主的综合治疗。目前胸腔镜下治疗纵隔肿瘤已趋于成熟，而应用机器人手术系统治疗纵隔肿瘤总体开展的数量比较少，国内仅有几家儿童中心开展相关手术并进行报道，开展例数也相对较少，但是由于机器人手术系统具有独特优势，小儿机器人辅助胸腔镜下纵隔肿瘤切除术将成为治疗纵隔肿瘤的手段之一。

■ 手术适应证和禁忌证

机器人辅助胸腔镜下纵隔肿瘤切除术的适应证与禁忌证见表 4-4-1。

表 4-4-1　机器人辅助胸腔镜下纵隔肿瘤切除术的手术适应证和禁忌证

探索性手术适应证	手术禁忌证
1) 纵隔肿瘤诊断明确，术前相关检查未提示大血管、气管、食管、心包、肺组织被明显侵犯；	1) 对手术风险大的恶性肿瘤应考虑活检，并在病理结果的基础上完成肿瘤的全面评估，依据相应肿瘤的分期和危险度分组选择综合治疗；
2) 既往无肺结核、胸膜炎或者手术病史；	2) 对于肿瘤直径 > 5 cm，且有邻近肺组织、心包受累，需要根据术者经验慎重选择；
3) 术前相关检查未提示胸膜增厚、粘连；	3) 对于肿瘤直径明确，或者侵犯无名静脉、上腔静脉；
4) 术前检查未提示椎管内侵犯或者生长；	4) 不适宜行麻醉手术的疾病，如呼吸道感染等
5) 无严重心肺功能障碍、凝血功能障碍，能够耐受单肺通气；	
6) 胸腺瘤合并重症肌无力患者经积极内科治疗后症状控制稳定	

■ 术前准备

（1）**术前评估**：术前对患儿全身状况进行全面评估，了解心、肺、肝、肾等重要脏器功能的情况，明确有无合并其他脏器相关畸形及手术禁忌证。

（2）**完善常规影像学检查**：①胸部 CT 检查可显示病灶与邻近血管及组织脏器的关系，并能通过对病灶的密度及强化特点的分析，帮助判断肿块的性质，气道重建能更好观察肿瘤与气管、支气管之间的关系；②胸部 MRI 检查较 CT 有更好的组织分辨率，对肿块性质判断有重要意义，对哑铃形侵犯椎管的肿瘤观察脊髓压迫情况有重要意义；③部分纵隔肿瘤可伴有特殊的肿瘤标志物升高，如生殖细胞肿瘤可能有人绒毛膜促性腺激素（human chorionic gohadotropin, hCG）和甲胎蛋白（alpha fetoprotein, AFP）等增高，神经母细胞瘤可能有香草扁桃酸（vanillylman delic acid, VMA）、高香草酸（homovanillic acid, HVA）以及神经元特异性烯醇化酶（neuron specific enolase, NSE）等增高。

（3）**改善营养状态**：纠正贫血、低蛋白血症、水电解质紊乱和酸碱代谢失衡，改善患儿营养状态。

（4）**做好中转开胸准备**：所有机器人辅助胸腔镜下纵隔肿瘤切除术术前都需做好中转开胸准备，术前向患者及家属说明中转开胸的可能性。

■ 体位

复合静脉全身麻醉，双腔气管插管，健侧单肺通气，人工气胸常规监测呼气末 CO2 浓度。患儿取健侧 90° 卧位，健侧上肢水平前伸固定，患侧上肢上举充分暴露胸廓及肋间隙。胶布或绷带固定，尽可能靠近手术床边缘。受力部位用棉垫衬垫，温毯及暖风机必要时采用进行保温（图 4-4-1）。

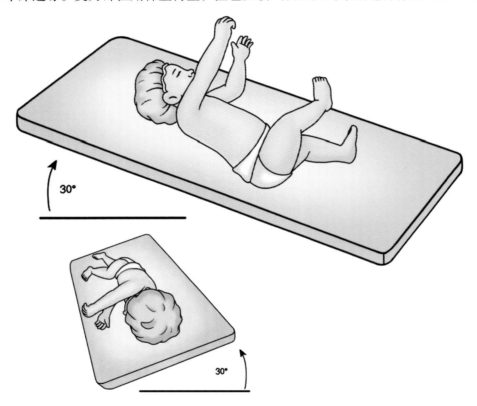

图 4-4-1　手术体位

■ 手术器械

手术器械包括达芬奇机器人相关器械及腔镜相关操作器械。

（1）达芬奇机器人相关器械：抓钳（Cadiere forcepes）、马里兰双极镊（Maryland bipolar forceps）、永久电勾（Permanent cautery hook）。

（2）腔镜相关操作器械：抓钳、腹腔镜专用吸引器、动脉夹。

■ 手术布局及 Trocar 布局

手术布局及 Trocar 布局以机器人辅助胸腔镜下右后纵隔肿瘤切除术为例进行介绍。

1. 机器人与麻醉手术布局位置

麻醉台一般设置于手术床头侧，利用无菌铺巾或者无菌手术薄膜悬吊隔离出一个麻醉空间，使得患者肩部以上的空间与无菌手术台隔离，患者的头部、呼吸辅助系统及管路暴露于麻醉医师视野中，有利于术中麻醉监护。器械操作台设置于手术床尾端，用于放置各种手术操作器械和设备，床旁机械臂系统置于患侧，手术助手坐于患侧对侧，器械护士坐于手术助手同侧，根据需要协助助手调整机械臂及传递手术器械（图 4-4-2）。

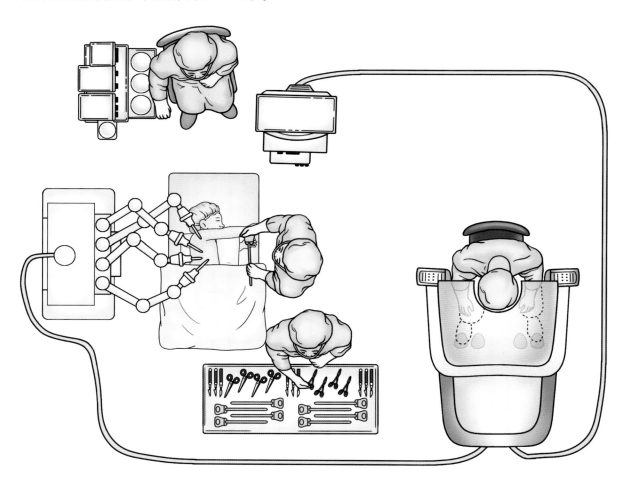

图 4-4-2 机器人辅助胸腔镜下右后纵隔肿瘤切除术手术室布局图

2. Trocar 布孔体表设计位置

经患侧腋中线第 8 肋间置入直径为 8.5mm 镜头（2 号机械臂），建立人工气胸，维持压力在 8 ～ 10mmHg。直视下于患侧腋前线第 4 肋间置入一直径为 8mm 操作通道（1 号机械臂），患侧腋前线第 6 肋间置入一直径为 12mm 辅助孔操作通道（术中动脉夹均经辅助通道 A 完成），术中根据具体情况及助手与主刀操作习惯选择适当型号及位置增加辅助操作通道。患侧腋后线第 6 肋间置入一直径为 8mm 操作通道（3 号机械臂），两机器臂间距离不小于 6 cm。通道置入胸腔长度以通道末端粗黑标记线刚好进入胸腔为准（图 4-4-3）。

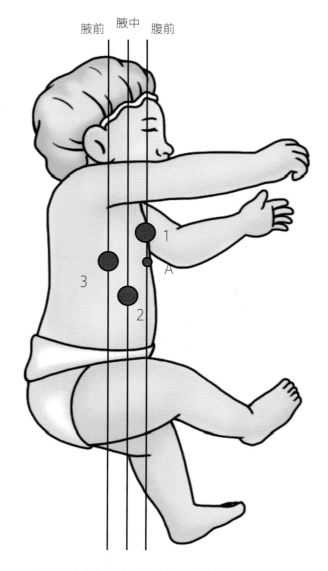

图 4-4-3　机器人辅助胸腔镜下右后纵隔肿瘤切除术 Trocar 布孔设计图

■ 手术步骤

1. Docking

设置好主机"胸部手术"模式后，空置 4 号臂，将 2 号机械臂与腋中线 Trocar 连接。进入主视镜确定术野后，长按"targeting"按钮调整其他机械臂，将 1 号、3 号机械臂分别与腋前线及腋后线 Trocar 连接。主视镜监视下安装操作器械，1 号机械臂 Trocar 置入马里兰双极镊（Maryland bipolar forceps）或抓钳（Cadiere forcepes），3 号机械臂 Trocar 置入永久电勾（Permanent cautery hook）。

2. 腔镜下手术

主刀在医生操控台操作机械臂完成腔镜下肿瘤游离、肿瘤供应血管夹闭离断及肿瘤切除。助手在手术台上，根据需要经辅助通道控制普通腔镜抓钳、吸引器或 hemolock，辅助主刀暴露手术视野、夹闭血管、清洗创面，同时负责操作器械的更换。术中主刀与助手需要根据术程变化，进行及时的语言沟通，主刀指令和助手反馈必须清楚明了。

在镜下观察肿瘤全貌，了解肿瘤与周围组织关系（图4-4-4）；进行健侧单肺通气，行人工气胸，充分暴露手术区域（图4-4-5）；通过电勾沿肿瘤边缘将肿瘤与周围组织游离（图4-4-6）；通过电勾逐层游离肿瘤（图4-4-7）；沿筋膜间隙将肿瘤基底游离（图4-4-8）；通过辅助通道使用hemolock夹闭肿瘤供应血管1并进行离断（图4-4-9）；通过辅助通道使用hemolock夹闭肿瘤供应血管2并进行离断（图4-4-10）；逐层游离将肿瘤完整切除（图4-4-11）；将肿瘤装入标本取出袋中完整取出（图4-4-12）；通过辅助通道注入蒸馏水反复冲洗创缘及胸腔（图4-4-13）。

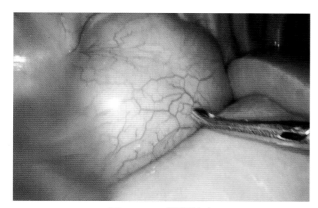

图 4-4-4　纵隔肿瘤

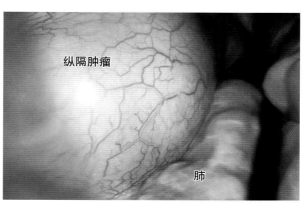

图 4-4-5　暴露手术视野

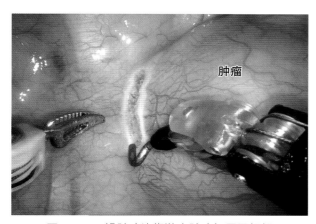

图 4-4-6　沿肿瘤边缘游离肿瘤与周围组织

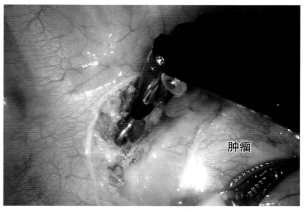

图 4-4-7　逐层游离肿瘤

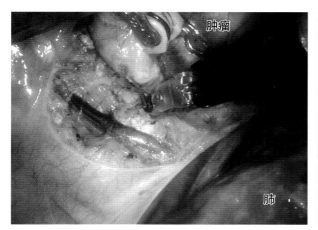

图 4-4-8　沿筋膜间隙将肿瘤基底游离

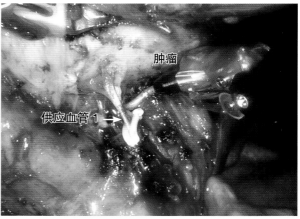

图 4-4-9　夹闭肿瘤供应血管1并离断

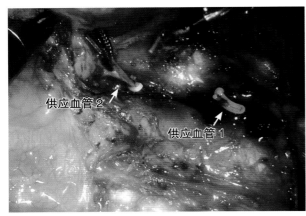

图 4-4-10 夹闭并离断肿瘤供应血管 2

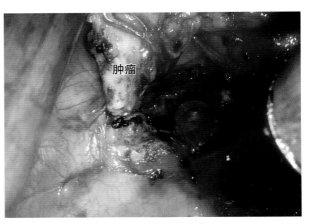

图 4-4-11 完整切除肿瘤

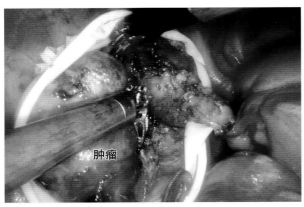

图 4-4-12 肿瘤装袋取出

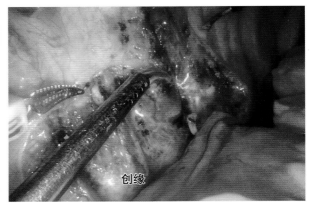

图 4-4-13 清洗创缘及胸腔

■ 术后管理

（1）**监测生命征**：术毕麻醉清醒后回病房监护，密切观察生命体征（体温、呼吸、脉搏、心率、血氧饱和度及血压等）。

（2）**常规护理**：术后加强呼吸道管理，促进排痰，防止呼吸道并发症。

（3）**术后营养支持**：术后维持水电解质平衡，加强支持治疗，肠道通气后逐渐恢复进食。

（4）**抗生素的使用**：不需要常规使用抗生素。

（5）**置管处理**：留置胸腔引流管一根，根据胸腔引流量决定拔管时间，一般术后 3 天拔除。

（6）**术后随访**：根据术后病理结果，决定是否进行下一步治疗方案，或定期复查胸部 CT 及全身各系统评估。

■ 结论

机器人辅助纵隔肿瘤手术定位更精确、创伤更小、视野更清晰、操作更灵活稳定、肿瘤切除更完整、前纵隔脂肪清扫更彻底，其整合了传统开胸术和胸腔镜手术优势，避免了劣势，引领微创胸外科上了一个新的台阶。机器人辅助纵隔肿瘤手术能够为术者提高操作舒适性，在坚持安全、无瘤和微创的基础上，有助于提高巨大肿瘤完整切除率、前纵隔脂肪清扫彻底性等，并减少术中、术后并发症，从而提高肿瘤及相关疾病的术后疗效。随着设备器械的持续改进以及操作技术的不断提高，机器人辅助手术将会成为纵隔肿瘤的常规手术方式。

■ 手术视频

（汤坤彬）

参考文献

［1］　蔡威，张潍平，魏光辉. 小儿外科学：第6版［M］. 北京：人民卫生出版社，2020：265-268.

［2］　中国医师协会医学机器人医师分会胸外科专业委员会筹备组. 机器人辅助纵隔肿瘤手术中国专家共识：2019版［J］. 中国胸心血管外科临床杂志，2020，27（2）：117-125.

［3］　WIGHTMAN S C, SHRAGER J B. Non-myasthenia gravis immune syndromes and the thymus: Is there a role for thymectomy? ［J］. Thorac Surg Clin, 2019, 29（2）: 215-225.

［4］　ISSOUFOU I, LAKRANBI M, SANI R, et al. Neurogenic mediastinal tumors in adults［J］. Rev Pneumol Clin, 2016,72（5）: 310-315.

［5］　KAJIWARA N, KAKIHANA M, USUDA J, et al.Extended indications for robotic surgery for posterior mediastinal tumors［J］. Asian Cardiovasc Thorac Ann, 2012, 20（3）: 308-313.

［6］　黄佳，罗清泉，谭强. 机器人外科手术系统辅助胸腔镜胸腺瘤切除手术一例［J］. 上海医学，2010, 33（11）: 1072.

［7］　陈秀，韩冰，郭巍，等. 机器人胸腺扩大切除术治疗重症肌无力［J］. 实用医学杂志，2010, 26（11）: 1997-1999.

［8］　王述民，刘星池，许世广，等. 达芬奇机器人在后上纵隔神经源性肿瘤手术中的应用［J］. 中国微创外科杂志，2015, 15（2）: 156-158, 172.

［9］　CALL S, OBIOLS C, RAMI-PORTA R. Present indications of surgical exploration ofthe mediastinum［J］. J Thorac Dis, 2018, 10（Suppl 22）: S2601-S2610.

［10］　中国免疫学会神经免疫学分会，中华医学会神经病学分会神经免疫学组. 中国重症肌无力诊断和治疗专家共识［J］. 中国神经免疫学和神经病学杂，2011，18（5）: 368-372.

［11］　MARTINELLI S M, LATEEF B D, LONG J M, et al. Challenges in the anesthetic management for a robotic thymectomy in a patient with myasthenia gravis : A Case Report［J］. A A Case Rep, 2017, 8（9）: 222-225.

［12］　Pandey R, Garg R, Chandralekha, et al. Robot-assisted thoracoscopic thymectomy: perianaesthetic concerns［J］. Eur J Anaesthesiol, 2010, 27（5）: 473-477.

［13］　RENAUD S, SANTELMO N, RENAUD M, et al.Robotic-assisted thymectomy with Da Vinci U versus sternotomy in the surgical treatment of non-thymomatous myasthenia gravis : early results [J] . Rev Neurol （Paris）, 2013, 169 （1）: 30-36.

[14]　　CAMPOS J H. An update on robotic thoracic surgery and anesthesia [J] . Curr Opin Anaesthesiol, 2010, 23 （1）: 1-6.

5

胸外科

第一节　先天性膈疝

■ 概述

先天性膈疝（congenital diaphragmatic hernra, CDH）包括胸腹裂孔疝（Bochdalek 孔疝）、食管裂孔疝、胸骨后疝。而常说的膈疝即胸腹裂孔疝，是指膈肌异常伴随肺发育不良、新生儿持续肺动脉高压等病理、生理改变的先天性疾病。发病率为 1/5000–1/2200，约 80% 发生在左侧，而 15% 发生在右侧，其余 5% 发生在双侧。其主要致死病因是肺发育不良和肺动脉高压。临床表现以呼吸系统症状为主，严重者数小时内出现呼吸急促、口唇青紫。消化系统症状中呕吐较少见，如发生多因纳入胸腔内肠管嵌顿或肠旋转不良引起。此外，约半数及以上患儿伴有多发畸形。

先天性膈疝的根治方法即手术治疗。手术方式也从传统的开放式手术进阶到微创腔镜手术，近年来机器人手术方式的兴起对微创手术是一次革新、提升。同样的儿童机器人手术正在努力开展中，但是由于婴幼儿体型小、胸腔空间有限的特点，在手术空间方面，对机器人器械及手术存在更多的要求和限制。目前儿童总体机器人手术多以泌尿外科手术为主，近年来胸腔、纵隔手术占比也在逐步提高，但新生儿胸腔内相关手术则非常少见。因此对于新生儿先天性膈疝的机器人手术经验及总结相对匮乏，并且相关文献中提及的机器人辅助胸腔镜下膈疝手术对于患儿的挑选十分严格。

■ 手术适应证和禁忌证

新生儿膈疝平稳过渡后，根据患儿体重、病情、手术、麻醉、监护水平等各方面综合因素考虑可作为临床探索性手术适应证。虽然先天性膈疝患儿诊断明确即有手术指征，但是也存在一些相对禁忌证不适宜或不宜在短期内行手术（表 5-1-1）。

表 5-1-1　机器人辅助先天性膈疝手术的手术适应证和禁忌证

探索性手术适应证	手术禁忌证
诊断明确的婴幼儿和年长儿 CDH	1）合并严重畸形，如先天性心脏病循环不稳定，难以耐受麻醉； 2）严重肺部发育不良或合并其他肺部疾患，呼吸机难以支持； 3）合并先天性乳糜胸； 4）胸、腹腔因各种原因存在严重粘连，难以分离暴露膈肌者； 5）患儿生命体征尚未平稳，一般情况较差，难以耐受麻醉及手术

■ 术前准备

机器人辅助腔镜下手术的术前准备与腔镜手术的术前准备基本一致。CDH 患儿特别是新生儿 CDH 病情变化快、病情重，需要做好充分的术前准备。

（1）**术前评估**：术前对患儿全身状况进行全面评估，了解心、肺、肝、肾等重要脏器功能的情况，明确有无合并其他脏器相关畸形及手术禁忌证。其中控制好肺动脉高压，阻止进一步的肺损伤是关键。术前准备需要充分复苏，包括氧化亚氮（nitrous oxide, N_2O）、体外膜氧合（extracorporeal membrane oxygenation, ECMO）应用等，待病情稳定后手术，对术后呼吸和循环功能的恢复起关键作用。

（2）**完善相关检查**：血常规检查、尿常规检查、粪常规、血气分析、生化检查、凝血谱、术前免疫、心脏彩超、头颅及腹部二维超声检查、胸腹平片、胸部 CT、消化道造影等，以此评估患儿膈疝病情，如膈疝位置（左、右侧）、疝入脏器种类（肝脏、肠管、胃体、脾脏、肾脏等）、严重程度（缺损大小、疝入内容物多少、是否嵌顿等），是否合并其他畸形，为后期手术路径及时机选择提供充分的信息和支持。

（3）**维持内环境稳定、改善营养状况**：纠正水电解质紊乱及酸碱代谢失衡，维持内环境稳定。做好术前禁食，但需注意避免低血糖及水电质紊乱。评估患儿营养状况，纠正贫血、低蛋白血症等情况，改善患儿营养状况。

（4）**抗生素的使用**：术前血常规检查或影像学检查提示存在感染者需行相关培养以及药敏试验，并使用敏感的抗生素。如无术前感染提示，术前 30min 预防性应用抗生素。

（5）**做好中转开腹/开胸准备**：所有膈疝行微创手术患儿术前都需做好中转开腹/开胸准备，术前向患者及家属说明中转开腹/开胸的可能性。

先天性膈疝绝大部分患儿为新生儿，故术前准备中还需特别注意以下几点。

（1）**新生儿初步处理**：①心率和氧饱和度监测，一般将动脉氧饱和度维持在 80% ~ 95% 即可；②在出生后出现呼吸困难或缺氧症状的患儿应立即气管插管，通气压力应尽量保持低峰压（低于 $25cmH_2O$）；③建立动、静脉通道，保证药物有效进入及相关指标检测，如血压、血气；④血压监测及维持，必要时补液或给予血管活性药物；⑤插管会刺激患儿，导致心率加快、血氧饱和度下降、血压升高，故必要时予以镇静；⑥如有明显的胃肠胀气时行胃肠减压，减轻对胸腔的压迫。

（2）**通气管理**：未插管前目标氧饱和度维持在 80% ~ 95%，插管后氧饱和度需在 70% 以上，动脉血 CO_2 分压（partial pressure of carbon dioxide in arterial blood, $PaCO_2$）可维持在 45~60mmHg。峰压值稳定在 $25cmH_2O$ 或更小，呼气末正压通气（positive end expiratory pressure, PEEP）定在

$2\sim5cmH_2O$，模式有常规通气模式和高频振荡通气模式，高频振荡通气模式多应用于传统通气支持下仍存在持续性低氧血症和高碳酸血症患儿。

（3）肺动脉高压处理：如患儿出现肺动脉高压，以吸入 N_2O 为首先，还可使用前列环素或前列腺素 E1，必要时开放动脉导管。

（4）体外膜氧合准备：一项系统回顾分析提示，ECMO 的应用能提高 CDH 患儿生存率，早期可降低病死率，长期效果尚不明确。对于早期病情不稳定的患儿，ECMO 可为其保驾护航争取手术机会。

■ 体位

气管插管，静脉吸入复合全麻，如条件允许可单肺通气（健侧）。体位选择健侧卧位，患侧朝上，于上胸部下方垫高 20°～30° 以充分开放肋间，身体两侧用长条硅胶软垫固定，或用绷带固定，骨性凸起部位用棉垫衬垫，根据患儿体温可予温毯及暖风机进行保温。CO_2 气腹压力建议维持在 $6\sim8$ mmHg，新生儿建议维持在 $4\sim6mmHg$，应避免较大幅度的气胸压变化（图 5-1-1）。

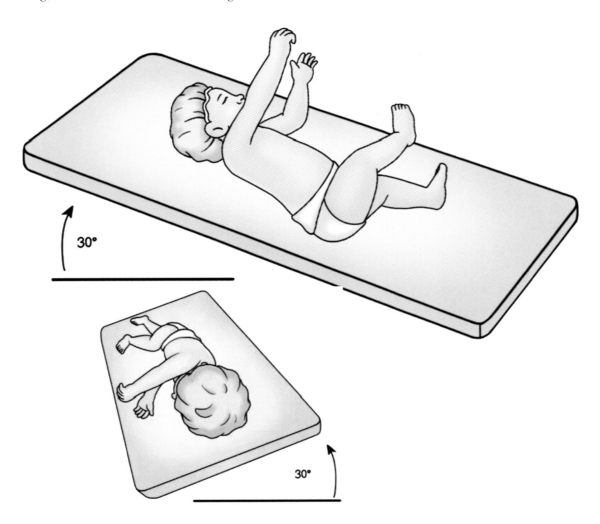

图 5-1-1　手术体位

■ **手术器械**

手术器械包括达芬奇机器人相关器械及腔镜相关操作器械。

（1）达芬奇机器人相关器械：达芬奇机器人（床旁机械臂系统、成像系统、外科医生操作台）、30°三维电子内窥镜、套管（Trocar）、抓钳（Cadiere forcepes）、持针器。

（2）腔镜相关操作器械：3mm 或 5mm 套管（Trocar）、无损伤抓钳、剪刀、吸引器等。

■ **手术布局和 Trocar 布局**

1. 机器人与麻醉手术布局位置

由于机器人仪器较庞大，且手术时主刀手术方式与传统方式存在较大区别，故手术室布局与常规手术室布局略有不同。首先机械臂系统位于手术台一侧靠近手术台，成像系统位于手术台尾部，同时可连接多个显示屏，多方位实时播放术中影像，确保助手及手术护士知晓术中进展，避免机械臂对显示屏遮挡。医生操作台远离手术清洁区，位置根据手术室空间布局置于手术台四周以便观察手术全局情况，位置较灵活。由于经胸腔镜膈疝手术需由头侧往腹部方向观察，手术操作位于膈肌部位，故助手立于患儿头侧。手术器械及器械护士位于手术台一侧（机械臂对侧），保证有足够的空间。麻醉机及麻醉师位于手术台头端，便于管理气管插管及麻醉相关情况（图 5-1-2）。

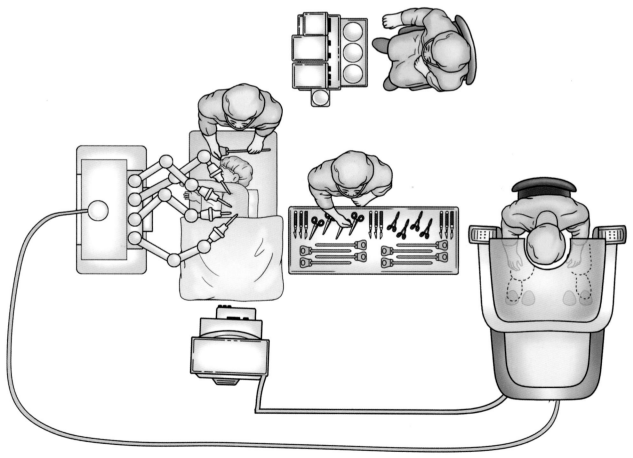

图 5-1-2　机器人辅助腔镜下先天性膈疝手术室布局图

2. Trocar 布孔体表设计位置

机器人手术布孔要求观察孔位置距手术操作部位 10~20cm，各操作孔间距离至少 8cm，避免操作时机械臂相互碰撞。过观察孔与手术部位体表投影做一连线，过观察孔做一垂直于该连线的直线，操作孔位于该垂直线上且分别位于观察孔与手术体表投影连线的左右两侧。由于儿童体型较小特点，故布孔位置有所改良，保证观察孔与操作孔间距离 ≥ 4cm，操作孔与观察孔不在一直线上，操作孔布孔位置向手术区域靠近，但仍较对称的位于连线两侧。

膈疝手术 Trocar 布孔如下：观察孔一般取腋中线第 3 肋间置入直径 8mmTrocar。左右操作孔通常选择腋前线偏前 1~2cm 第 5 肋间及腋后线偏后 1~2cm 第 6 肋间置入 8mm Trocar。保证两操作孔与观察孔之间有足够距离（ ≥ 4cm），使得各机械臂操作时互不干扰。辅助孔主要用于助手术中使用吸引器、无损伤抓钳、剪刀等器械，可选择腋前线第 4 肋间置入 5mmTrocar 作为辅助孔（图 5-1-3，图 5-1-4）。

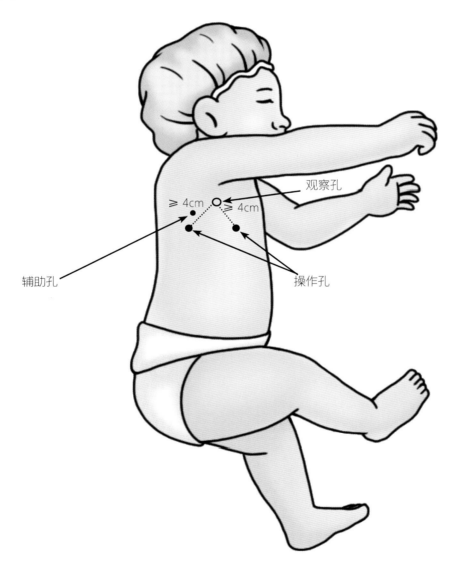

图 5-1-3　机器人辅助腔镜下先天性膈疝手术 Trocar 布孔设计图

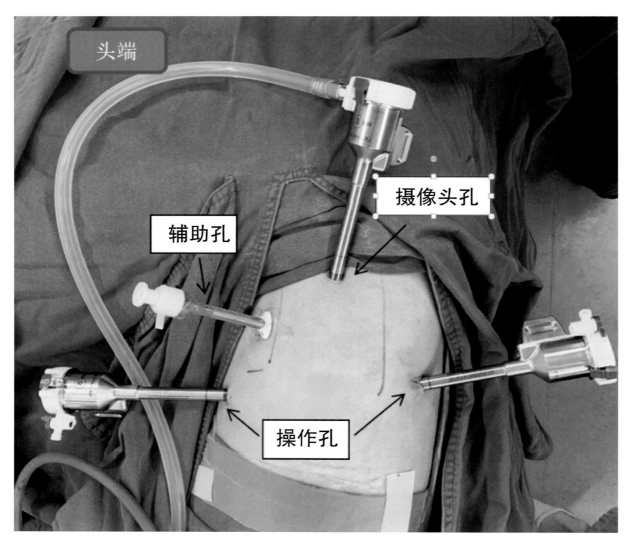

图 5-1-4　机器人辅助腔镜下先天性膈疝手术 Trocar 置入图

■ 手术步骤

1. 布孔

患儿取健侧卧位，患侧在上，将上胸部垫高以充分打开肋间，根据患儿情况选择合适布孔位置，具体各位置如前文所述。

2. 对焦

完成布孔后，将观察孔所在 Troca 与机械臂连接，置入镜头，选择手术区域最远处为焦点，进行对焦（图 5-1-5）。

3. 回纳疝内容物

建立气胸后胸腔压力升高部分疝内容物可自行还纳，剩余部分用无损伤抓钳逐步回纳，术中注意避免肠管、肝脏、脾脏等脏器损伤（图 5-1-6）。

4.缝合缺口 / 补片修补

回纳疝内容物后，评估疝孔大小、位置以及膈肌情况，选择直接缝合或补片修补缝合。如膈肌缺损较小选择直接修补疝孔，一般选择间断缝合一层后连续缝合加固一层。如膈肌缺损较大（缺损>1/2）吻合张力高或膈肌薄，可选择 Gore-tex 补片，将其与膈肌缝合后固定在胸壁及相应部位以闭合疝孔（图 5-1-7，图 5-1-8）。

5.检查肺部情况以及出血、漏气等情况

完成缝合疝孔后检查肺部发育情况，如大小、通气、外观等，同时检查肺及胸腔是否存在出血、漏气等情况。

6.放置引流管

膈疝术后胸腔常有渗出，可置入胸腔引流管以避免气胸、胸腔积液的发生，术后根据引流情况适时拔除。

7.检查置孔处

完成手术操作后撤离机器人、拔除 Trocar，由于机器人 Trocar 较粗，存在损伤肋间血管风险，且 Trocar 为非透明管壁，故需要检查各个切口是否存在活动性出血情况。

8. 缝合切口

确定手术切口无活动性出血后，可缝合手术切口，采用逐层缝合肌肉、皮下及皮内。

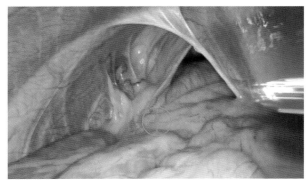

图 5-1-5 对焦

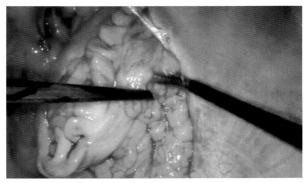

图 5-1-6 回纳

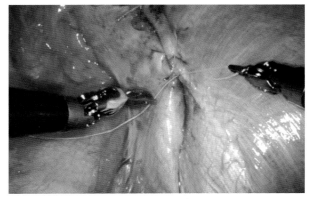

图 5-1-7 缝合一

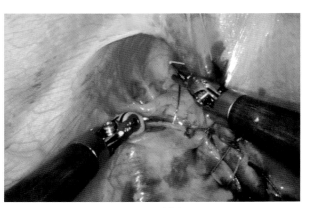

图 5-1-8 缝合二

■ 中转手术原则

机器人辅助胸腔镜下膈疝修补术手术过程中，出现以下情况应该及时中转开腹或开胸。

（1）术中发现患儿无法耐受气胸，氧合、血压不能正常维持。

（2）术中发现胃或肠管坏死、穿孔。

（3）术中出现出血情况，而在机器人辅助腹腔镜下不能有效控制出血。

■ 术后管理

（1）**监测生命征**：术后继续呼吸机辅助通气，待患儿心率、血压、脉搏、呼吸、血氧饱和度等生命体征平稳，以及内环境稳定后再予以撤除呼吸机。在这期间需予适当镇静、镇痛，保证气管插管在位，根据患儿情况调整呼吸机参数。

（2）**常规护理**：做好保温措施，新生儿辐射床应用，年长患儿注意保暖。注意腹部情况及肛门排气、排便情况。待患儿肛门排气、排便后，予少量多餐的方式进食，逐步增量至正常。

（3）**术后营养支持**：维持血糖、电解质及酸碱平衡，根据血气分析结果及时调整。同时禁食期间，注意予静脉补液支持治疗，结合患儿禁食时间长短及营养状况，可选择静脉营养使用以确保患儿充足的营养。

（4）**抗生素的使用**：抗生素使用如为预防性用药，用药时间不超过 48h。若有发热考虑感染时，予广谱抗生素应用，用药前予相关病原检查（如血培养、痰培养、引流液培养、尿培养等）并行药敏试验，根据培养结果更换成敏感抗生素，复查正常即可停药。

（5）**置管处理**：保持胃肠减压管及胸腔引流管引流通畅，注意引流液性质及引流量，以及胸腔引流管是否有气体引流出。定期复查胸片、二维超声检查，了解肺部情况，明确各处置管位置是否在位合适以及气胸、胸腔积液、感染等情况。待患儿自主呼吸恢复，生命体征平稳，即可拔除气管插管。进食后无恶心、呕吐等不适即可拔除胃肠减压管，根据引流量及超声复查情况适时拔除胸腔引流管。

（6）**术后随访**：患儿康复出院后，术后 1 个月、3 个月、6 个月、1 年定期门诊复查，评估肺部发育、切口愈合、生长发育等情况。肺部情况评估可选择胸片、超声及胸部 CT，根据患儿情况安排，减少不必要的辐射。此后每 1 年复查一次，5 年后每 2 年复查一次。如出院后有发热、咳嗽、咳痰、呕吐、呼吸困难等情况须及时来院就诊。

■ 结论

机器人手术是一种安全有效的修复婴幼儿膈疝的手术方式。但是由于机器人手术器械直径为 8mm，且程序设定以成人为主，所以新生儿膈疝患儿是否选择机器人辅助下膈肌修补需结合患儿病情、自身条件及手术医生的经验和手术技巧等多方面因素来决定。同时手术入路我们推荐经胸膈肌修补，当然对于一些较小的新生儿（< 2.5kg），或合并腹部疾病的患儿，可能通过腹部入路手术成功率更高。随着机器人技术的不断改进，手术器械越来越精细，再结合目前手术器械灵活度高的特点，机器人手术将越来越适合婴幼儿相关手术的应用，这类手术病人的治疗选择范围将更大。

■ 手术视频

（谭征 黄婷）

参考文献

［1］ 张金哲.张金哲小儿外科学［M］.北京：人民卫生出版社，2013.763-773.

［2］ SNOEK KG, CAPOLUPO I, VAN ROSMALEN J, et al. Coventional mechanical ventilation versus high-frequency oscillatory ventilation for congenital diaphragmatic hernia : a randomized clinical trial（The VICI-trial）［J］. Ann Surg, 2016, 263（5）: 867-874.

［3］ SLATER B J, MEEHAN J J. Robotic repair of congenital diaphragmatic anomalies［J］. J Laparoendosc Adv Surg Tech A, 2009, 19（Suppl 1）: S123-S127.

［4］ MORINI F, GOLDMAN A, PIERRO A. Extracorporeal membraneoxygenation in infants with congenital diaphragmatic hernia : asystematic review of the evidence［J］. Eur J Pediatr Surg, 2006, 16（6）: 385-391.

［5］ MEEHAN J J, SANDLER A. Robotic repair of a Bochdalek congenital diaphragmatic hernia in a small neonate : robotic advantages and limitations［J］. J Pediatr Surg, 2007, 42（10）: 1757-1760.

［6］ LIMA M, DI SALVO N, UGOLINI S, et al. Robot-assisted thoracoscopic repair of a late-onset Bochdalek hernia : a case report［J］. Pediatr Med Chir, 2018, 40（1）: 10.

［7］ 何秋明，钟微，李乐，等. 标准化指征下胸腔镜手术治疗新生儿先天性膈疝［J］.中国微创外科杂志，2015, 15（8）: 707-710.

［8］ SIODA N, LIU S, JANOWSKI C, et al. A novel approach for the treatment of Morgagni hernias: robotic transabdominal preperitoneal diaphragmatic hernia repair［J］. Hernia, 2022, 26（1）: 355-361.

［9］ Tsao K, Lally K P. Innovations in the surgical management of congenital diaphragmatic hernia［J］. Clin Perinatol, 2012, 39（2）: 363-374.

［10］ WEKSLER B. Commentary : Robotic repair of diaphragmatic hernia［J］. JTCVS Techniques, 2021, 10 : 581.

［11］ SIDERIS AC, MOLENA D. Robotic transthoracic diaphragmatic hernia repair［J］. J Thorac Cardiovasc Surg Tech, 2021, 10 : 578-580.

［12］ 孙震，吕晶，卜亚男，等.胸腔镜下新生儿先天性膈疝修补术的麻醉处理［J］.中华麻醉学杂志，2014, 34（4）: 508-509.

［13］ SOHAIL R, SHAH J W, KATHERINE B, et al. Minimally invasivecongenital diaphragmatic hernia repair : a 7-year review of oneinstitutiorrs experience［J］. Surg Endose, 2009, 23（6）:

1265-1271.

[14] 黄金狮，陈快，戴康临，等. 经胸腔镜手术治疗先天性膈疝的体会 [J]. 中华小儿外科杂志，2012, 33（5）：340-343.

[15] 张永婷，李素林. 微创技术治疗先天性膈疝研究进展 [J]. 中华实用儿科临床杂志，2016，31（11）：78-80.

[16] KALFA N. ALLAL H, RAUX O, et al. Tolerance of laparoscopyand thoracoscopy in neonates [J]. Pediatrics, 2005, 116 （6）: e785-e791.

[17] ARCA M J, BARNHART D C, LELLI JR J L, et al. Early experiencewith minimally invasive repair of congenital diaphragmatichernias : results and lessons learned [J]. J Pediatr Surg, 2003, 38（11）: 1563-1568.

第二节　先天性肺隔离症

■ 概述

肺隔离症（pulmonary sequestration, PS）是一种较少见的先天性肺组织发育畸形，是胚胎期肺发育过程中部分肺芽组织与支气管树分离产生的先天性肺发育异常。在妊娠第 3 周末期，前肠形成喉气管憩室，腹侧外翻并从原始食管中分离出形成气管食管沟，憩室经过多次分裂形成气管支气管树，在原始前肠的任何水平上形成一些位置异常的副芽可导致 PS。PS 由 Pryce 于 1946 年首次报道，占先天性肺发育畸形的 0.15% ~ 6.4%，但由于产前超声技术的不断提高，目前该病的诊出率呈逐渐上升趋势。根据其有无独立的脏层胸膜，PS 分为叶内型（intralobar sequestration, ILS）和叶外型（extralobar sequestration, ELS）两种类型。ELS 占肺隔离症的 25% 左右，根据隔离肺组织的位置主要分为胸腔内、膈肌内、腹腔内，其他较为罕见的 ELS 可位于纵隔内，甚至颈部。肺隔离症一般通过增强 CT 或磁共振成像明确诊断。

PS 的潜在风险主要包括感染、扭转及恶化等，其中 ILS 发生感染的概率较 ELS 高，而后者更容易发生扭转导致急腹症。膈肌内隔离肺及腹腔内隔离肺需要与肾上腺血肿、神经母细胞瘤及畸胎瘤相鉴别，由于临床症状缺乏特征性，单纯依靠影像形态诊断并不能完全确定肿块的性质，因此手术切除也是完成早期诊断的重要手段。因此，从减少 PS 的远期并发症、降低手术风险、预防肺隔离症组织恶性病变、早期干预促进健肺的代偿性增生等方面来考虑，国内外学者均认为肺隔离症一旦确诊需行手术治疗。

目前胸腔镜下肺叶或肺段手术治疗先天性肺隔离症已趋于成熟，而机器人手术系统治疗肺隔离症总体开展的数量比较少，作为国内较早开展儿童胸腔机器人手术的中心，本中心对此类手术的开展并不在少数。本节将对叶内型隔离肺、胸腔内叶外型隔离肺及膈肌内隔离肺（intradiaphragmatic pulmonary sequestration，IDPS）这三种常见的肺隔离症类型进行分别描述。

■ 手术适应证和禁忌证

机器人辅助腔镜下肺隔离症手术的适应证与单纯胸腔镜手术适应证类似，但是机器人手术系统各机械臂之间需要一定的空间以操作，因此年龄过小的患儿由于胸腔较小、肋间隙较窄，可能存在各机械臂之间相互干扰而无法操作的情况。虽然机器人手术操作系统建议各 Trocar 放置距离需要在 8 cm 左右，但临床经验告诉我们孔道之间的距离在 5cm 左右也能完成操作。在满足该前提条件下，我们认为机器人手术患儿的年龄应大于 6 个月且体重大于 7kg，但可根据外科医生操作熟练程度适当放宽年龄限制（表 5-2-1）。

表 5-2-1　机器人辅助腔镜下肺隔离症手术的手术适应证和禁忌证

探索性手术适应证	手术禁忌证
1）无症状的肺隔离症患儿，一般建议生后 6 月后； 2）术前如有反复感染病史的肺隔离症患儿建议在感染控制后 2 周左右	1）反复感染导致脓胸、气胸产生呼吸窘迫； 2）大咯血导致出血性休克和窒息； 3）胸腔内弥漫性致密粘连无法提供有效的腔镜操作空间； 4）心肺功能不佳或全身情况差无法耐受单肺通气或人工气胸

■ 术前准备

（1）**术前评估**：术前对患儿全身状况进行全面评估，了解心、肺、肝、肾等重要脏器功能的情况，明确有无合并其他脏器相关畸形及手术禁忌证。

（2）**完善相关检查**：术前检查包括血常规检查、尿常规检查、粪便常规、肝肾功能、凝血功能、心脏彩超、心电图、肺部增强 CT 或胸部磁共振成像等

（3）**改善营养状态**：纠正贫血、低蛋白血症、水电解质紊乱和酸碱代谢失衡，改善患儿营养状态。

（4）**抗生素的使用**：术前存在呼吸道感染者需行相关病原学检测，如呼吸道病毒咽拭子测定、痰培养以及药敏试验，并根据结果使用敏感的抗生素，待感染控制后 2 周再手术治疗。术前 30min 预防性应用抗生素。

（5）**术前单肺通气**：经胸手术术中一般建议单肺通气，常规可使用支气管封堵装置，通过充盈气囊阻断病变侧支气管通气达到单肺通气的效果。但由于儿童支气管管径较小有时无法放置合适的封堵装置，或者放置封堵器后当改变体位封堵球囊容易滑动至主气道，进而引起通气障碍，也可考虑选择性支气管内插管，将气管插管直接插向健侧支气管。无论通过何种方式，单肺通气均建议在纤维支气管镜辅助下进行，并密切观察气道压力、气道二氧化碳波形及动脉血氧饱和度（oxygen saturation in arterial blood, SaO_2）的变化，防止出现导管或封堵器移位的情况。

（6）**其他**：麻醉后完成中心静脉通道的建立，可行有创动脉压的置管，必要时可行留置导尿。

■ 体位

机器人手术系统治疗肺隔离症的常规手术体位为健侧卧位，双上肢屈曲、抱枕，腋下垫枕使躯干略成折刀位，使肋间隙被动增宽。但对于膈肌内隔离肺而言，可以通过经胸及经腹两种不同手术径路进行，经胸操作的手术体位同上，但经腹操作时略有不同，患儿通常平卧位，且实施气管插管双肺通气即可（图 5-2-1）。

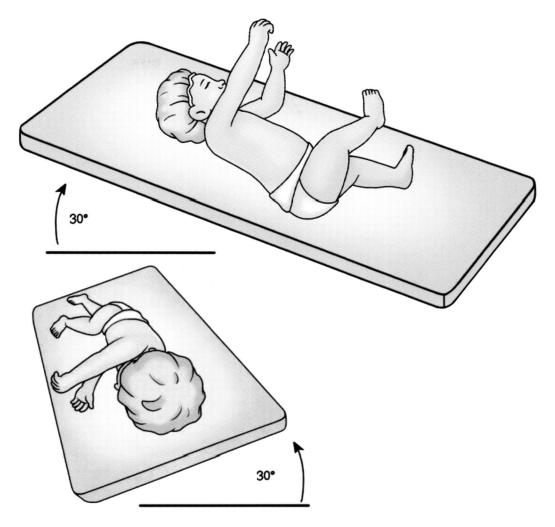

图 5-2-1　手术体位图

■ 手术器械

（1）达芬奇机器人手术设备：由医生操控台、视频影像系统、床旁机械臂系统部分组成。

（2）机器人手术专用工作通道、30° 或 0° 镜头、无菌机械臂袖套套装、马里兰双极钳、超声刀、Cadiere 钳、持针器。术者可结合自身技术与患儿条件选择合适器械。吸引器、施夹器及切割闭合器等器械一般通过辅助孔由助手操作。

■ 手术布局及 Trocar 布局

1. 机器人与麻醉手术布局位置

麻醉台与麻醉医师一般设置于手术床头侧，视频影像系统位于手术床尾端，器械护士操作台位于手术床尾端，用于放置各种手术操作器械和设备，器械护士与手术助手同侧，根据需要协助助手调整机械臂及传递手术器械，而床旁机械臂位于对侧（图 5-2-2）。机器人手术室的布局根据不同类型的肺隔离症可灵活变通。

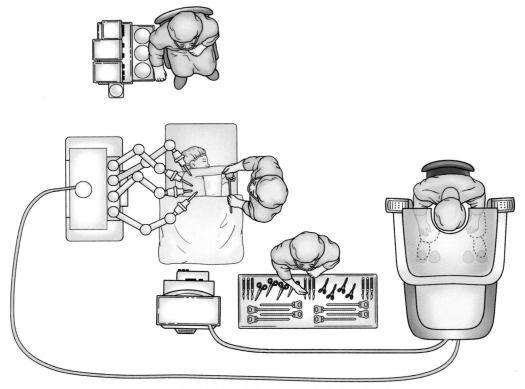

图 5-2-2　机器人辅助腔镜下肺隔离症手术手术室布局

2. Trocar 布孔体表设计位置

不同类型的肺隔离症其 Trocar 布孔位置也有所不同，下面将着重介绍叶内型隔离肺、胸腔内叶外型隔离肺、膈肌内隔离肺 3 种不同类型的 Trocar 布孔设计。

（1）叶内型隔离肺：无论病灶位于上肺还是下肺，一般套管的定位与常规的肺叶手术无差别。进镜孔一般取腋后线第 8 肋间置入直径 8mmTrocar，送入镜头确认位于胸腔内并外接通气作人工气胸（一般压力为 6mmHg），使得膈肌进一步降低以提供更多的胸腔空间。左右操作孔通常选择腋前线与锁骨中线间第 6 肋间及肩胛下线第 8 肋间置入 8mmTrocar，保证两孔与进镜孔之间有足够距离（约 5cm），使得各机械臂操作时互不干扰。辅助孔主要用于术中使用吸引器、施夹器等器械，一般以朝向肺门为原则，取腋中线与腋前线间第 7 肋间隙置入 5mmTrocar（如术中需使用内镜下切割吻合器可将 5mm 切口延长并置入 12mm

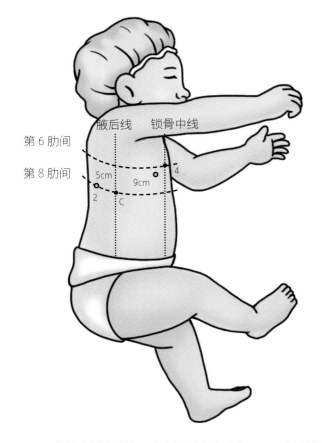

图 5-2-3　机器人辅助腔镜下叶内型隔离肺手术 Torcar 布孔设计图

Trocar）。助手于患儿腹侧辅助操作，机器人各机械臂位于患儿的头侧（图 5-2-3）。

（2）**胸腔内叶外型隔离肺**：由于隔离肺主要位于下肺与膈肌之间，有时甚至位于膈肌肌层内，在这种情况下机械臂的放置就与常规的肺部手术略有不同。患者取健侧卧位，双上肢屈曲、抱枕，腋下垫枕，头略低位，避免 Trocar 及机械臂对肩部及上臂的压迫。进镜孔一般取腋中线第 2 肋间置入直径 8mm Trocar，左右操作孔通常选择锁骨中线间第 4 肋间及肩胛下线第 4 肋间置入 8mm Trocar。辅助孔取腋前线第 3 肋间置入 5mm Trocar，这时助手位于患儿头侧，机器人各机械臂位于患儿的腹侧（图 5-2-4）。

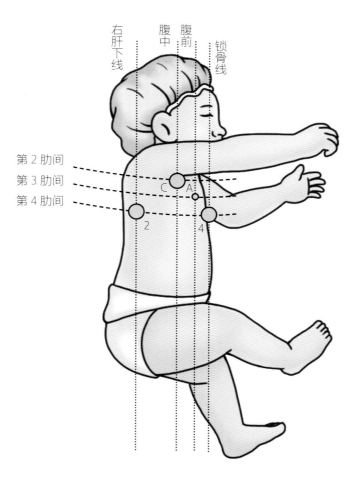

图 5-2-4　机器人辅助腔镜下胸腔内叶外型隔离肺及经胸操作膈肌内隔离肺手术 Trocar 布孔设计图

（3）**膈肌内隔离肺**：经胸操作时机器人位置与 Trocar 布孔与胸腔内叶外型隔离肺类似。经腹操作时进镜孔取脐部置入直径 8 mm Trocar，连接镜头探查腹腔情况，建立气腹，气腹压为 6~8mmHg，在镜头直视下分别于左、右锁骨中线肋缘下 2cm 处置入 8 mm Trocar 作为操作孔，辅助孔取平脐右侧 2cm 处置入 5 mm Trocar，助手位于患者腹右侧，机器人各机械臂位于患儿的头侧（图 5-2-5）。

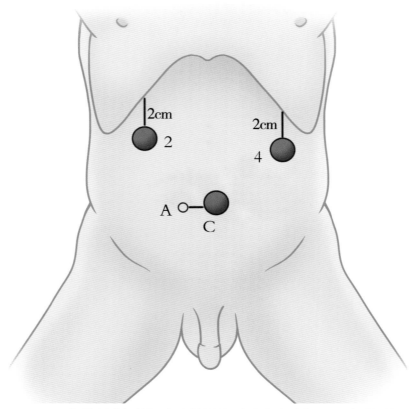

图 5-2-5　机器人辅助腔镜下经腹操作膈肌内隔离肺手术 Torcar 布孔设计图

■ 手术步骤

不同类型的肺隔离症手术步骤略有不同，现予以分别介绍其手术步骤。

1. 叶内型隔离肺

对于 ILS 一般先处理异常供血动脉，常用 hemolock 或丝线三道结扎血管，用超声刀切断或双极抓钳凝闭血管后再用内镜剪刀切断。对于隔离肺所在肺叶的处理根据病灶的情况选择肺叶切除术、肺段切除术或病灶楔形切除术。在此过程中，助手利用辅助口完成牵拉、吸引、hemolock 夹闭血管及内镜直线切割缝合完成叶间裂分离等操作。术后胸腔冲洗并注水鼓肺检测是否漏气，确认无明显出血和漏气后放置胸腔引流管（图 5-2-6）。

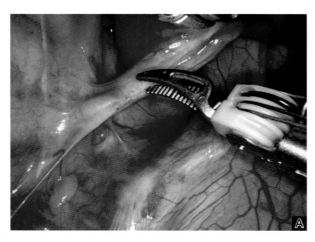
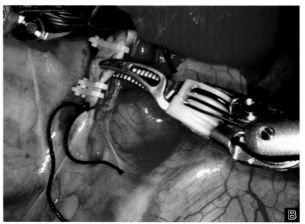

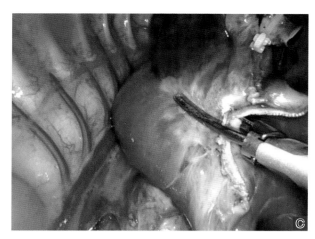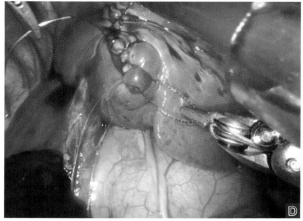

图 5-2-6　机器人辅助叶内型隔离肺手术主要步骤

A 探查来源于体循环的滋养血管；B 丝线及血管夹多道结扎并双极电凝切断滋养动脉；

C 超声刀切除病灶所在肺组织；D 缝合肺组织切缘

2. 胸腔内叶外型隔离肺

对于胸腔内 ELS 而言，一般病灶孤立存在于下肺与膈肌之间，一般采用 hemolock 或丝线三道结扎并电凝切断异常血管，即可将隔离肺离断并取出（图 5-2-7）。

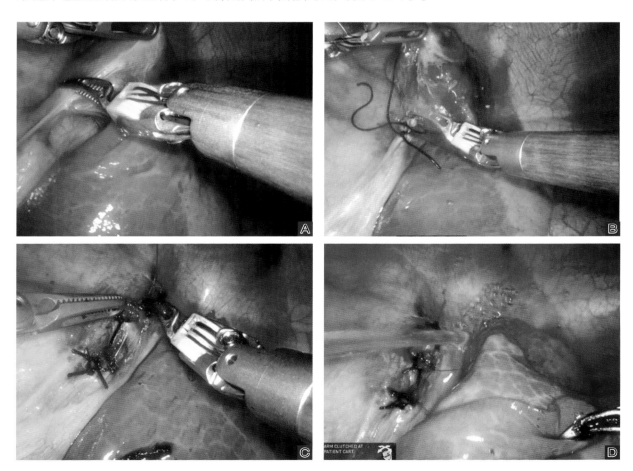

图 5-2-7　机器人辅助胸腔内叶外型隔离肺手术主要步骤

A 游离叶外型隔离肺周围组织；B 丝线多道结扎后双极电凝切断滋养血管；

C 缝扎粗大的供血动脉残端；D 冲洗胸腔检查是否出血

3. 膈肌内隔离肺

对于膈肌内隔离肺，如通过胸腔操作，术中首先探查膈肌，如有膈肌局部隆起则高度怀疑下方存在 IDPS。切开膈肌将隔离肺从膈肌内分离出来，再将膈肌内的多根供血动脉及回流静脉逐一结扎后电凝离断，取出隔离肺后需缝合膈肌防止术后发生医源性膈疝。如通过腹腔操作，先用 2-0 不可吸收线自剑突左侧穿入，自肝缘下肝镰状韧带的右侧经腹壁穿出，助手自腹壁外拉紧线的两端后，将肝悬吊起来，充分暴露食管膈肌角处。仔细探查膈肌或通过异常的滋养动脉找到膈肌处病灶，其余操作过程与经胸操作类似（图 5-2-8）。

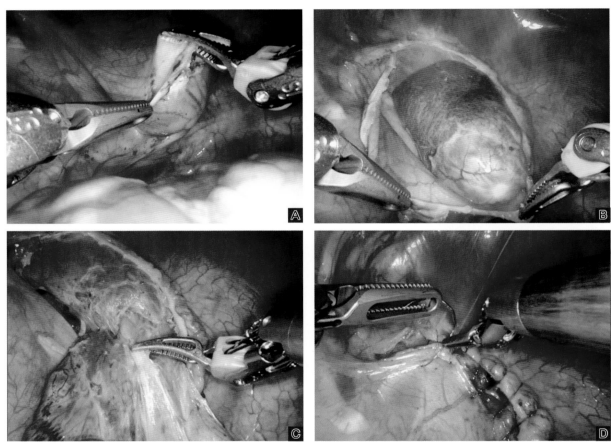

图 5-2-8　机器人辅助膈肌内隔离肺手术主要步骤

A 切开膈肌；B 囊实性隔离肺组织位于膈肌内；C 将隔离肺从膈肌内分离出来；D 缝合膈肌

上述 3 种不同类型的隔离肺在完成手术及移除机器人机械臂后均建议用内镜观察各切口并确认是否存在出血，无出血后关胸／腹。

■ 术后管理

（1）**监测生命征**：术后在拔除气管插管之前，注意吸净支气管和口腔内分泌物，对减少和防止术后肺不张非常重要。术后给予吸氧、心电监护和血氧饱和度监测，根据需要也可进行动脉血气分析检查。术后次日复查血象及肝、肾功能，复查胸部 X 线片及胸腔积液二维超声检查评估有无液、气胸，经腹手术者术后复查腹部立位片。

（2）**常规护理**：患儿完全清醒后适当进食，定时雾化、叩背以促进排痰。

（3）**术后营养支持**：术后维持水电解质平衡，加强支持治疗。

（4）**抗生素的使用**：术后给予预防性抗生素使用 1 次，如出现发热或复查血常规及超敏 C 反应蛋白等出现炎症指标升高时可以予经验性抗生素治疗，必要时根据痰培养、药敏试验及时更换敏感抗生素。

（5）**置管处理**：胸腔引流装置接负压设备，保持引流管通畅，注意引流管固定稳妥并定时记录引流液颜色及量，根据引流情况及胸腔积液二维超声检查结果决定是否可以拔管。一般经胸操作建议放置胸腔引流管，经腹操作时可不放置腹腔引流管。

（6）**术后随访**：术后 1 月、3 月门诊复查胸片观察是否存在肺不张、胸腔积液等情况，术后半年复查胸部 CT 进一步评估肺复张情况。

■ 结论

机器人手术系统为外科医生提供传统开放手术或腔镜手术无法实现的高度放大三维图像，模仿人类手腕的运动和过滤生理颤抖，大大提高了手术的灵活性，并且支持在狭小的空间中进行精确的运动，对安全处理肺隔离症的滋养动脉，对避免操作不当发生供血动脉断裂并回缩而引起的出血有一定的帮助。虽然机器人手术系统在全球范围广泛开展，但在儿童领域特别是儿童胸外科的应用却刚刚起步。尽管如此，我们通过目前的临床经验的总结认为机器人辅助腔镜手术对儿童肺隔离症的外科治疗来说是安全有效的。随着国内外各儿童中心的逐步推广应用，机器人手术系统在儿童胸外科邻域的应用也具有着更广阔的前景。

■ 手术视频

- ●叶内型隔离肺机器人手术视频
- ●胸腔内叶外型隔离肺机器人手术视频
- ●膈肌内隔离肺机器人手术视频

（谭征 梁靓）

参考文献

［1］ PRYCE DM. Lower accessory pulmonary artery with intralobar sequestration of lung; a report of seven cases ［J］. J Pathol Bacteriol, 1946, 58（3）: 457-467.

［2］ ZHANG N, ZENG Q, CHEN C C, et al. Distribution, diagnosis, and treatment of pulmonary sequestration : Report of 208 cases ［J］. J Pediatr Surg, 2019, 54（7）: 1286-1292.

［3］ 李建华. 小儿肺隔离症的手术适应证、手术时机及术前干预 ［J］. 临床小儿外科杂志，2018，17（5）: 328-331.

［4］ 梁靓，谭征，黄婷，等. 机器人辅助胸腔镜手术治疗小儿隔离肺 20 例 ［J］. 中华胸心血管外科杂志，2022, 38（05）: 257-261.

［5］ HONG C, YU G, TANG J, et al. Risk analysis and outcomes of bronchopulmonary sequestrations ［J］. Pediatr Surg Int, 2017, 33（9）: 971-975.

［6］ OKUBO Y, HAMAKAWA H, UEDA H, et al. Extralobar Sequestration Presenting as Sudden Chest Pain Due to Hemothorax ［J］. Ann Thorac Surg, 2016, 101（1）: e27.

［7］ HUANG D, HABUDING A, YUAN M, et al. The clinical management of extralobar pulmonary sequestration in children ［J］. Pediatr Pulmonol, 2021, 56（7）: 2322-2327.

［8］ CUNDY T P, SHETTY K, CLARK J, et al. The first decade of robotic surgery in children ［J］. J Pediatr Surg, 2013, 48（4）: 858-865.

［9］ RICHARDS H W, KULAYLAT A N, COOPER J N, et al. Trends in robotic surgery utilization across tertiary children's hospitals in the United States ［J］. Surg Endosc, 2021, 35（11）: 6066-6072.

［10］ DUARD M, MUSLEH L, VATTA F, et al. Robotic lobectomy in children with severe bronchiectasis : A worthwhile new technology ［J］. J Pediatr Surg, 2021, 56（9）: 1606-1610.

［11］ BALLOUHEY Q, VILLEMAGNE T, CROS J, et al. Assessment of paediatric thoracic robotic surgery ［J］. Interact Cardiovasc Thorac Surg, 2015, 20（3）: 300-303.

［12］ MEEHAN J J, SANDLER A. Pediatric robotic surgery : A single-institutional review of the first 100 consecutive cases ［J］. Surg Endosc, 2008, 22（1）: 177-182.

［13］ MOLINARO F, ANGOTTI R, BINDI E, et al. Low Weight Child: Can It Be Considered a Limit of Robotic Surgery? Experience of Two Centers ［J］. J Laparoendosc Adv Surg Tech A, 2019, 29（5）: 698-702.

［14］ BALLOUHEY Q, VILLEMAGNE T, CROS J, et al. A comparison of robotic surgery in children weighing above and below 15.0 kg : size does not affect surgery success ［J］. Surg Endosc, 2015, 29（9）: 2643-2650.

第三节　先天性肺气道畸形

■ 概述

先天性肺气道畸形是先天性肺发育畸形中最常见的一种，是以终末细支气管过度增生与扩张为特征的先天性肺部错构瘤样病变。常表现为肺实质内单房或多房囊肿或蜂窝状结构。其发病机制可能是肺胚胎发育过程中上皮细胞与下层间充质细胞之间的信号传导障碍，导致肺部缺乏正常肺泡和形成多囊性肺肿块。先天性肺气道畸形患病率占出生活胎的 1/35 000~1/7 200,且发病呈逐渐上升趋势。

目前基于囊腔大小、细胞特征及病灶起源的位置将先天性肺气道畸形分为五型：① 0 型，占 3% 以下，可能起源于气管，由腺泡组成的实质性病变组织，囊腔直径 < 0.5cm；② Ⅰ 型，最为常见（65%），多起源于远端支气管或近端细支气管，囊腔直径为 2~10cm；③ Ⅱ 型，占 20%~25%，多起源于细支气管，由直径为 0.5~2cm 的中等大小囊肿构成，60% 的 Ⅱ 型病例伴发其他先天性畸形（如食管闭锁、肾缺如、肠闭锁等）；④ Ⅲ 型，约占 10% 以下，多起源于肺泡管细胞，病灶范围较大，囊肿极小，直径多 < 0.5cm；⑤ Ⅳ 型，非常罕见（2%~4%），可能起源于肺泡或远端腺泡，为外围性囊肿，囊肿直径最大可达 7cm，常发生在上叶肺尖部。

目前，胸腔镜下治疗先天性肺气道畸形技术已趋于成熟，而机器人手术系统治疗先天性肺气道畸形手术总体开展的数量比较少，国内仅有几家儿童中心开展相关手术并进行报道，但是由于机器人手术系统独特优势，小儿机器人辅助胸腔镜下肺段切除术将成为治疗先天性肺气道畸形的手段之一。

■ 手术适应证和禁忌证

先天性肺气道畸形确诊后应适时手术治疗，但是也存在着一定的禁忌证（表 5-3-1）。

表 5-3-1　机器人辅助胸腔镜下肺段切除术的手术适应证和禁忌证

探索性手术适应证	手术禁忌证
1）先天性肺气道畸形无症状患者出生后观察过程中出现感染症状的患者，应在控制感染症状后，积极尽早行手术治疗；	1）如果先天性肺气道畸形已经并发感染，则一般应先控制感染后再手术；
2）当先天性肺气道畸形患者因出现病灶压迫症状或因病灶引起气胸症状时，应急诊手术；	2）呼吸困难严重者可先插入引流管到囊肿行闭式引流，待呼吸平稳后再麻醉和手术；
3）无症状先天性肺气道畸形患者，当病灶 ≥ 1cm 时，应考虑手术治疗	3）双侧广泛病变要慎重手术，多选择保守治疗

■ 术前准备

（1）**术前评估**：术前对患儿全身状况进行全面评估，了解心、肺、肝、肾等重要脏器功能的情况，明确有无合并其他脏器相关畸形及手术禁忌证。

（2）**完善常规影像学检查**：通过胸部 CT 可以明确肺部病变情况，包括肿物部位、大小、边界、质地，肿物与周围组织的关系，肺内有无多发病灶。

（3）**改善营养状态**：纠正贫血、低蛋白血症、水电解质紊乱和酸碱代谢失衡，改善患儿营养状态。

（4）**做好中转开胸准备**：所有机器人辅助胸腔镜下肺段切除术术前都需做好中转开胸准备，术前向患者及家属说明中转开胸的可能性。

■ 体位

复合静脉全身麻醉，双腔气管插管，健侧单肺通气，人工气胸常规监测呼气末 CO_2 浓度。患儿取健侧 90° 卧位，健侧上肢水平前伸固定，患侧上肢上举充分暴露胸廓及肋间隙。胶布或绷带固定，尽可能靠近手术床边缘。受力部位用棉垫衬垫，温毯及暖风机必要时采用进行保温（图 5-3-1）。

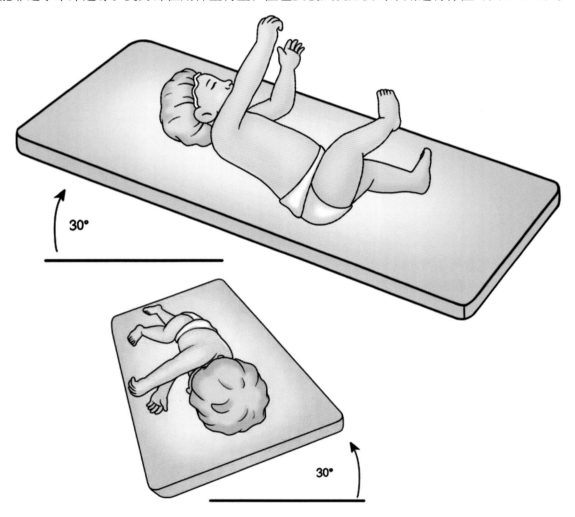

图 5-3-1　手术体位

■ 手术器械

手术器械包括达芬奇机器人相关器械及腔镜相关操作器械。

（1）**达芬奇机器人相关器械**：大号持针钳（Large needle driver）、抓钳（Cadiere forcepes）、马里兰双极镊（Maryland bipolar forceps）。

（2）**腔镜相关操作器械**：抓钳、腹腔镜专用吸引器、动脉夹、直线切割吻合器。

■ 手术布局及 Trocar 布局

手术布局及 Trocar 布局以机器人辅助胸腔镜下左下肺上段（S^6 段）切除术进行阐明。

1. 机器人与麻醉手术布局位置

麻醉台一般设置于手术床头侧，利用无菌铺巾或者无菌手术薄膜悬吊隔离出一个麻醉空间，使得患者肩部以上的空间与无菌手术台隔离，患者的头部、呼吸辅助系统及管路暴露于麻醉医师视野中，有利于术中麻醉监护。器械护士操作台设置于手术床尾端，用于放置各种手术操作器械和设备，床旁机械臂系统置于患侧，手术助手坐于患侧对侧，器械护士坐于手术助手同侧，根据需要协助助手调整机械臂及传递手术器械（图 5-3-2）。

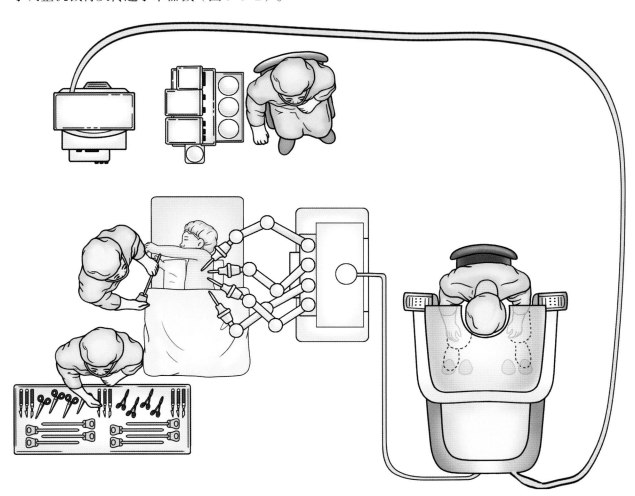

图 5-3-2　机器人辅助胸腔镜下左下肺上段（S^6 段）切除术手术室布局图

2. Trocar 布孔体表设计位置

经患侧腋中线第 9 肋间置入直径为 8.5mm 镜头（c 号位 Trocar），建立人工气胸，维持压力在 8~10mmHg，直视下于患侧腋前线第 4 肋间置入一直径为 8mm 操作通道（1 号位 Trocar），患侧腋前线第 6 肋间置入一直径为 12mm 辅助孔操作通道 A（术中直线切割吻合器及动脉夹均经辅助通道完成），术中根据具体情况及助手与主刀操作习惯选择适当型号及位置增加辅助操作通道。患侧腋后线第 7 肋间置入一直径为 8mm 操作通道（3 号位 Trocar），两机械臂间距离不小于 6cm。通道置入胸腔长度以通道末端粗黑标记线刚好进入胸腔为准（图 5-3-3）。

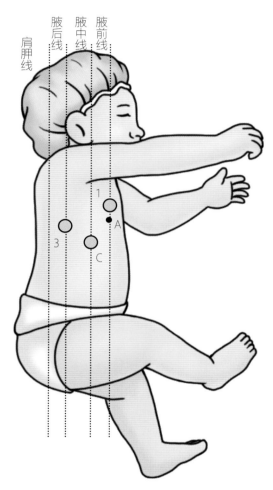

图 5-3-3　机器人辅助胸腔镜下左下肺上段（S⁶ 段）切除术 Trocar 布孔设计图

■ 手术步骤

1. Docking

设置好主机"胸部手术"模式后，空置 4 号臂，将 2 号机械臂与 c 号位 Trocar 连接。进入主视镜确定术野后，长按"targeting"按钮调整其他机械臂，将 1 号、3 号机械臂分别与 1、3 号位 Trocar 连接，主视镜监视下安装操作器械，1 号机械臂 Trocar 置入抓钳（Cadiere forcepes），3 号机械臂 Trocar 置入马里兰双极镊（Maryland bipolar forceps）或大号持针钳（Large needle driver）。

2. 腔镜下手术

主刀在医生操控台操作机械臂完成腔镜下淋巴结切除，上段动脉离断，上段支气管离断，左下肺上段切除。助手在手术台上，根据需要经辅助通道控制普通腔镜抓钳、吸引器或hemolock，辅助主刀暴露手术视野、夹闭血管、夹闭支气管、切除肺段组织、清洗创面，同时负责机器人操作器械的更换。术中主刀与助手需要根据术程变化，进行及时的语言沟通，主刀指令和助手反馈必须清楚明了。

详细操作步骤如下：在肺门后方切开纵隔胸膜（图5-3-4）；切除第9、10组淋巴结（5-3-5）；图5显露斜裂，在斜裂中部切开胸膜（图5-3-6）；解剖、暴露叶间肺动脉干（图5-3-7）；沿肺动脉干向远端游离，暴露上段动脉（A^6）（图5-3-8）；切开斜裂后部（图5-3-9）；夹闭结扎上段动脉（A^6）（图5-3-10）；切段上段动脉（A^6）（图5-3-11）；提起上段动脉（A^6）远侧残端，沿下叶支气管表面向远端分离（图5-3-12）；沿上段支气管（B^6）表面向远端分离（图5-3-13）；游离上段支气管（B^6）与基底段支气管（B^{8-10}）之间间隙（图5-3-14）；游离上段支气管（B^6）至足够长度后切断上段支气管（B^6）（图5-3-15）；吲哚菁绿反向显影，不显影即为S^6（图5-3-16）；划定S^6与S^{8-10}的分界线（图5-3-17）；使用直线切割缝合器沿段间平面切开肺组织，第一次击发（图5-3-18）；沿段间平面切开肺组织，第一次击发后（图5-3-19）；沿段间平面切开肺组织，第二次击发（图5-3-20）；继续使用直线切割缝合器沿段间平面切开，切除上段（S^6），第三次击发（图5-3-21）；切除的上段（S^6）标本（图5-3-22）；注水张肺，上段支气管（B^6）残端及切缘未见明显漏气（图5-3-23）；基底段（S^{8-10}）逐步复张（图5-3-24）；基底段（S^{8-10}）复张良好（图5-3-25）。

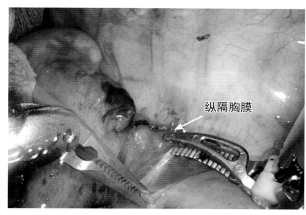

图 5-3-4 切开纵隔胸膜

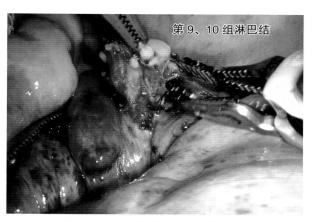

图 5-3-5 切除第9、10组淋巴结

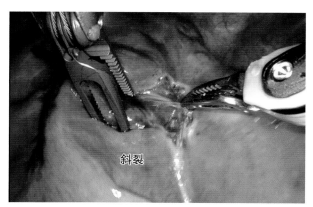

图 5-3-6 显露斜裂切开胸膜

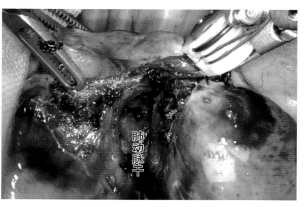

图 5-3-7 显露肺动脉干

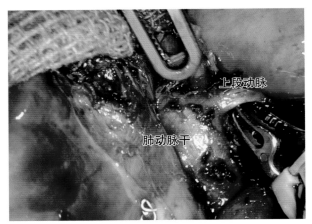

图 5-3-8　显露上段动脉（A⁶）

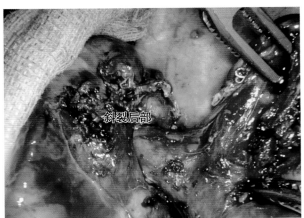

图 5-3-9　斜裂后部切开后

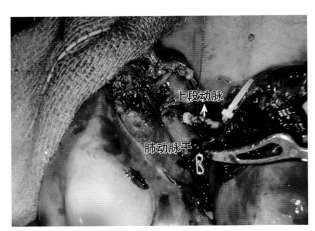

图 5-3-10　夹闭结扎上段动脉（A⁶）

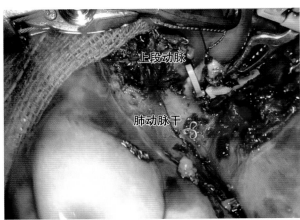

图 5-3-11　切断上段动脉（A⁶）

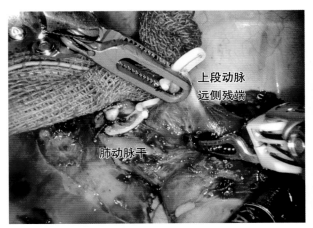

图 5-3-12　提起上段动脉（A⁶）残端，沿下叶支气管表面向远端分离

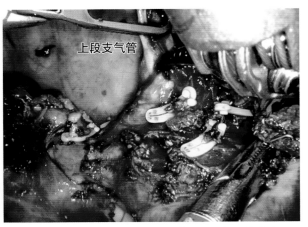

图 5-3-13　沿上段支气管（B⁶）表面向远端分离

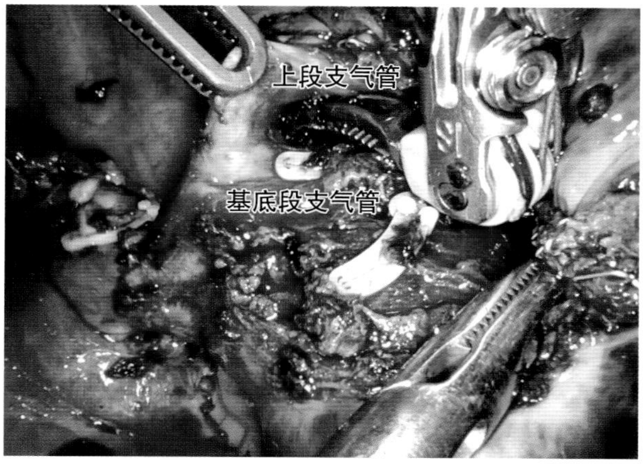

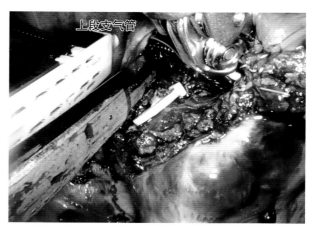

图 5-3-14 游离上段支气管（B^6）与基底段支气管（B^{8-10}）之间间隙

图 5-3-15 游离、切断上段支气管（B^6）

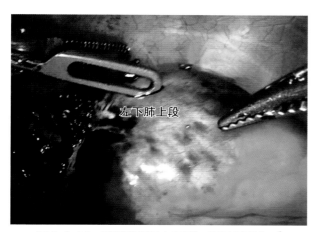

图 5-3-16 吲哚菁绿反向显影，不显影即为 S^6

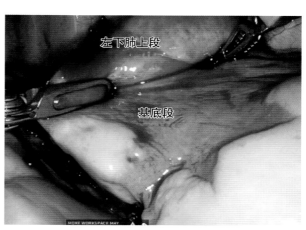

图 5-3-17 划定 S^6 与 S^{8-10} 的分界线

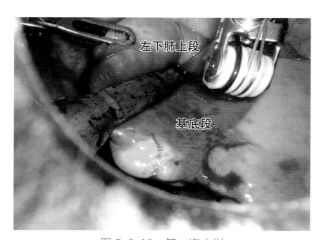

图 5-3-18 第一次击发

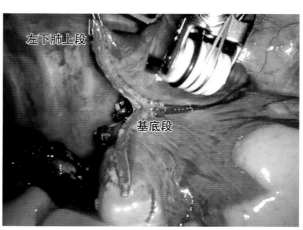

图 5-3-19 第一次击发后

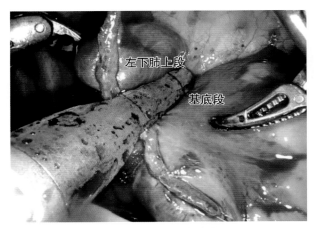

图 5-3-20 第二次击发

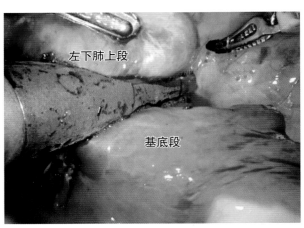

图 5-3-21 第三次击发

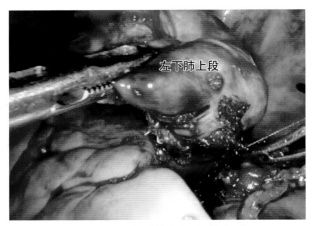

图 5-3-22 切除的上段（S^6）标本

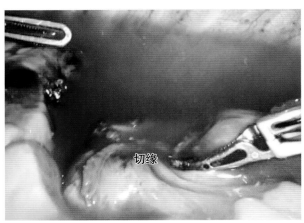

图 5-3-23 注水张肺，上段支气管（B^6）残端及切缘未见明显漏气

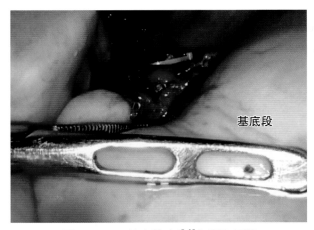

图 5-3-24 基底段（S^{8-10}）逐步复张

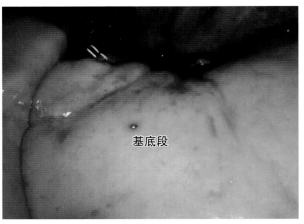

图 5-3-25 复张良好的基底段（S^{8-10}）

■ 术后管理

（1）**监测生命征**：术毕麻醉清醒后回病房监护，密切观察生命体征（体温、呼吸、脉搏、心率、血氧饱和度及血压等）。

（2）**常规护理**：术后加强呼吸道管理，促进排痰，防止呼吸道并发症。

（3）**术后营养支持**：术后维持水电解质平衡，加强支持治疗，肠道通气后逐渐恢复进食。

（4）**抗生素的使用**：不需要常规使用抗生素。

（5）**置管处理**：留置胸腔引流管一根，根据胸腔引流量决定拔管时间，一般术后 3 天拔除。

（6）**术后随访**：定期复查胸部 CT。

■ 结论

机器人手术系统有稳定清晰成像的三维视野、灵活的 360° 旋转手臂，以及特有的过滤震颤等功能，使得其在复杂结构解剖、深部组织分离方面比胸腔镜操作更加精准、损伤更小。与胸腔镜下切除相比，机器人辅助肺段切除术最大的优势在于分离结扎肺动静脉时更加方便和安全。一是因为视野更清晰，机械臂更灵活，在识别和游离动静脉时更加安全可靠；二是由于机器人的镜头温度为 60℃，所以在电凝的过程中镜头不会起雾，避免了常规胸腔镜下反复擦拭镜头的情况发生。总的来说，机器人辅助胸腔镜手术对儿童先天性肺气道畸形的外科治疗来说是安全有效的。随着机器人手术系统在国内外小儿外科推广应用，机器人手术系统在儿童胸外科领域的应用前景将会更加广阔。

■ 手术视频

（汤坤彬）

参考文献

［1］ Stocker J T. Congenital pulmonary airway malformation：a new name for and an expanded classification of congenital cystic adenomatoid malformation of the lung［J］. Histopathology, 2002, 41（Suppl2）：424-430.

［2］ WONG K K Y, FLAKE A W, TIBBOEL D, et al. Congenital pulmonary airway malformation：advances and controversies［J］. Lancet Child Adolesc Health, 2018, 2（4）：290-297.

［3］ LEBLANC C, BARON M, DESSELAS E, et al. Congenital pulmonary airway malformations：state-of-the-art review for pediatrician's use［J］. Eur J Pediatr, 2017, 176（12）：1559-1571.

［4］ IˆAU C T, KAN A, SHEK N, et al. Is congenital pulmonary airway malformation really a rare disease? Result of a prospective registry with universal antenatal screening program［J］. Pediatr Surg Int, 2017, 33（1）：105-108.

［5］ STOCKER L J, WELLESLEY D G,STANTON M P, et al. The increasing incidence of foetal echogenic congenital lung malformations : an observational study[J]. Prenat Diagn, 2015, 35(2): 148－153.

[6]　蔡威，张潍平，魏光辉 . 小儿外科学 : 第 6 版 [M] . 北京 : 人民卫生出版社，2020:265－268.

[7]　中华医学会小儿外科学分会普胸外科学组，中国医疗保健国际交流促进会妇儿医疗保健分会 . 先天性肺气道畸形诊疗中国专家共识 :2021 版 [J] . 中华小儿外科杂志，2021，42（ 8 ）: 679－687.

[8]　陈亮，朱全 . 全胸腔镜解剖性肺段切除手术图谱 [M] . 南京 : 东南大学出版社，2015.

[9]　王俊 . 全胸腔镜肺切除规范化手术图谱 [M] . 北京 : 人民卫生出版社，2013.

第四节　机器人辅助腹腔镜下食管裂孔疝修补术

■ 概述

　　食管裂孔疝是由于包绕食管的膈肌发育不良导致食管裂孔扩大，腹腔段食管、胃底甚至全胃及部分腹腔脏器疝入纵隔，使正常解剖结构中的抗反流机制丧失，导致胃食管反流，并因胃食管反流引起一系列临床症状的疾病。本病在儿童各年龄组包括新生儿期均可发生，除症状不明显的滑动型食管裂孔疝外，多数患儿需手术治疗以恢复食管、胃的解剖位置，修复裂孔并建立抗反流结构，防止因胃疝入纵隔导致的一系列并发症。

　　食管裂孔疝的 B errott 分型根据裂孔缺损位置及疝入组织的多少分为滑动型食管裂孔疝（Ⅰ型）、食管裂孔旁疝（Ⅱ型）、混合型食管裂孔疝（Ⅲ型）；也有将裂孔缺损过大导致全胃和肠道、大网膜疝入纵隔的分为巨大型食管裂孔疝（Ⅳ型）。新生儿期滑动型食管裂孔疝（Ⅰ型）最为常见，约占70%。根据分型不同，腹腔段食管、贲门、胃进入胸腔的多少存在差异，其病理生理改变也不相同。目前腹腔镜下治疗食管裂孔疝已趋于成熟，而机器人手术系统治疗食管裂孔疝总体开展的数量比较少，由于机器人手术系统独特优势，小儿机器人辅助腹腔镜下食管裂孔疝修补＋胃底折叠术将成为治疗食管裂孔疝的手段之一。

■ 手术适应证和禁忌证

　　机器人辅助腹腔镜下食管裂孔疝修补术的适应证与禁忌证见表 5-4-1。

表 5-4-1　机器人辅助腹腔镜下食管裂孔疝修补术的手术适应证和禁忌证

探索性手术适应证	手术禁忌证
1）有反复呼吸道感染、生长发育受影响并伴随其他严重症状，出现严重的食管炎、溃疡、出血、狭窄、脏器嵌顿等并发症；	1）新生儿期多数滑动型食管裂孔疝一般无需手术，可以经非手术治疗而得到缓解；
2）食管裂孔旁疝和巨大裂孔疝；	2）不适宜行麻醉手术的疾病，如呼吸道感染等
3）经饮食结构、改变体位和药物治疗 6~8 周症状无改善者	

■ 术前准备

　　（1）**术前评估**：术前对患儿全身状况进行全面评估，了解心、肺、肝、肾等重要脏器功能的情况，明确有无合并其他脏器相关畸形及手术禁忌证。

　　（2）**完善常规影像学检查**：通过胸部 X 线，胸部 CT 和上消化道造影了解评估食管裂孔疝的分型及严重程度。

（3）**改善营养状态**：纠正贫血、低蛋白血症、水电解质紊乱和酸碱代谢失衡，改善患儿营养状态。

（4）**做好中转开腹准备**：所有机器人辅助腹腔镜下食管裂孔疝修补术术前都需做好中转开腹准备，术前向患者及家属说明中转开腹的可能性。

■ 体位

气管插管，复合静脉全麻，常规监测呼气末 CO_2 浓度。患儿取头高脚低平卧位，约束带固定，温毯及暖风机必要时采用进行保温。CO_2 气腹压力建议维持在 8~10 mmHg，新生儿建议在 6~8 mmHg，应避免较大幅度的气腹压变化（图 5-4-1）。

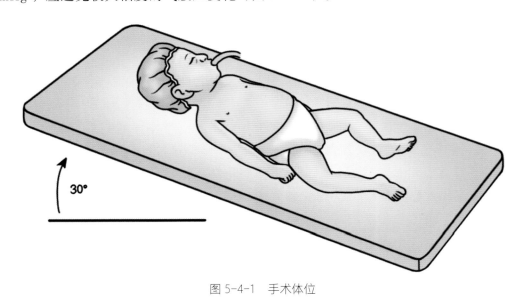

图 5-4-1　手术体位

■ 手术器械

手术器械包括达芬奇机器人相关器械及腔镜相关操作器械。

（1）**达芬奇机器人相关器械**：大号持针钳（Large needle driver）、抓钳（Cadiere forcepes）、马里兰双极镊（Maryland bipolar forceps）或电剪。

（2）**腔镜相关操作器械**：抓钳、分离钳、腹腔镜专用吸引器、肝叶推开器。

■ 手术布局及 Trocar 布局

手术布局及 Trocar 布局以机器人辅助腹腔镜下食管裂孔疝修补 + 胃底折叠术进行阐明。

1. 机器人与麻醉手术布局位置

麻醉台一般设置于手术床头侧，利用无菌铺巾或者无菌手术薄膜悬吊隔离出一个麻醉空间，使得患者肩部以上的空间与无菌手术台隔离，患者的头部、呼吸辅助系统及管路暴露于麻醉医师视野中，有利于术中麻醉监护。器械护士操作台设置于手术床尾端，用于放置各种手术操作器械和设备，床旁机械臂系统置于患者左侧，手术助手坐于患者右侧，器械护士坐于手术助手同侧，根据需要协助助手调整机械臂及传递手术器械（图 5-4-2）。

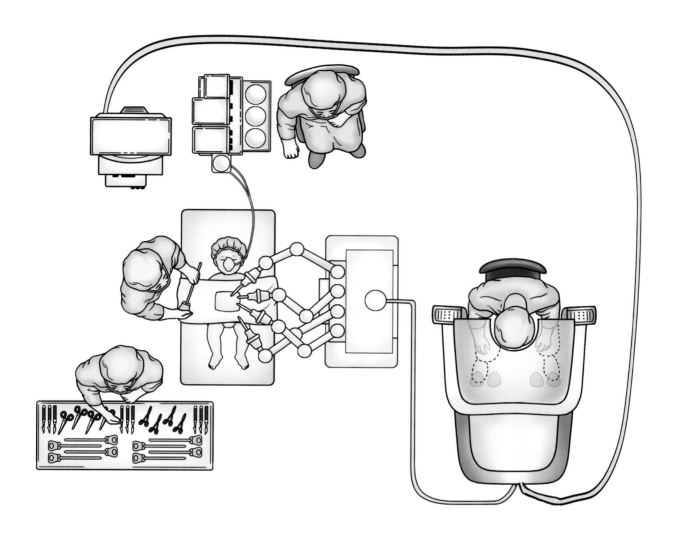

图 5-4-2　机器人辅助腹腔镜下食管裂孔疝修补术手术室布局图

2. Trocar 布孔体表设计位置

经脐（或脐周）置入直径为 8.5 mm（> 10 岁或体型较大者可采用 12 mm）的镜头（C 号 Trocar），建立气腹，维持气腹压力在 8 ~ 10 mmHg，直视下于左上腹置入一直径为 8 mm 操作通道（1 号 Trocar），左中腹置入一直径为 5 mm 辅助孔（依术者操作习惯而定）操作通道（术中缝针进出均经辅助通道完成，缝针均掰成雪橇状，即针尖稍微有点弧度，除针尖外其余部分基本是直的，这样既方便缝合又能顺利地从辅助通道进出），术中根据具体情况及助手与主刀操作习惯选择适当型号及位置增加辅助操作通道。右上腹置入一直径为 8mm 操作通道（3 号 Trocar），两机械臂间距离不小于 6 cm（两机械臂操作孔与镜头孔的距离基本保持相等）。通道置入腹腔长度以通道末端粗黑标记线刚好进入腹腔为准。将各操作通道与机械臂对接，气腹管进气通道由 C 号镜头孔更换至辅助孔，腹腔镜镜头 30° 朝下（图 5-4-3）。

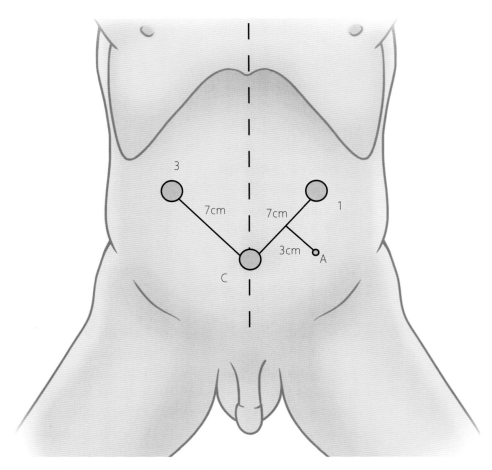

图 5-4-3 机器人辅助腹腔镜下食管裂孔疝修补手术 Trocar 布孔设计图

■ 手术步骤

1. docking

调整患儿体位至头高脚低位(注意:除非配置了达芬奇机器人一体化手术床,否则该步十分重要,装机后不能再调整患儿体位)。经 C 号位 Trocar 建立气腹,设置好主机"上腹部手术"模式后,空置 4 号臂,将 2 号臂与 C 号位 Trocar 连接。进入主视镜确定术野后,长按"targeting"按钮调整其他机械臂,将 1 号、3 号臂与 1、3 号位 Trocar 连接,主视镜监视下安装操作器械,1 号位 Trocar 置入抓钳(Cadiere forcepes),3 号位 Trocar 置入大号持针钳(Large needle driver)或马里兰双极镊(Maryland bipolar forceps)或电剪。

2. 腔镜下手术

主刀在医生操控台操作机械臂完成腔镜下胃的回纳,疝囊游离切除,胃底及食管下段游离,胃底折叠,缝合膈肌脚,缩小食管裂孔。助手在手术台上,根据需要经辅助 Trocar 控制肝叶推开器、普通腔镜抓钳、吸引器或 hemolock,辅助主刀暴露手术视野、传递针线、折叠胃底,同时负责机器人操作器械的更换。术中主刀与助手需要根据术程变化,进行及时的语言沟通,主刀指令和助手反馈必须清楚明了。

具体操作步骤如下：助手经辅助通道置入肝叶推开器推开肝左叶，充分暴露食管裂孔部（图5-4-4）；将突入胸腔内的胃回拉，将胃完全回纳进入腹腔（图5-4-5）；将组织与疝囊进行游离后切除疝囊（图5-4-6）；逐步游离胃底（图5-4-7，图5-4-8）；游离食管下段（图5-4-9）；于食管后方建立腔隙（图5-4-10）；化疗管经食管后方包绕食管（图5-4-11）；提拉化疗管，将胃底从食管后方绕向前方包绕食管（图5-4-12）；将胃底与胃底前壁缝合，呈360度包绕食管，行Nissen胃底折叠术（图5-4-13）；食管和胃壁间能纳两指为宜（图5-4-14）；缝合膈肌脚（图5-4-15）；缩小食管裂孔（图5-4-16）。

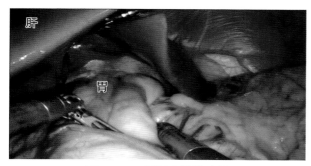

图 5-4-4 暴露食管裂孔部

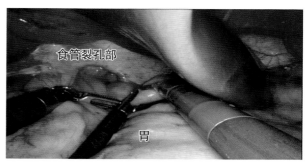

图 5-4-5 将胃回纳进入腹腔

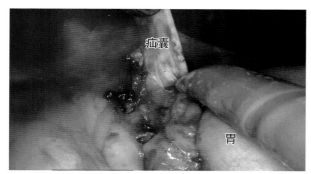

图 5-4-6 切除疝囊

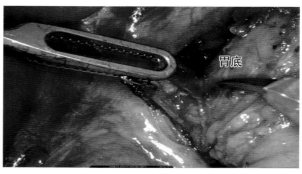

图 5-4-7 逐步游离胃底一

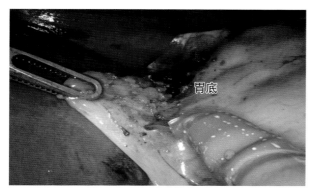

图 5-4-8 逐步游离胃底二

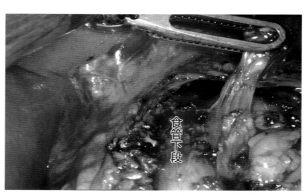

图 5-4-9 游离食管下段

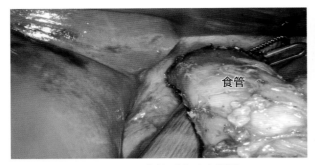

图 5-4-10　食管后方建立腔隙

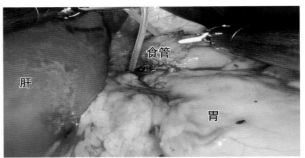

图 5-4-11　化疗管经食管后方包绕食管

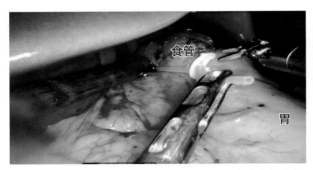

图 5-4-12　提拉化疗管，将胃底从食管后方绕向前方包
绕食管

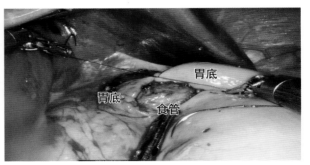

图 5-4-13　Nissen 胃底折叠术

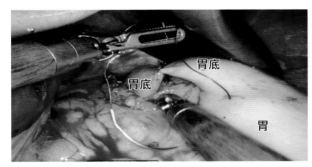

图 5-4-14　食管和胃壁间能纳两指为宜

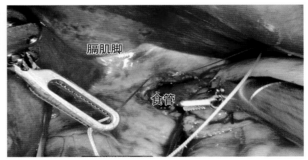

图 5-4-15　缝合膈肌脚

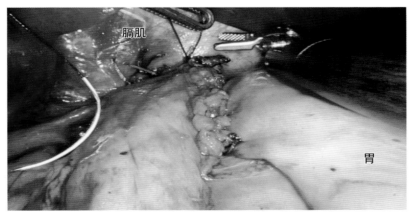

图 5-4-16　缩小食管裂孔

■ 术后管理

（1）监测生命征：术毕麻醉清醒后回病房监护，密切观察生命体征（体温、呼吸、脉搏、心率、血氧饱和度及血压等）。

（2）常规护理：术后加强呼吸道管理，促进排痰，防止呼吸道并发症。

（3）术后营养支持：术后维持水电解质平衡，加强支持治疗，肠道通气后逐渐恢复进食。

（4）抗生素的使用：不需要常规使用抗生素。

（5）置管处理：留置胃管一根，胃管保留 1 天后拔除。

（6）术后随访：定期复查胸部 X 线，必要时行胸部 CT 和上消化道造影。

■ 结论

机器人手术系统可以为主刀医师提供比普通腔镜更加清晰稳定的三维图像，灵活的 360° 旋转手臂高度模仿人类的手腕运动，特有的过滤系统有效避免生理震颤，比普通腔镜操作更加精细、损伤更小、手术效果更加理想。机器人辅助腹腔镜下食管裂孔疝修补 + 胃底折叠术是治疗小儿食管裂孔疝的有效措施，可以进行推广应用。

■ 手术视频

（汤坤彬）

■ 参考文献

［1］　蔡威，张潍平，魏光辉. 小儿外科学：第 6 版［M］. 北京：人民卫生出版社，2020：285-287.

［2］　KAVIC S M. SEGAN R D, GEORGE I M, et al. Classification of hiatal hernias using dynamic three-dimensional reconstruction［J］. Surg Innov, 2006, 13（1）：49-52.

［3］　KISSAN N A, RATTNER D W. Paraesophageal and other complex diaphragmatic Hernias in Shackelford's Surgery of Alimentary Tract［A］. Amsterdam：Elsevier, 2013：494-508.

［4］　李正. 实用小儿外科学［M］. 北京：人民卫生出版社，2001：403-409.

［5］　KOZIARSKI T, PASNIK K. STANOWSKI E, et al. Evolution of views on surgical treatment of gastroesophageal reflux disease and hiatal hernia［J］. Pol Merkur Lekarski, 2009, 26（155）：500-503.

［6］　STYLOPOULOS N, Rattner D W. The history of hiatal hemia surgery［J］. Ann Surg, 2005, 241（1）：185-193.

［7］　中华医学会小儿外科学分会微创外科学组，中华医学会小儿外科学分会胸心外科学组. 儿童腹腔镜食管裂孔疝手术操作专家共识［J］. 中华小儿外科杂志，2021, 42（1）：1-6.

6

机器人单孔加一技术

第一节　经脐单孔加一机器人腹腔镜下先天性胆总管囊肿根治术

■ **概述**

对于儿童胆总管囊肿的治疗选择是胆总管囊肿切除与肝管空肠吻合术。在传统上，胆总管囊肿根治术为开放术式。1995 年，首次发表了通过微创腹腔镜手术治疗胆总管囊肿的报道。2020 年，我科从传统腹腔镜向经脐单孔加一机器人辅助腹腔镜胆总管囊肿切除及 Roux-en-Y 肝管空肠吻合术的过渡，这项新技术已成为我们治疗胆总管囊肿患者的标准方法。

■ **手术适应证和禁忌证**[1]

患儿符合适应证时，应积极进行手术治疗，但如果存在手术禁忌证时应当暂缓手术，先行内科保守治疗（表 6-1-1）。

表 6-1-1　经脐单孔加一机器人腹腔镜下先天性胆总管囊肿根治术的手术适应证和禁忌证

探索性手术适应证	手术禁忌证
1）胆管扩张（直径≥ 10 mm）； 2）有临床症状，胆管轻度扩张或不扩张（直径 <10 mm）或者临床症状缓解期胆管不扩张，合并胰胆合流异常者； 3）胆总管囊肿外引流术后 2～8 周无腹膜炎者； 4）腹腔镜或开放手术后肝管空肠吻合口周围狭窄胆管梗阻； 5）产前诊断胆总管囊肿者，如果肝功能损害应该尽早手术，如果无损害表现建议在 3 个月内根治手术	1）肝功能不全、肝功能严重损害； 2）凝血功能不良无法矫正； 3）反复胆管系统炎症； 4）胰管结石伴扩张； 5）囊肿肠管内引流术后； 6）囊肿穿孔生命指征不稳定； 7）无法耐受气腹； 8）再次手术腹腔广泛严重粘连； 9）合并门静脉海绵样变性

■ 术前准备

（1）术前评估：术前对患儿全身状况进行全面评估，了解心、肺、肝、肾等重要脏器功能的情况，明确有无合并其他脏器相关畸形及手术禁忌证。

（2）完善相关检查：通过完善血常规、生化检查、凝血功能检测等检查评估全身状况，通过多普勒彩色超声、磁共振胆胰管成像（magnetic resonance cholangiopancreatography, MRCP）等检查评估胆管情况、囊肿形态及其与周围组织关系。

（3）改善营养状态：纠正术前贫血、低蛋白血症、凝血功能异常、电解质紊乱，改善全身营养状态。

（4）抗生素的使用：预防性口服肠道制菌药物，术前 0.5h 及手术时间大于 3h 时各静滴一剂二代头孢类抗生素如头孢呋锌，以确保血药浓度覆盖手术全程。

（5）肠道准备：术前 3 天进流食，术前一晚及手术当日清晨洗肠，必要时可加用开塞露纳肛，创造尽可能良好的肠管条件。

（6）做好中转开腹准备：所有机器人辅助腹腔镜下胆总管囊肿根治术术前都需做好中转开腹准备，术前向患者及家属说明中转开腹的可能性。

■ 体位

气管插管，静脉－吸入复合麻醉成功后取平卧位，头高脚低，患儿右上腹垫高，调节手术床向左侧倾斜 30°~45°。双侧上肢呈"投降"位，双侧下肢稍张开，所有受力部位均用海绵衬垫，绷带固定四肢（图 6-1-1）。

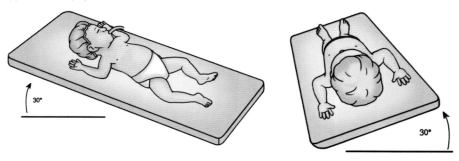

图 6-1-1　手术体位

■ 手术器械

手术器械包括达芬奇机器人相关器械及腔镜相关操作器械。

（1）达芬奇机器人相关器械：持针钳、单极电剪、cardier 抓钳。

（2）腔镜相关操作器械：肠钳、系膜钳、分离钳、剪刀、腹腔镜专用吸引器、Hemolock、一次性使用单孔多通道穿刺器（图 6-1-2）。

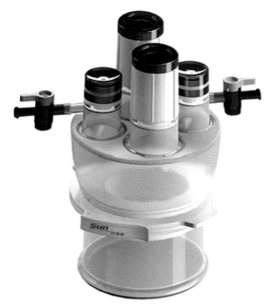

图 6-1-2　一次性使用单孔多通道穿刺器

■ 手术布局及 Trocar 布局

1. 机器人与麻醉手术布局位置

麻醉台一般设置于手术床头侧，利用无菌铺巾或者无菌手术薄膜悬吊隔离出一个麻醉空间，使得患者肩部以上的空间与无菌手术台隔离，患者的头部、呼吸辅助系统及管路暴露于麻醉医师视野中，有利于术中麻醉监护。机器人手术系统放置在患者右侧，助手在患者的左侧，器械车靠近手术台的尾部，用于放置各种手术操作器械和设备，器械护士坐于手术助手同侧，根据需要协助助手调整机械臂及传递手术器械（图 6-1-3）。

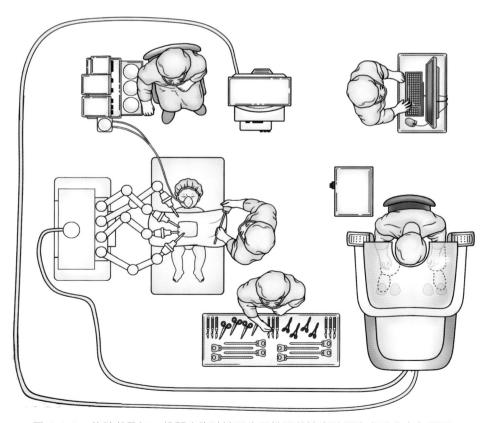

图 6-1-3　位脐单孔加一机器人腹腔镜下先天性胆总管囊肿根治术手术室布局图

2. Trocar 布孔体表设计位置

（1）一次性单孔多通道穿刺器 C 点：一次性使用单孔多通道穿刺器的穿刺通道建立于左侧脐周，距离病灶区域约 10 cm。取绕脐 4/5 周切口，带蒂侧面向囊肿方向，逐层切开皮肤及皮下组织，沿脐轮无肌肉区域分离、切开韧带，切开腹膜进入腹腔，置入一次性单孔多通道穿刺器。用于置入 3 号机械臂相连接的 8.0mm 镜鞘（30° 朝上）、4 号机械臂相连接的操作鞘及助手辅助操作通道。连接气腹管，建立气腹，维持气腹压力 8~12mmHg。

（2）2 号机械臂操作鞘：2 号机械臂操作鞘在脐部水平，右侧腹部距离脐部 6 cm 处为 2 号机械臂 8 mm 操作鞘置入位置（图 6-1-4，图 6-1-5）。

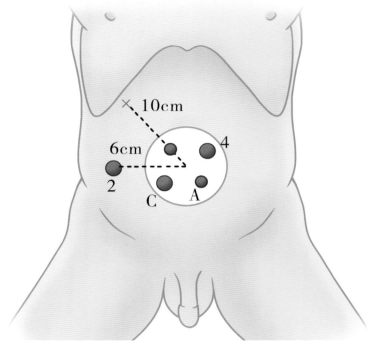

图 6-1-4　经脐单孔加一机器人腹腔镜下先天性胆总管囊肿根治术 Trocar 布孔设计图

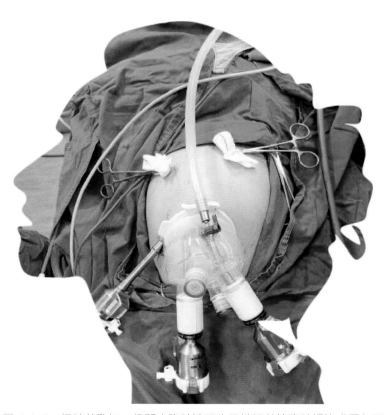

图 6-1-5　经脐单孔加一机器人腹腔镜下先天性胆总管囊肿根治术置入图

■ 手术步骤

1. 体外完成空肠侧侧吻合术

利用机器人镜头及常规腹腔镜器械经一次性使用单孔多通道穿刺器探查腹腔，若胆总管及胆囊较大，可先行囊肿穿刺减压。提起横结肠，寻找 Treitz 韧带，肠钳钳夹距离该韧带 20cm 处空肠。关闭气腹，拆下一次性使用单孔多通道穿刺器外鞘，保留底座，将肠钳钳夹空肠提出体外。使用强生 45 直线切割吻合器将空肠切断，空肠断端用 5-0 可吸收线缝合加固。将近端空肠与距断端 30 cm 的远端空肠顺向侧侧重叠靠拢，重叠部分长约 4 cm，重叠两端各缝一针固定。于重叠部分两肠管相对应的对系膜缘侧肠壁分别切开约 1cm 切口，分别置入直线切割吻合器的钉仓座、抵钉座，完成重叠空肠侧壁的切开吻合，5-0 薇乔缝线缝合空肠对系膜缘切开部分，完成空肠侧侧吻合（图 6-1-6）。检查吻合口通畅无渗漏，缝合封闭系膜裂孔。置入 6 号软胃管一根，暂时阻断远端空肠，后于远端空肠对系膜缘侧切开空肠约 1.0 cm，吸进肠液，为肝管空肠吻合作准备。肠管送入腹腔，连接一次性使用单孔多通道穿刺器外鞘与底座，重新连接气腹，于结肠中动脉右侧无血管区切开，将肝支空肠袢经结肠后隧道穿过，预留适当长度并固定，肝支空肠袢上提至肝门部[2]。

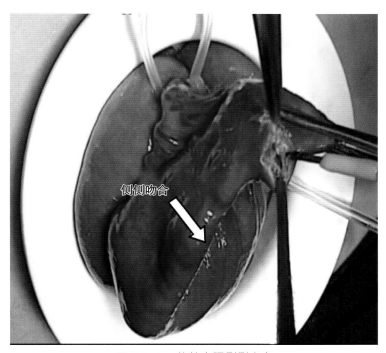

图 6-1-6　体外空肠侧侧吻合

2. Docking

一次性使用单孔多通道穿刺器有 4 个通道，其中较大的两个 1.2 cm 通道分别置入机器人 3 号机械臂镜头鞘连接高清 三维镜头和机器人 4 号机械臂操作鞘连接单极电剪、持针器或者超声刀（术中根据需要进行切换），两者分别紧靠底座左右边缘置入，尽量向两侧旁开，充分利用空间（图 6-1-7）。一次性使用单孔多通道穿刺器中较小的两个 5 mm 操作通道可作为助手辅助操作孔，灵活用于助手辅助吸引、牵引、剪线及传递物品等。在镜头引导下完成右侧腹部机器人 2 号机械臂操作鞘置入连接单极电剪[3]。

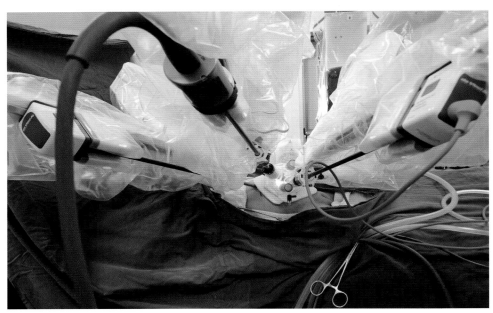

图 6-1-7 机器人与患者 docking

3. 胆囊、胆总管囊肿切除和肝管空肠吻合术

4-0 可吸收线两根经右侧肋缘及剑突下经腹壁穿入腹腔内，右侧缝挂胆囊底部相应胆囊床被膜（图 6-1-8），左侧缝挂近肝缘处肝圆韧带（图 6-1-9），穿出腹壁，牵拉缝线以利肝门的显露。用电剪自胆囊底黏膜下层游离胆囊至胆总管处，胆囊三角内分离出胆囊动脉，使用 Hemolock 夹闭胆囊动脉，切除胆囊。然后用 4-0 可吸收线经右侧肋缘下经腹壁穿入腹腔内，右侧缝挂胆囊颈部残端（图 6-1-10），切开囊肿前壁，吸尽胆汁，紧贴囊肿壁游离囊肿后壁，注意避免损伤门静脉，根据具体情况判定横断胆总管囊肿或者囊肿完全切除。用肠钳向下牵拉十二指肠，贴囊肿壁游离至囊肿远端变细与胰管 汇合处 ，用 Hemolock 夹闭胆总管远端，切除远侧囊壁[4]。同样用超声刀游离近侧部分囊肿壁，至其与正常肝总管交界处开口（图 6-1-11），横断并切除近侧囊肿。再于右季肋部穿入 4-0 可吸收线作为悬吊线，缝至肝总管右侧 9 点处全层，适当悬吊肝总管，便于吻合（图 6-1-12），用 4-0 可吸收免打结倒刺缝线或薇乔缝线连续缝合肝总管后壁与肠管后壁，用 4-0 可吸收免打结倒刺缝线连续缝合肝总管前壁与肝支空肠袢前壁（图 6-1-13）。吸尽腹腔积液，确定无出血后，排气，拔除穿刺器，根据术中情况决定是否放置引流管，逐层美容缝合脐部及右侧腹壁切口（图 6-1-14）。

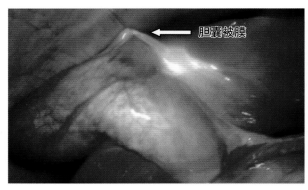

图 6-1-8 悬吊胆囊底部相应胆囊床被膜

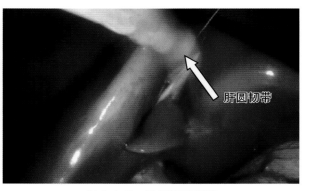

图 6-1-9 悬吊肝圆韧带

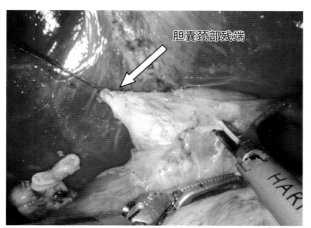

图 6-1-10 悬吊胆囊颈部残端

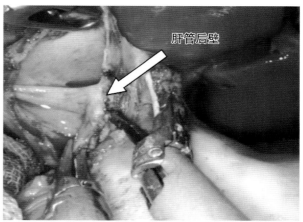

图 6-1-11 近端分离至左右肝管开口

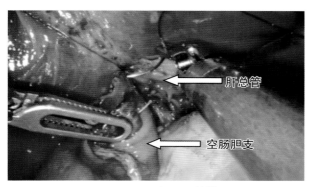

图 6-1-12 悬吊肝总管

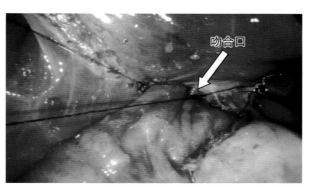

图 6-1-13 肝管空肠端侧吻合

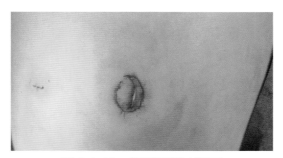

图 6-1-14 术后腹部微创切口

■ 手术特色

1. 一次性使用单孔多通道穿刺器的应用

一次性使用单孔多通道穿刺器有四个通道,其中较大的两个 1.2cm 通道可分别置入机器人 3 号机械臂镜头鞘连接高清三维镜头和机器人 4 号机械臂操作鞘。穿刺器中较小的两个 5 mm 操作通道可直接作为助手辅助孔,不用另外再取腹部切口作为辅助孔。

2. 调整手术步骤,充分利用脐部单孔通道

在胆总管囊肿根治术中,应用腹腔镜寻找近端空肠并提出腹腔外,直线切割吻合器辅助下预先

完成体外肠吻合，再对接机器人完成胆总管囊肿切除和胆肠吻合的标准流程，可以缩短手术时间，吻合口对合整齐严密，保证手术质量。

3. 减臂减距离

术中操作只使用一个镜头臂（3 号机械臂），两个操作臂（2 和 4 号机械臂）。3、4 号机械臂的镜头鞘和操作鞘分别置入一次性使用单孔多通道穿刺器的两个 1.2 cm 通道时，分别紧靠底座左右边缘置入，3、4 号操作臂之间的距离可达 3~4 cm。同时 2 号机械臂操作鞘的位置取在右侧腹部脐水平距离肚脐 4~6 cm 处。

4. 术中的序贯悬吊

使用 4-0 可吸收线序贯将术野中的肝圆韧带、胆囊底部胆囊床、胆总管、肝总管与腹壁固定作牵引，可帮助术中充分暴露手术视野，增加手术操作空间，局部组织的相对固定便于手术游离、吻合等操作，可降低手术难度。

■ 术后管理

术后可应用加速康复外科理念全程管理患儿[5]。

（1）**监测生命征**：术毕麻醉清醒后回病房监护，密切观察生命体征（体温、心率、呼吸、血压）、腹部体征及腹腔引流量。

（2）**常规护理**：术后加强呼吸道管理，促进排痰，防止呼吸道并发症，早期下床活动。

（3）**术后营养支持**：术后暂禁食，维持水电解质平衡，加强支持治疗，肠道通气后逐渐从流食开始缓慢过渡到正常饮食。

（4）**抗生素的使用**：可选择二、三代抗生素治疗，根据患儿病情决定抗生素使用天数，在一般情况稳定、炎症指标无异常，并排除感染情况下可停用抗生素。

（5）**置管处理**：临床上可根据患儿情况个体化、安全化早期拔除导尿管、胃管、腹腔引流管。

（6）**术后随访**：术后定期复查血常规、生化检查、腹部多普勒彩色超声，必要时复查 MRCP。

■ 结论

与腹腔镜手术相比，机器人手术系统在治疗胆总管囊肿时具有术中出血量少、组织损伤小、恢复快、愈合良好等优点[6]，特别是在儿童群体中，机器人手术往往是一个更好的选择。虽然有许多优点，但仍存在装机时间长、成本高等问题[7]。经脐单孔加一机器人腹腔镜下胆总管囊肿根治术可达到常规机器人多孔手术相同的效果，脐部切口更加隐蔽美观，实现了腹部无可见疤痕的微创效果[3,8]。

■ 手术视频

（李鋆）

参考文献

［1］　中华医学会小儿外科分会腔镜外科学组．腹腔镜胆总管囊肿手术操作指南：2017版［J］．中华小儿外科杂志，2017，38（7）：485-494．

［2］　林珊，何少华，李立帜，等．经脐单孔加一达芬奇机器人在儿童先天性胆总管囊肿手术中应用观察［J］．中华医学杂志，2021，101（44）：3655-3659．

［3］　LIN Shan, CHEN Jianglong, TANG Kunbin, et al. Trans-umbilical Single-Site Plus One Robotic Assisted Surgery for Choledochal Cyst in Children, a Comparing to Laparoscope-Assisted Procedure［J］. Front Pediatr, 2022, 10:806919.

［4］　MATTIOLI G, PETRALIA P.Pediatric Robotic Surgery［M］. Switzerland:Springer International Publishing Switzerland, 2017.

［5］　赵杭燕，蔡多特，高志刚，等．加速康复外科理念在儿童先天性胆总管囊肿治疗中的应用［J］．浙江大学学报（医学版），2019，48（5）：474-480．

［6］　CHI S Q, CAO G Q, LI S, et al. Outcomes in robotic versus laparoscopic-assisted choledochal cyst excision and hepaticojejunostomy in children［J］. Surgical Endoscopy, 2020：1-6.

［7］　XIE Xiaolong, WU Yang, LI Kewei, et al. Preliminary Experiences With Robot-Assisted Choledochal Cyst Excision Using the Da Vinci Surgical System in Children Below the Age of One［J］. Front Pediatr, 2021, 9：741098.

［8］　ZHANG Ke, ZHAO Difang, XIE Xiaolong, et al. Laparoscopic surgery versus robot-assisted surgery for choledochal cyst excision：A systematic review and meta-analysis［J］. Front Pediatr, 2022, 10：987789.

第二节　单孔加一小儿机器人辅助腹腔镜肾盂成形术

■ 概述

　　肾盂输尿管连接处梗阻（ureteropelvic junction obstruction，UPJO）是各种原因引起肾盂与输尿管连接处狭窄，尿液引流不畅导致患儿出现各种症状、体征以及肾脏功能改变的先天性输尿管异常疾病。外科手术的目的主要是切除病变部位、解除梗阻、缓解症状、保护肾功能。机器人手术系统辅助腹腔镜具有三维手术视野[1]，其机械臂活动范围可以达到 7 个自由度，大大降低了腔内解剖分离与缝合打结等精细操作的难度。机器人辅助腹腔镜肾盂成形术的安全性和有效性已得到证实，且其手术成功率不低于传统腹腔镜手术和开放手术，虽然已被国内外学者所接受，但目前机器人辅助腹腔镜手术在国内小儿外科中的发展还处于起步阶段，随着能够使用机器人手术系统的儿童医院数量的增长，预计在儿科人群中也会看到这一进展。

■ 手术适应证和禁忌证

　　单孔加一小儿机器人辅助腹腔镜肾盂成形术的适应证与禁忌证见表 6-2-1。

表 6-2-1　单孔加一小儿机器人辅助腹腔镜肾盂成形术的手术适应证和禁忌证

探索性手术适应证	手术禁忌证
1）胎儿泌尿外科学会（the society for fetal urology, SFU）分级为Ⅲ级或Ⅳ级的肾积水； 2）分肾功能 <40% 且 Tl/2 >20min； 3）随访期肾功能进行性下降（分肾功能下降 >10%）； 4）肾积水进行性加重（且积水的 SFU 分级 > Ⅲ级）； 5）存在肾积水相关症状，如疼痛、反复泌尿系感染、血尿、结石等[2]	1）心、肝、肺等脏器功能异常； 2）患儿营养状况差、不能耐受麻醉和气腹手术； 3）腹腔广泛粘连，建立操作通道困难

■ 术前准备

　　（1）**术前评估**：术前对患儿全身状况进行全面评估，了解心、肺、肝、肾等重要脏器功能情况，明确有无合并其他脏器相关畸形及手术禁忌证。

　　（2）**完善常规影像学检查**：通过完善肾脏彩超和（magnotic resonance urography，MRU），了解肾积水程度、明确梗阻部位，如患儿既往有磁性金属置入物等不能行磁共振检查的情况，可酌情行CT 尿路造影检查以评估积水情况；行利尿性肾动态显像评估双肾分肾功能；行排尿性膀胱尿道造影（voiding cystourethrogram，VCUG）或泌尿系超声造影检查以明确膀胱输尿管反流情况。

　　（3）**改善营养状态**：如贫血严重，一般情况较差者需纠正贫血，调节水电解质紊乱和酸碱代谢失衡，待患儿一般情况改善后再行手术治疗。

（4）**抗生素使用**：术前尿常规异常者需行尿培养及药敏试验，并使用敏感抗生素，待感染控制后行手术治疗。手术当日术前 0.5~1.0h 预防性应用抗生素，术前禁食 6h, 禁饮 2h。

（5）**做好中转开腹准备**：所有机器人辅助腹腔镜肾盂成形术前都需做好中转传统腹腔镜或开放手术准备，术前向患儿及家属说明中转传统腹腔镜或开放手术的可能性。

■ 体位

气管插管，复合静脉全麻，常规监测呼气末 CO_2 浓度。患儿取平卧位，患侧（左侧为例）稍垫高，尽可能靠近手术床边缘。受力部位用棉垫衬垫，必要时采用温毯及暖风机进行保温。CO_2 气腹压力建议维持在 8~14 mmHg，新生儿建议在 6~8 mmHg，应避免较大幅度的气腹压变化（图 6-2-1）。

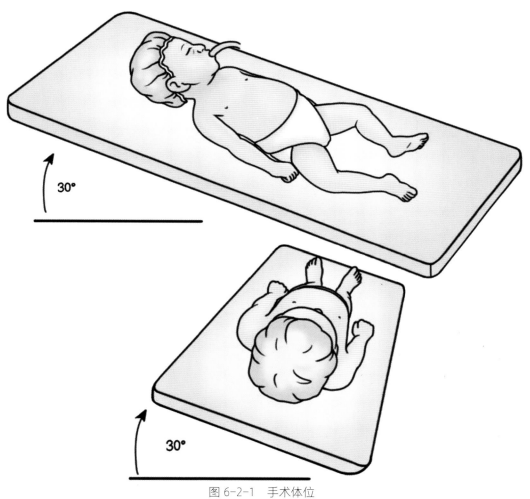

图 6-2-1　手术体位

■ 手术器械

手术器械包括达芬奇机器人相关器械及腔镜相关操作器械。

（1）**达芬奇机器人相关器械**：永久电勾（Permanent cautery hook）、大号持针钳（Large needle driver）、马里兰双极镊（Maryland bipolar forceps）或双极弯解剖器（Curved bipolar dissector）。

（2）**腔镜相关操作器械**：抓钳、分离钳、腹腔镜专用吸引器、Hemolock。

■ 手术布局及 Trocar 布局

1. 机器人与麻醉手术布局位置

在患者手术床边，床旁机械臂系统将三条或四条机械臂通过直径 0.5~1.2cm 的穿刺孔引入患者体内，其中操作台安排在手术间能使主刀医生手术全景的角落，床旁机械臂系统放置在手术床一侧，视频车一般放在床旁机械臂系统同侧，高低左右方向可以调节。手术助手则坐在床旁机械臂系统对侧即手术床另一侧，利用腹腔镜器械进行辅助操作。麻醉台一般设置于手术床头侧，利用无菌铺巾或者无菌手术薄膜悬吊隔离出一个麻醉空间，使得患者肩部以上的空间与无菌手术台隔离，患者的头部、呼吸辅助系统及管路暴露于麻醉医师视野中，有利于术中麻醉监护。手术护士操作台设置于手术床尾端，用于放置各种手术操作器械和设备，手术护士坐于手术助手同侧，根据需要协助助手调整机械臂及传递手术器械（图 6-2-2）。

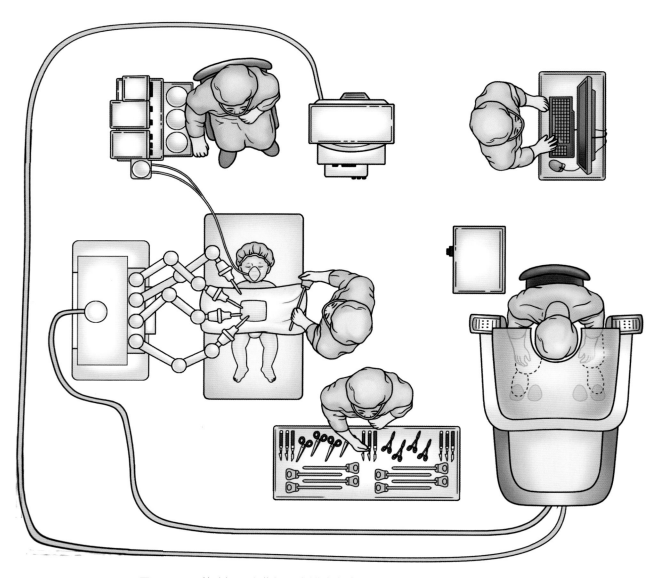

图 6-2-2　单孔加一小儿机器人辅助腹腔镜肾盂成形术手术室布局图

2. Trocar 布孔体表设计位置

术前留置胃管和导尿管，于脐缘取弧形切口，切开皮肤及皮下，逐层进入至腹膜。切开腹膜后进入腹腔，置入单孔通道底座并安装套件，建立气腹，气腹压力维持在 8~14mmHg。于腹直肌外缘平脐位置置入一 3mm 或 5mm 操作通道作为辅助孔，两机械臂间距离不小 6cm，通道置入腹腔长度约 1.0cm，将各操作通道与机械臂对接，气腹管进气通道更换至辅助孔，腹腔镜镜头 30° 朝下（图6-2-3，图 6-2-4）。

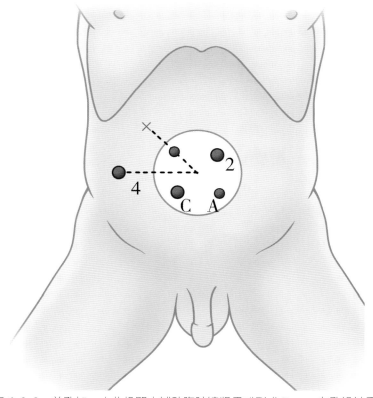

图 6-2-3　单孔加一小儿机器人辅助腹腔镜肾盂成形术 Trocar 布孔设计图

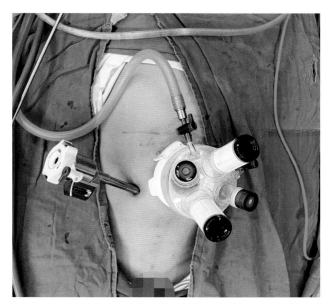

图 6-2-4　单孔加一小儿机器人辅助腹腔镜肾盂成形术置入图

■ 手术步骤

1. 腹腔镜下手术

　　沿肠系膜下静脉下缘、降结肠内侧缘、精索静脉外侧缘、结肠左动脉上缘无血管区打开肠系膜窗口（图6-2-5）。游离并暴露肾盂及输尿管上段，明确梗阻部位及原因（图6-2-6）。经腹壁穿一牵引线将肾盂上极悬吊牵引，切除狭窄段输尿管（图6-2-7）。于输尿管外侧壁纵行剖开约2.0cm（图6-2-8），确定肾盂最低点并将肾盂最低点与输尿管劈开最低处点对点定位缝合（图6-2-9），连续或间断缝合吻合口后壁（图6-2-10）。经吻合口顺行置入双J管（图6-2-11），连续缝合吻合口前壁及多余的肾盂瓣开口（图6-2-12，图6-2-13）。

2. 手术结束

　　在用温生理盐水冲洗创面后，洗净腹腔内积液，确认术野无活动性出血，用可吸收线间断缝合侧腹膜或肠系膜窗口（图6-2-14）。退出各机械臂操作器械，关闭气腹、退出各操作通道，缝合腹膜及各切口。

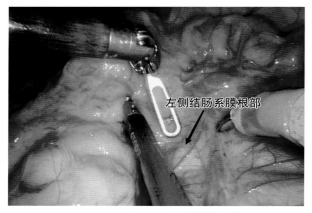

图 6-2-5　结肠内侧系膜根部入路

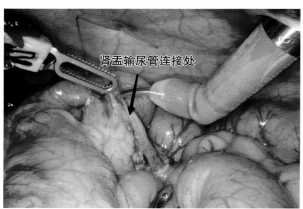

图 6-2-6　术中寻找肾盂输尿管，并游离周围组织

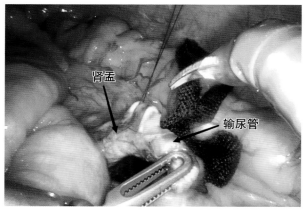

图 6-2-7　术中缝线悬吊肾盂，切除肾盂输尿管连接部狭窄段

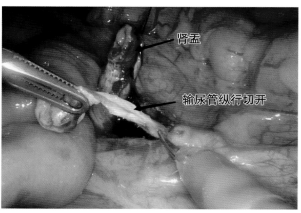

图 6-2-8　于狭窄段近端切断离断输尿管，远端纵行切开备吻合

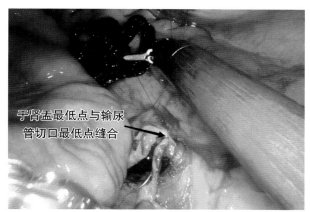

图 6-2-9　术中调整肾盂缝线悬吊方向，充分暴露吻合口行舌形吻合

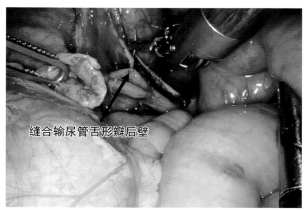

图 6-2-10　术中输尿管舌形瓣后壁与肾盂吻合

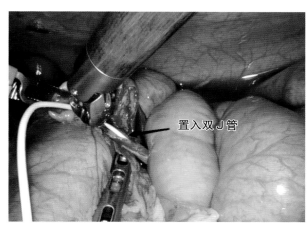

图 6-2-11　术中输尿管舌形瓣后壁与肾盂吻合后置入双 J 管

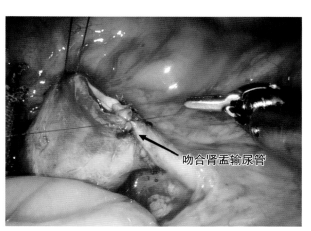

图 6-2-12　术中置入双 J 管后，输尿管舌形瓣前壁与肾盂吻合

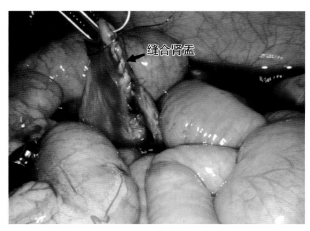

图 6-2-13　术中缝合肾盂

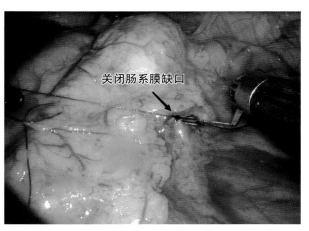

图 6-2-14　检查吻合口无渗漏，关闭结肠系膜

■ 手术技巧

单孔加一机器人手术在小儿腹腔内的应用仍具有一定的挑战，包括操作腹腔空间有限、手术器械的筷子效应等，均需要主刀医生反复训练，才能达到一定的熟练度，并且掌握一定的手术技巧。

（1）单孔布局之后，目镜与操作钳要保持一前一后的位置，在操作空间范围有限的情况下，需要动作缓慢，稳定推进术程，保持操作的精确性。

（2）术中利用悬吊技术，发挥悬吊的优势，充分暴露手术视野，可根据术中需要，进行多次调整悬吊位置。

（3）离断病变的狭窄段后，对输尿管远端进行纵行劈开，与裁剪后的肾盂进行舌形瓣吻合，避免吻合口狭窄。

（4）需要特别注意保护待吻合的输尿管血供，尽量避免反复钳夹，可利用悬吊技术暴露待吻合的界面，无张力下连续缝合。

（5）吻合口后壁缝合完毕后，再将双 J 管置入，通过目镜沿输尿管走形进行观察至膀胱处，判断双 J 管进入膀胱内后，再进行吻合口前臂的缝合。

■ 术后管理

（1）**监测生命征**：密切观察生命体征变化，包括心率、呼吸、脉搏、末梢血氧饱和度的测定。

（2）**常规护理**：术后加强呼吸道管理，促进排痰，防止呼吸道并发症。术后第 1~2 天即可适当下床，术后 6h 可适当饮水，根据患儿精神状态，适当少量流质饮食。

（3）**术后营养支持**：术后维持水电解质平衡，加强支持治疗，肠道通气后逐渐恢复进食，适当多饮水，保证足够尿量。

（4）**抗生素的使用**：给予广谱抗生素，如发热提示有尿路感染时，可根据尿培养与药敏试验结果及时更换敏感抗生素。

（5）**置管处理**：观察尿量及腹腔引流情况，确保导尿管及腹腔引流管通畅，一般导尿管可保留 1~3 天后拔除，根据腹腔引流量及超声复查情况适时拔除腹腔引流管。双 J 管留置 4~8 周后经膀胱镜取出。

（6）**术后随访**：术后建议应用超声检查及利尿性肾动态显像随访并监测血压及尿常规，建议体内支架管拔除术后 1、3、6、12 个月门诊复查尿常规及泌尿系超声，如发现有泌尿系感染者应同时行尿培养检查，并明确感染原因。术后 6 个月复查利尿性肾动态显像评估肾功能恢复情况，以后每 6~12 个月复查 1 次泌尿系统超声，如发现肾积水，肾盂前后径 >3.0 cm，或较手术前增大应及时就医处理[3-5]。

■ 结论

单孔加一机器人辅助腹腔镜肾盂成形术与开放手术并发症类似，包括肠道损伤、血管损伤、尿漏、尿性腹水、肠梗阻，随后的并发症包括拔除支架管后继发吻合口狭窄的持续性肾积水。可首先选择保守治疗，再次置入双 J 管 6 周，如果积水持续存在，就需要再次行机器人手术[6]。总体而言，单孔加一机器人技术应用于儿童肾盂输尿管连接处狭窄的手术治疗中，可以达到伤口美观、术后恢复好的效果，是安全可行的。

■ 手术视频

（肖智祥）

参考文献

［1］ ATUG F, WOODS M, BURGESS S V, et al. Robotic assisted laparoscopic pyeloplasty in children［J］. Journal of Urology, 2005, 174（4）: 1440−1442.

［2］ 中华医学会泌尿外科学分会小儿泌尿外科学组. 儿童机器人辅助腹腔镜肾盂输尿管连接处梗阻手术操作指南: 2020 版［J］. 中华泌尿外科杂志, 2020, 7（41）486−491.

［3］ CAO H, ZHOU H, LIU K, et al. A modified technique of paraumbilical three−port laparoscopic dismembered pyeloplasty for infants and children［J］. Pediatr Surg Int, 2016, 32（11）: 1037−1045.

［4］ BUFFI N M, LUGHEZZANI G, FOSSATI N, et al. Robot−assisted, Single−site, Dismembered Pyeloplasty for Ureteropelvic Junction Obstruction with the New da Vinci Platform : A Stage 2a Study［J］. Eur Urol, 2015, 67（1）: 151−156.

［5］ YANG K, YAO L, LI X, et al. A Modified Suture Technique for Transperitoneal Laparoscopic Dismembered Pyeloplasty of Pelviureteric Junction Obstruction［J］. Urology, 2015, 85（1）: 263−267.

［6］ AUTORINO R, EDEN C, EL−GHONEIMI A, et al. Robotassisted and laparoscopic repair of ureteropelvic junction obstruction : a systematic review and metaanalysis［J］. Eur Urol, 2014; 65（2）: 430 - 452.

第三节 单孔加一小儿机器人辅助腹腔镜输尿管再植术

■ 概述

膀胱输尿管反流（vesicoureterter reflux, VUR）是指由于输尿管膀胱连接处（ureterovesical junction, UVJ）关闭不全，导致尿液从膀胱逆流至输尿管和肾脏。大约 1% 的新生儿会受到影响，这些儿童通常表现为肾积水、尿路感染和 / 或肾盂肾炎，并容易发展为永久性肾瘢痕[1]。轻度和中度 VUR（I 级、II 级和 III 级）自发性消退的比例占 49.72%，通常可以保守治疗。同时，重度 VUR（IV 级或 V 级）的缓解率低于 30%，需要手术治疗。输尿管再植的目的是纠正异常反流的膀胱输尿管连接处的功能。开放性输尿管再植术（open ureteral reimplantation，OUR）是外科治疗的"金标准"。然而，外科技术的进步使微创方法成为输尿管再植术的可行选择[2,3]。

■ 手术适应证和禁忌证

单孔加一小儿机器人辅助腹腔镜输尿管再植术的适应证与禁忌证见表 6-3-1。

表 6-3-1　单孔加一小儿机器人辅助腹腔镜输尿管再植术的手术适应证和禁忌证

探索性手术适应证	手术禁忌证
1）1 岁以上无肠 / 膀胱功能障碍者反复泌尿系感染；	1）心、肝、肺等脏器功能异常；
2）持续性高级别反流（IV 级 /V 级）；	2）患儿营养状况差，不能耐受麻醉和气腹手术；
3）肾功能损害；	3）腹腔广泛粘连，建立操作通道困难
4）原发性输尿管梗阻；	
5）输尿管异位和输尿管末端囊肿[4-5]	

■ 术前准备

（1）**术前评估**：术前对患儿全身状况进行全面评估，了解心、肺、肝、肾等重要脏器功能情况，明确有无合并其他脏器相关畸形及手术禁忌证。

（2）**完善常规影像学检查**：常规影像学检查包括肾脏二维超声检查和 MRU、VCUG，了解肾积水程度、输尿管扩张程度及膀胱输尿管反流级别，如患儿既往有磁性金属置入物等不能行磁共振检查的情况，可酌情行 CT 尿路造影检查以评估积水情况；行利尿性肾动态显像评估双肾分肾功能。

（3）**改善营养状态**：如贫血严重，一般情况较差者需纠正贫血，调节水电解质紊乱和酸碱代谢失衡，待患儿一般情况改善后再行手术治疗。

（4）**抗生素使用**：术前尿常规异常者需行尿培养及药敏试验，并使用敏感抗生素，待感染控制后行手术治疗。手术当日术前 0.5~1.0h 预防性应用抗生素，术前禁食 6h，禁饮 2h。

（5）**做好中转开腹准备**：所有机器人辅助腹腔镜输尿管再植术术前都需做好中转传统腹腔镜或开放手术准备，术前向患儿及家属说明中转传统腹腔镜或开放手术的可能性。

■ 体位

气管插管，复合静脉全麻，常规监测呼气末 CO_2 浓度。患儿取平卧位，腹部垫高，双上肢自然平放躯干两侧，双下肢自然伸直，必要时采用温毯及暖风机进行保温（图 6-3-1）。CO_2 气腹压力建议维持在 8~14 mm Hg，新生儿建议在 6~8 mmHg，应避免较大幅度的气腹压变化。

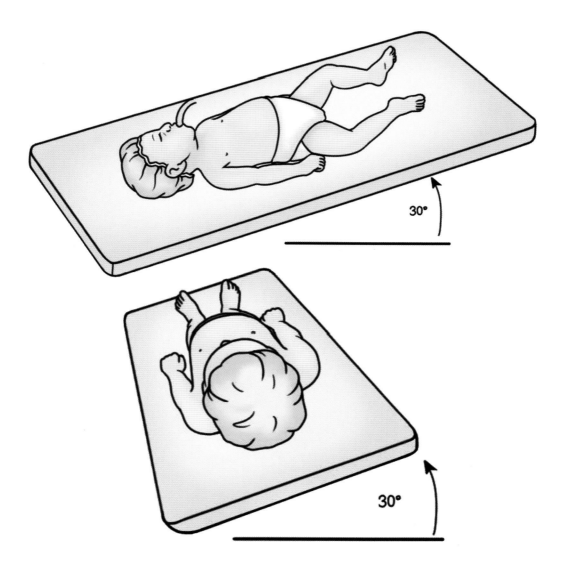

图 6-3-1　手术体位

■ 手术器械

手术器械包括达芬奇机器人相关器械及腔镜相关操作器械。

（1）**达芬奇机器人相关器械**：永久电勾（Permanent cautery hook）、大号持针钳（Large needle driver）、马里兰双极镊（Maryland bipolar forceps）或双极弯解剖器（Curved bipolar dissector）。

（2）**腔镜相关操作器械**：抓钳、分离钳、额腹腔镜专用吸引器、Hemolock。

■ 手术布局及 Trocar 布局

1. 机器人与麻醉手术布局位置

在患者手术床边，床旁机械臂系统将三条或四条机械臂通过直径 0.5~1.2 cm 的穿刺孔引入患者体内，其中操作台安排在手术间能使主刀医生手术全景的角落，床旁机械臂系统放置在手术床一侧，视频车一般放在床旁机械臂系统同侧，高低左右方向可以调节。手术助手则坐在床旁机械臂系统对侧即手术床另一侧，利用腹腔镜器械进行辅助操作。麻醉台一般设置于手术床头侧，利用无菌铺巾或者无菌手术薄膜悬吊隔离出一个麻醉空间，使得患者肩部以上的空间与无菌手术台隔离，患者的头部，呼吸辅助系统及管路暴露于麻醉医师视野中，有利于术中麻醉监护。手术护士操作台设置于手术床尾端，用于放置各种手术操作器械和设备，手术护士坐于手术助手同侧，根据需要协助助手调整机械臂及传递手术器械。（具体见图 6-3-2）

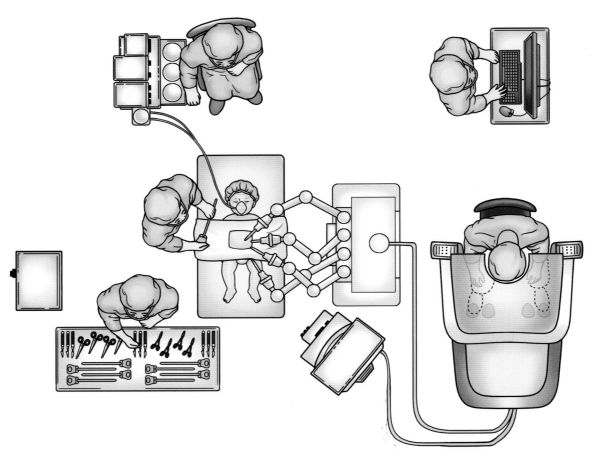

图 6-3-2 单孔加一小儿机器人辅助腹腔镜输尿管再植术手术室布局图

2. Trocar 布孔体表设计位置

术前留置胃管和导尿管，于脐缘取弧形切口，切开皮肤及皮下，逐层进入至腹膜。切开腹膜后进入腹腔，置入单孔通道底座并安装套件，建立气腹，气腹压力维持在 8~14mmHg。于腹直肌外缘平脐位置置入一 3mm 或 5mm 操作通道作为辅助孔，两机械臂间距离不小 5cm，通道置入腹腔长度约 1.0cm，将各操作通道与机械臂对接，气腹管进气通道更换至辅助孔（图 6-3-3，图 6-3-4）。

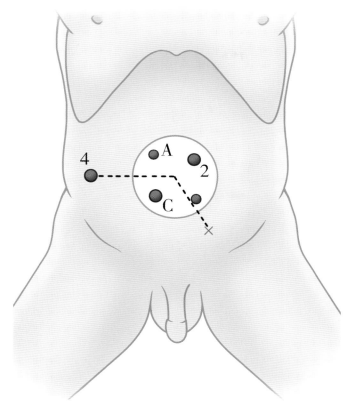

图 6-3-3　单孔加一小儿机器人辅助腹腔镜输尿管再植术 Trocar 布孔设计图

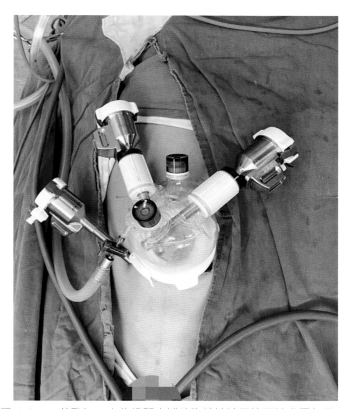

图 6-3-4　单孔加一小儿机器人辅助腹腔镜输尿管再植术置入图

■ 手术步骤

（一）经腹腔的膀胱外改良 Cohen 术

1. 腹腔镜手术

术中横向打开膀胱后壁表面腹膜层全层，游离膀胱后壁，打开腹膜层用无损伤血管夹与周围组织固定，建立一个"腹膜窗"（图 6-3-5），于输精管或者子宫动脉前外侧直接识别、游离输尿管。无损伤抓钳提起输尿管，置入化疗管，利用化疗管进行输尿管悬吊，有利于助手控制方向，避免钳夹输尿管，分离输尿管至膀胱输尿管连接处（图 6-3-6），保护周围盆底神经。于对侧膀胱三角输尿管口内上方电凝标记，测量膀胱黏膜下隧道长度，并标记隧道方向（图 6-3-7）。切开膀胱外壁，保留膀胱黏膜（图 6-3-8）。缝扎输尿管末端并切断（图 6-3-9），重新定位输尿管末端并固定，切除多余病变的输尿管（图 6-3-10）。于对侧膀胱三角外上方切开膀胱黏膜（图 6-3-11），将裁剪后输尿管置入双 J 管后移植入此处膀胱内，缝合膀胱黏膜于输尿管末端（图 6-3-12）。间断缝合膀胱外壁，将输尿管包埋入膀胱壁内（图 6-3-13）。膀胱注水检查有无漏尿。

2. 手术结束

在用温生理盐水冲洗创面后，洗净腹腔内积液，确认术野无活动性出血。用可吸收线间断缝合腹膜（图 6-3-14），退出各机械臂操作器械，关闭气腹、退出各操作通道，缝合腹膜及各切口。

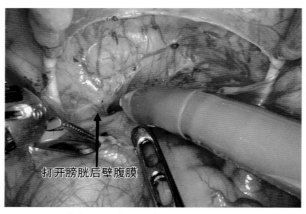

图 6-3-5　横向打开膀胱后壁表面腹膜层，游离膀胱后壁

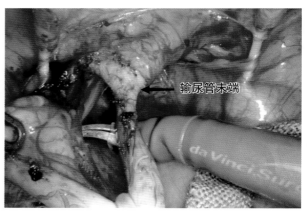

图 6-3-6　于膀胱后壁游离输尿管至末端

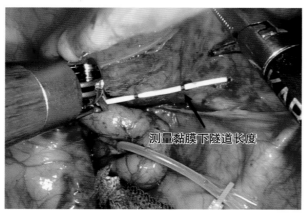

图 6-3-7　测量膀胱黏膜下隧道长度

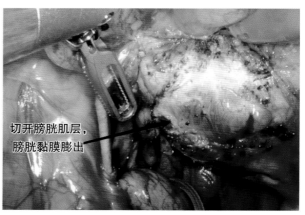

图 6-3-8　横向打开膀胱肌层至膀胱黏膜完全膨出

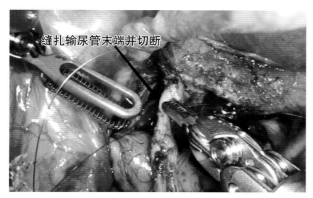

图 6-3-9　缝扎病变输尿管末端并切断

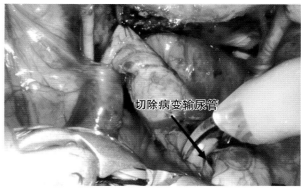

图 6-3-10　重新定位输尿管末端并固定，切除多余病变的输尿管

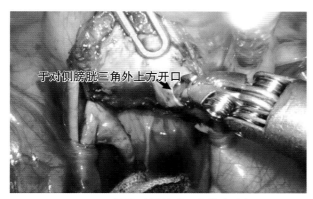

图 6-3-11　打开对侧膀胱三角外上方切口

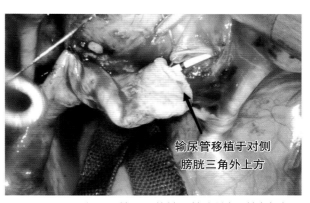

图 6-3-12　置入双 J 管后，将输尿管末端与对侧膀胱开口吻合

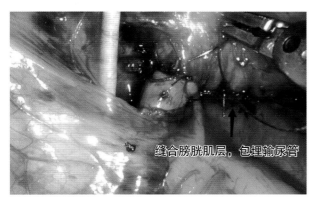

图 6-3-13　缝合膀胱肌层，包埋输尿管

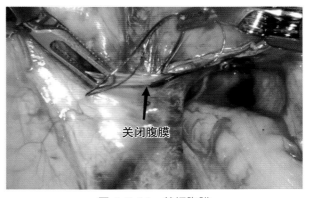

图 6-3-14　关闭腹膜

（二）经腹腔的膀胱外 Lich-Gregoir 术

1. 腹腔镜下手术

　　术中横向打开膀胱后壁表面腹膜层全层，游离膀胱后壁，打开腹膜层用无损伤血管夹与周围组织固定，建立一个"腹膜窗"，于输精管或者子宫动脉前外侧直接识别、游离输尿管（图 6-3-15）。无损伤抓钳提起输尿管，置入化疗管，利用化疗管进行输尿管悬吊，有利于助手控制方向，避免钳夹输尿管。钝性分离输尿管至膀胱输尿管连接处，避免使用电凝，小心游离输尿管，保护周围盆底神经（图 6-3-16）。测量预埋输尿管隧道长度（图 6-3-17），电凝标记隧道方向后，经皮斜行悬

吊患侧膀胱壁，放开悬吊后，逼尿肌隧道斜向外上方，符合输尿管生理走行方向，避免折角产生。使用剪刀打开膀胱逼尿肌层，膀胱黏膜膨出后，仔细分离肌层（图 6-3-18），测量输尿管管径及隧道长度、宽度，保证隧道长度至少为再植入输尿管管径的 4 倍，宽度至少为再植入输尿管管径的 2 倍。由下而上，间断缝合输尿管及逼尿肌，形成输尿管隧道（图 6-3-19，图 6-3-20）。拉直壁内段输尿管，防止迂曲。缝合周围筋膜。膀胱注水检查有无漏尿。

2. 手术结束

在用温生理盐水冲洗创面后，洗净腹腔内积液，确认术野无活动性出血。用可吸收线间断缝合腹膜（图 6-3-21，图 6-3-22），退出各机械臂操作器械，关闭气腹、退出各操作通道，缝合腹膜及各切口。

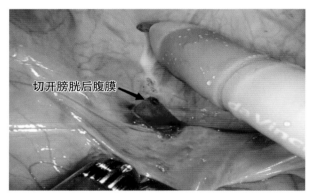

图 6-3-15　切开膀胱后腹膜层，寻找输尿管

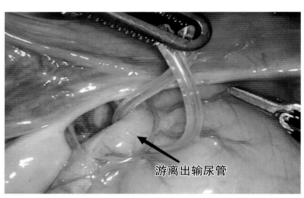

图 6-3-16　于后腹膜及膀胱后壁寻找及游离输尿管至末端

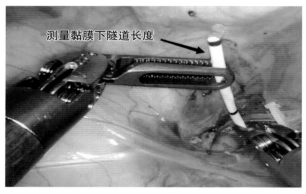

图 6-3-17　测量预埋输尿管隧道长度

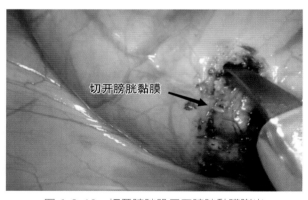

图 6-3-18　切开膀胱肌层至膀胱黏膜膨出

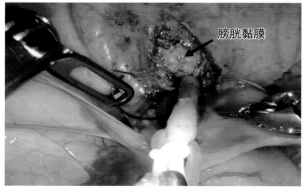

图 6-3-19　由输尿管末端向上缝合膀胱肌层

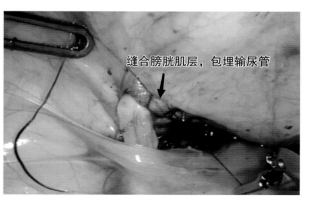

图 6-3-20　向上缝合膀胱肌层，包埋输尿管

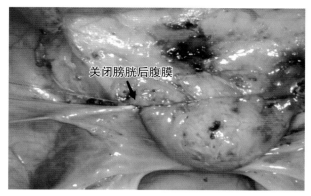

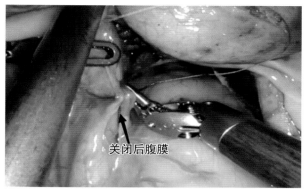

图 6-3-21　关闭膀胱后壁腹膜层　　　　　　　　图 6-3-22　关闭输尿管前方腹膜层

（三）经腹腔的膀胱外改良 Lich-Gregoir 术

1. 腹腔镜下手术

术中横向打开膀胱后壁表面腹膜层全层，游离膀胱后壁，打开腹膜层用无损伤血管夹与周围组织固定，建立一个"腹膜窗"，于输精管或者子宫动脉前外侧直接识别、游离输尿管（图 6-3-23）。无损伤抓钳提起输尿管，置入化疗管，利用化疗管进行输尿管悬吊，避免钳夹输尿管，钝性分离输尿管至末端（图 6-3-24）。游离膀胱后腹膜，暴露膀胱肌后壁（图 6-3-25），在这期间可用缝线牵引悬带膀胱，增加膀胱底部可视性（图 6-3-26）。于输尿管末端向上电凝标记隧道方向，切开膀胱逼尿肌层，膀胱黏膜膨出后，仔细分离肌层（图 6-3-27）。分离出输尿管末端，术中切除病变的输尿管末端，根据输尿管扩张程度，术中进行输尿管裁剪并缝合（图 6-3-28）。输尿管内置入双 J 管后（图 6-3-29），输尿管末端重新移植入膀胱内，行输尿管末端与膀胱黏膜层、肌层缝合（图 6-3-30）。成形后将输尿管向上包埋入膀胱肌层内，间断缝合膀胱外肌层（图 6-3-31）。缝合周围筋膜并关闭腹膜。膀胱注水检查有无漏尿。

2. 手术结束

在用温生理盐水冲洗创面后，洗净腹腔内积液，确认术野无活动性出血。用可吸收线间断缝合腹膜（图 6-3-32），退出各机械臂操作器械，关闭气腹、退出各操作通道，缝合腹膜及各切口。

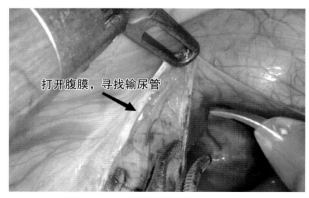

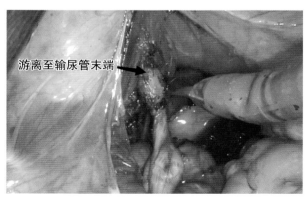

图 6-3-23　打开后腹膜寻找输尿管　　　　　　　图 6-3-24　游离输尿管至末端

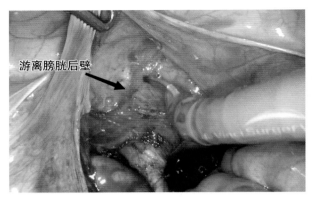

图 6-3-25　游离膀胱后腹膜，暴露膀胱肌后壁

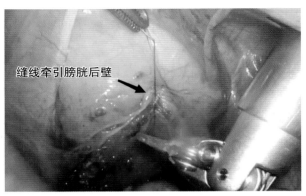

图 6-3-26　缝线牵引悬带膀胱，增加膀胱底部可视性

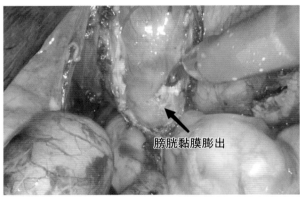

图 6-3-27　纵向切开膀胱肌层，暴露膀胱黏膜

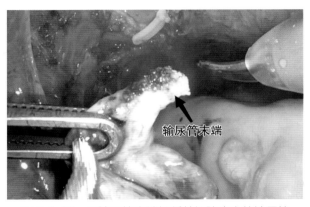

图 6-3-28　于输尿管末端切断并切除病变的输尿管

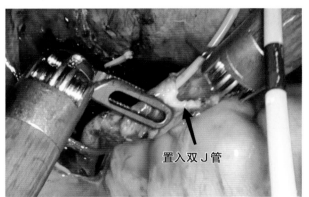

图 6-3-29　切除病变输尿管后，置入双 J 管

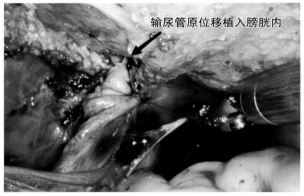

图 6-3-30　将输尿管末端原位移植入膀胱内，并行吻合

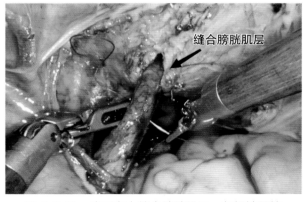

图 6-3-31　由下向上缝合膀胱肌层，包埋输尿管

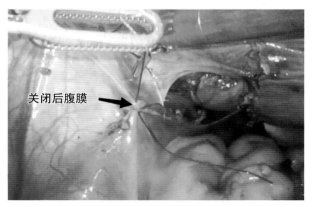

图 6-3-32　关闭后腹膜

■ 手术技巧

单孔加一机器人手术在小儿腹腔内的应用仍具有一定的挑战，包括操作腹腔空间有限、手术器械的筷子效应等，均需要主刀医生反复训练，才能达到一定的熟练度，并且掌握一定的手术技巧。

（1）虽然经典的开放再植术的目标是使逼尿肌隧道长度与输尿管直径[6]达到5:1的比例，但成功的逼尿肌隧道的最佳长度尚不清楚。我们认为在VUR患者中不能可靠地估计这个测量值，因为输尿管是一个动态的空心结构，没有固定的直径。因此，我们采用了标准化的5cm逼尿肌隧道长度的做法，以优化所有患者的结果。

（2）术中充分利用悬吊技术，对手术视野进行暴露，减少了辅助孔的使用。

（3）术中游离输尿管时，要避免使用电凝，小心游离输尿管。可以利用化疗管和可吸收动脉夹进行输尿管悬吊，有利于助手控制方向，避免钳夹输尿管。同时，需要避免对盆底神经的损伤，避免术后尿潴留的发生。

（4）在包埋输尿管的过程中，将输尿管外膜与逼尿肌进行固定，从而避免输尿管在隧道内出现滑动，导致包埋长度过短，影响术后抗反流效果。

（5）由下而上间断缝合输尿管及逼尿肌，形成输尿管隧道。有利于控制隧道松紧度，拉直壁内段输尿管，防止迂曲。

（6）如果发现输尿管扩张、迂曲严重，可裁剪输尿管，术后留置双J管。

■ 术后管理

（1）**监测生命征**：密切观察生命体征变化，包括心率、呼吸、脉搏、末梢血氧饱和度的测定。

（2）**常规护理**：术后加强呼吸道管理，促进排痰，防止呼吸道并发症。术后第1~2天即可适当下床，术后6h可适当饮水，根据患儿精神状态，适当少量流质饮食。

（3）**术后营养支持**：术后维持水电解质平衡，加强支持治疗，肠道通气后逐渐恢复进食，适当多饮水，保证足够尿量。

（4）**抗生素的使用**：给予广谱抗生素，如发热提示有尿路感染时，可根据尿培养与药敏试验结果及时更换敏感抗生素。

（5）**置管处理**：观察尿量及腹腔引流情况，确保导尿管及腹腔引流管通畅，一般导尿管可保留1~3天后拔除，根据腹腔引流量及超声复查情况适时拔除腹腔引流管。双J管留置4~8周后经膀胱镜取出。

（6）**术后随访**：术后建议应用超声检查及利尿性肾动态显像随访并监测血压及尿常规，建议体内支架管拔除术后1、3、6、12个月门诊复查尿常规及泌尿系超声，如发现有泌尿系感染者应同时行尿培养检查，并明确感染原因。术后6个月复查利尿性肾动态显像评估肾功能恢复情况，以后每6~12个月复查1次泌尿系超声。

■ 结论

机器人辅助腹腔镜手术将传统腹腔镜手术的挑战降至最低，已成为儿童泌尿外科复杂重建手术的流行技术。输尿管再植术是膀胱输尿管反流患儿的主要干预手段，虽然开放手术仍是高成功率的"金标准"，但微创输尿管再植术越来越多地被应用。不仅在缩短住院时间、减少疼痛及伤口美容方面具有优势，而且成功率与开放手术相当。

■ 手术视频

- ●达芬奇机器人辅助经腹腔膀胱外改良 Cohen 术
- ●达芬奇机器人辅助经腹腔的膀胱外 LichGregoir 术
- ●达芬奇机器人辅助经腹腔的膀胱外改良 LichGregoir 术

（肖智祥）

参考文献

[1] SHAIKH N, CRAIG J C, ROVERS M M, et al. Identifification of children and adolescents at risk for renal scarring after a fifirst urinary tract infection : a meta-analysis with individual patient data [J] . JAMA Pediatr, 2014, 168（10）: 893-900.

[2] PETERS C A, WOO R. Intravesical robotically assisted bilateral ureteral reimplantation [J] . J Endourol, 2005, 19（6）: 618-621.

[3] PETERS C A. Laparoscopic and robotic approach to genitourinary anomalies in children [J] . Urol Clin North Am, 2004, 31（3）: 595-605.

[4] PETERS C A, SKOOG S J, ARANT B S, et al, Summary of the AUA guideline on Management of Primary Vesicoureteral Reflflux in children [J] . J Urol, 2010, 184（3）: 1134-1144.

[5] TEKGÜL S, RIEDMILLER H, HOEBEKE P, et al.EAU guidelines on vesicoureteral reflflux in children [J] . Eur Urol, 2012, 62（3）: 534-542.

[6] MCACHRAN S E, PALMER J S. Bilateral extraveiscal ureteral reimplanta-tion in toilet trained children: is 1-day hospitalization without urinary retention possible? [J] . J Urol, 2005, 174（5）: 1991-1993.